U0206946

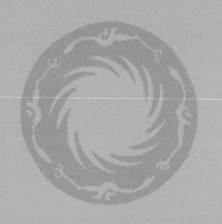

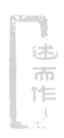

（修订版）

中医薪传

张义尚◎著

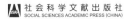
社会科学文献出版社
SOCIAL SCIENCES ACADEMIC PRESS (CHINA)

序　言

张义敬

中国社会科学院胡孚琛先生来电话,说社会科学文献出版社拟出版其先师张义尚遗著,可否请我写篇序,我高兴地同意了。

义尚是我的大哥,生于1910年农历三月二十七日,长我16岁。他从小缺奶,到了七八岁时,得了五心烧(肺结核),医师对祖父说:"您的孙子,要长大了才能算数呢!"这话却被他自己听见了。"才几岁,难道就要死了?"当时,还没有有效的西药,在我们乡下,连西医也还没有。当他的私塾老师知道这事之后,就给他灌输了一些路见不平拔刀相助的故事,以振作其精神;再告诉他,身体不好,通过坚持锻炼,就能够转弱为强的道理。从此,他开始习武,先是爬竹竿、举石锁,继之习外家拳,再继习金家功夫,进入复旦大学后,就学杨式太极拳,一直坚持到晚年。

在我的印象中,大哥总是胖瘦适中、精力充沛、脸色红润、行步如飞的,凡与他同行,我总得加大脚步,才不落后。在读大学时,他跟银道源先生学过道家的内功,还跟王元吉先生学过"地理",跟黄炳南先生学过易筋经……

1947 年，大哥在成都参加过高考①，录取之后，就在南打金街挂牌行医。当时，他也正寄居在锦江边上李雅轩老师家学太极拳。同时他在报上登广告数月，寻访道家明人，找到了周明阳（一三）老师。到 1948 年下半年，将周一三老师迎到重庆北温泉，借居邓少琴先生寓所，准备做一些周老师的南宗功夫，终因时局动荡而未果。

1948 年秋，学校放寒假，大哥叫我去过年，初次见到了周一三老师。周老师瘦高，90 多岁了，精神健旺，手上的静脉血管突出很高，好像要脱离手背而独立。他清早要做一次拍打功夫，拍得很响，我住他楼下，都能听见。有一次在江（嘉陵江）边玩耍，他竟然从江水中拉出一条斤多重的鱼来。当时我年轻，认为他就是神仙。他有时一睡就两三天，不吃饭，我们不放心，上楼去看他，他却说："不要打扰"。他还告诉我，在清朝，他当过四川盐运使，从四川运食盐到拉萨，他去过两次，言下颇为自豪。他死在重庆中兴路他的学生周戈安家里，时间大约是 1951 年，享年百岁左右。大哥跟他学了道家南宗的人元丹法，后来写成《东方绝学》。初稿我见过，既惊异于前人之想得出，也慨叹于大法之难于行，然而在学术上的价值，自当永存。

大哥就读于上海复旦大学，读了两年。八一三上海抗战爆发了，复旦迁到重庆北碚，他是在北碚毕业的。毕业之后，在邓华民的蜀华实业公司当过会计主任，大约有四五年之久。此后大哥就终身以医为业。

大哥每学一门技艺，都留有著作。我曾问他："你的著作为什

① "高考"全名是"高等文官考试"，在 1949 年以前是政府选拔人才的主要方法。录取之后，可以根据成绩当县长、专员之类；学医的，可以当医院院长或主任医师之类，大致如此。

么不联系出版呢?"他说:"我写书是为了做学问,提高自己,也不愿别人把我的书稿改得面目全非。"他的书多是蝇头小楷、线装成册,与古籍出版社的线装书一样精美,见者无不赞叹。除了著作之外,他还抄录、整理了大量佛道方面的资料,估计近两百本。可惜大多在"文化大革命"中被抄、被烧,空余浩叹而已。四川的夏天相当热,他不睡午觉,午饭之后,拿一把大蒲扇,挥扇退热片刻,就又开始工作了。

大哥十多岁时跟周之德老师学了几年金家功夫,到上海进入复旦之后,就改学太极拳了。但对于周老师,大哥依然极为关注,曾从上海寄三百银元给他,使他重振家业。在与人奋斗其乐无穷的时代,大家都穷,但每逢年节与生日,大哥总要给李雅轩老师寄钱、寄粮票,从不间断。

从上述两件事看来,与今日之学生相比,能如此尊师者,恐怕已为数不多了。

在我十多岁时,大哥教过我古文和金家功夫。在他的引导下,我终于爱上了太极拳。大哥是我的第一位太极拳老师,后来的几位老师,也是由于他的引荐。

这一生中,与大哥通信不断,在思想、学识诸多方面,受益良多。古人说长兄代父,义尚于我,足以当之。大哥于 2000 年年底辞世,享年 91 岁。

谨就我所知的一些情况,略述于此,谨代序言,或为读其书而想知其人者所乐闻吧!

2010 年 4 月

目　录

中医薪传

第一编
中医薪传

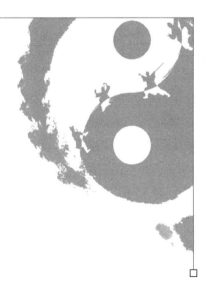

例　言

1. 《薪传》原稿成于 1962 年 3 月上旬，至同年 11 月 14 日，初稿整理重录，内容共为七章，即"中国医学简要史"、"中医之基本理论"、"辨证论治"、"审证要旨"、"药性捷诀"、"处方须知"、"针灸语要"，乃受区卫生所秦大昌所长之委托，欲以作中医带徒弟之统一材料者。

2. 原书以当时纸张供应缺乏，故所用为黄色粗厚之类似新闻纸，分订十册，不便携带与收藏，久欲再度整理重录，皆以忙而未遂，直到 1968 年 11 月下旬至 1969 年 3 月 26 日，始完成此稿。此本书之缘起也。

3. 此次整理，一分为二，即将中医之基本理论及基础知识，汇为一册，仍以《中医薪传》名之，即是本书。其内容即原书从第一章至第六章之前部。原书六章三节之"处方溯源"，依病源归纳分类，计为四册，此次完全改编，依八法归纳分类，另成一书，名为《中医处方镜》。至"针灸语要"一章，亦予删去，待将来有暇，另编手册。

4. 此次整理，"审证要旨"一章，易名"四诊要旨"，其中"脉象要解"一则，较原编更进一步，简要切实。"八法运用节"，依秦伯未《中医入门》增"八法推演"一则，计七十二法。"处方须知"第二节处方基础之五十方，原书只有方药，此次则每一方皆详注分两，加减化裁，重要方论，附方在一百五十以上，此皆较原书更为充实者。

5. 中医之理论与基础知识，乃为治中医者必须掌握之利器，尤需平日纯熟胸中，临证之时，方能触类旁通，运用灵活，至要至要。

1969 年 3 月 27 日于灯下

义尚 识

第一章　中国医学简要史

中国医学之起源，约有三说：一说始于伏羲，一说始于神农，一说始于黄帝。从吾人今日之眼光看，实为原始人类在寻求生活之劳动中，渐渐积累与疾病灾害作斗争之结果。故其真正起源，实较传说更早至不可以道里计。所以巴甫洛夫说："从有人类出现，即有医生之活动。"

旧传黄帝咨于岐伯而作《内经》，岐伯师"僦贷季"，此为中国史上记载最早之医人。古代民智简朴，对大自然之日月星辰、风雨雷电、地动山崩、疾病灾害等现象之发生，不能理解，臆揣为神灵所司。人与神交通之媒介，是为巫。人有病，即为神灵所致，故巫可以代为祝祷咒禁，古书"毉"字从巫，而黄帝时之医人有巫咸、巫彭、苗父等，此即古代巫医之起源。又传仪狄造酒，可能对治疗疾病产生巨大影响，所以后来"醫"字又从"酉"。

从殷墟甲骨文字所记卜辞中，多与疾病有关，可知巫医在商朝非常盛行。旧传伊尹制汤液经，而伊尹本身即是阿衡（巫之首领为阿衡）。到商朝末年，以周为领导之革命集团产生八卦哲学，以与商朝之神学对立。八卦是天乾、地坤、山艮、泽兑、水坎、火离、风巽、雷震之八种物质，互相制约而产生万有，此为中医阴阳学说之根据，实际乃是一种朴素之辩证唯物论。从此巫与医渐渐分离开来。经过周代文物鼎盛与春秋战国之百家争鸣，中医最早之经典著作《素问》、《灵枢》，即于此时渐渐孕育、形成。据史载，春秋战国时代之著名医家，有医和、医缓、扁鹊（即秦越人）、文挚等人。

中医最古之典籍，是《内经》、《难经》、《本草经》。旧称《内经》黄帝作、《难经》秦越人作，《本草经》神农作。但据实际考查，《内经》当中之《素问》，为战国到西汉间产物，《灵枢》更较后出，《本草经》为东汉末到宋齐之间之作品。《难经》究竟是否秦越人亲作，亦无确证。不过此三种书已将从古相传之医学理论与药物经验，加以汇集记载，则为不可否认之事实。

中医至汉代，已有明确之医事制度。当时最著名之医家，西汉有仓公（淳于意），东汉有张机，三国有华佗。意精望色切脉，在治疗方面，已经偏重药物。华佗以外科知名，远在公元 2 世纪间，即能施行麻醉剖腹之大手术。此确为祖国医学中之一件空前光辉成就。并且根据《汉书》记载，彼对方药、针砭诊断之运用，亦具出神入化，所有各种治案，几乎尽是一种奇迹；又精导引养性，传五禽之戏于广陵吴普，普依法修习，活至九十余岁，尚耳目聪明，齿牙完坚，此实为体育疗法之嚆矢。所可惜者，彼之方书未能保存下来，目前所传之华佗《中藏经》，完全为后人所假托。张机作《伤寒杂病论》，其伤寒部分，乃中医理论与实际相结合之一部最有价值之治疗学，中医治病所运用之"八纲"、"六经"与经方，即完全出自此一书中。

《伤寒论》至西晋，时间虽不过数十年，然因战争频繁，已经散佚不全，幸赖王叔和（公元 3 世纪）编次整理，使得保存下来。他又将《内经》、《难经》言脉之部分，整编成为《脉经》十卷，虽后世对此书评论不一，但脉学之系统化，自此为始，实为不可否认者。又皇甫谧著《甲乙经》十二卷，使中国针灸系统化；葛洪著《肘后备急方》，对于传染病已有认识。葛为道家中之最有学识者，不特学问渊博，而且实践烧炼，亦是世界化学史上之著名人物，据传三仙丹一方，即为彼所遗留，对于制药化学方面，确实贡献不少。

至南北朝，梁陶弘景（公元四、五世纪，亦是著名道家），整理原有之《本草经》三百六十五味，又并入《名医别录》之三百六十五种，共为七百三十种，于本草学大加丰富。北齐徐之才发明宣、通、补、泻、轻、重、滑、涩、燥、湿之十剂，此为最早与方剂作系统之归纳者。

隋巢元方撰《诸病源候论》五十卷，乃中医专论病源之著作，几乎荟萃隋以前病源学说之大成，对于养生导引与针灸，亦有论列。

隋唐之间，孙思邈著《千金要方》三十卷、《千金翼方》三十卷，其《千金翼方》中之"伤寒"部分，与叔和编次之《伤寒论》不同，颇堪注意。彼不特深通道术，且兼谙佛典，所以印度方面之医药学说，亦被融化吸收，确为一部有价值之医药巨著。彼又为民间医人，传说甚多，当时知名之士，亦多从之受学，后世称之为"药王"，可知人民对彼之印象与尊崇。孙卒后约七十年，王焘撰《外台秘要》，准巢氏《诸病源候论》补列方剂，分一千一百四门。彼于台阁二十年，掌管皇家图书秘册，并采取民间单方验方，故资料非常丰富，许多古方之失传者，俱赖此书得以保存。总之，《千金》、《外台》，乃汇集唐代以前之医学大成，国际驰名之医学医典。

两宋无甚出群拔萃之医家，其间比较著名者，当推林亿（以校正古籍有功）、钱乙（著《小儿药证直诀》）、庞安时（字安常，著《伤寒总病论》）、陈无择（名言，著《三因极一病证方论》）、陈自明（辑《妇人大全良方》）等。两宋于医学有贡献者有二。第一，当推政府命令林亿等校正宋以前从《内》、《难》，以至《千金》、《外台》等所有医书。第二，由官方编辑医书，如《经史证类备急本草》，收药一千五百五十八种，李时珍对之推崇备至；《太平圣惠方》一百卷，分千六百七十门，方万六千八百三十四首；《太平惠民和济局方》十卷，专记御医院常用方药；《圣济总录》二百卷，为宋以前医学之渊海。此外王惟一著《铜人针灸腧穴图经》，并铸造铜人模型二具，对针灸学有相当之贡献。又宋慈于1247年总结前人法医知识著《洗冤录》，此为法医学书之始，亦为可值注意者。

至金元时代，医学分成派别。金河间刘完素，字守真，笃信古方，喜用凉药，撰《运气要旨》、《精要宣明论》，又著《素问玄机原病式》，主张降心火，益肾水，是为寒凉派；金张从正，字子和，崇奉河间，用药多寒，精汗、吐、下三法，于下法尤为注重，著有《儒门事亲》十四卷，认为治病重在驱邪，邪去则正安，不可畏攻而养病，故为攻下派；元李杲，字明之，号东垣，师张洁古，善治伤寒、痈疽、眼目，著《脾胃论》、《兰室秘藏》等书，极论寒凉峻利之害，谓土为万物之母，创用补中益气，升阳益胃之说，是为补土派；元朱震亨，字彦修，学者尊称丹溪翁，师事罗知悌，初采古方治病，势多不合，乃详研刘张李三家之学说，著《格致余论》，《局方发挥》等书，创"阳常有余，阴常不足"之说，鉴于温燥之弊，注重滋阴，是为养阴派，此上即后世所说之金元四大家。彼者根据时节气候、地土方宜，各创学说，对于丰富中国医学之内容，确起有一定作用。其实与河间同时之张元素（字洁古，即东垣之师），善知药性气味、阴阳、厚薄、升沉之微，创"引经报使"之说，著《珍珠囊》、《药性赋》，李时珍称之为《灵》、《素》后一人。彼又谓"运气不齐，古今异轨，古方新病，不相能也"，撰《病机气宜保命集》（按此书据考实元素作，现印本题刘完素著，且有序文，此因原书即系假托完素故）。于医理精蕴，极为深至，其学识且在完素之上。又金成无己首注《伤寒论》，又著《伤寒明理论》，颇有功于仲景，至今学者仍宗之。

明承金元之后，薛己（字新甫，号立斋，有《医案》七十八卷）、介宾（即张景岳，有《景岳全书》六十四卷），派属温补。思恭（即戴原礼，著有《证治要诀》、《证治类方》等）、虞抟（著有《医学正传》），学宗丹溪。王肯堂（字宇泰）著《证治准绳》一百二十卷，长兼各派，议论持平，集明以前医学之大成。吴有性（字又可）著《瘟疫论》，谓"瘟疫自口鼻入，伏于膜原"，乃治寒疫之专书。尤以李时珍（字东璧，号濒湖）费三十年之精力，著《本草纲目》五十二卷，内分一十六部，载药一千八百九十二种，附方一万一千零九十六则，可称空前之巨著。故不特国内风行，而且外国亦竞起翻译，不仅对药物学有贡献，对动植矿各学与化学，俱有相当之贡献。此外江瓘撰《名医类案》，傅仁宇著《眼科大全》（亦称《审视瑶函》），陈实功著《外科正宗》，杨继洲纂《针灸大全》，皆为明代比较有价值之医籍。又龚云林著《万病回春》、《寿世保元》，通引最广，其中虽无特色，然为以包罗方剂丰富著称者。李士材著《医宗必读》、《内经知要》，后世亦甚通行。他如官方编制之《本草品汇精要》四十二卷，朱楠所编之《普济方》一百六十八卷（凡论一千九百六十，类二千一百七十五，法七百七十八，方六万一千七百三十九，图一百三十九），皆是明代之医学巨著，可惜俱通行不广，影响不大。

世界上一切学术之发展，俱后后胜于前前。中医一至清代，学者与著作，均较前代愈趋旺盛。其中以治《内经》著名者，当推张志聪（字隐庵，著有《素问集注》、《灵枢集注》各九卷）、高世栻（字士宗，著有《素问直解》九卷）；以治《伤寒》、《金匮》著名者，当推喻昌（字嘉言，著有《伤寒尚论篇》、《医门法律》、《寓意草》等书）、柯琴（字韵伯，著有《伤寒来苏集》、《伤寒论翼》等书）、尤怡（字在泾，著《伤寒贯珠集》、《金匮心典》）、徐彬（字忠可，著《伤寒一百十三方发明》及《金匮要略论注》）、吴谦（字六吉，主编《订正伤寒论》、《订正金匮要略》）、王丙（字朴庄，著《伤寒论注》，以《千金翼方》本为根据）。又徐大椿（字灵胎，号洄溪）亦为治伤寒学之最有利者，著有《伤寒论类方》，又著《医学源流论》、《兰台轨范》、《难经经释》、《本草经百种录》、《洄溪医案》等，评者谓其卓然大家，学识俱深。明清以来医家，殆无其匹，实非过誉。致力于方剂之研究者，当推张璐（字路玉，号石顽老人），除纂集古代名医方论为之删订而成《张氏医通》外，又著《千金方衍义》，此为注释《千金方》之唯一医家。致力于《本草》之研究者，当推赵学敏之《本草纲目拾遗》，使《纲目》一书，更为完备；邹润安之《本经疏证》，专门发挥《神农本草》，用功尤为深刻。

清代最突出之成就，当推温病学说之完成。本来温热治法，始于河间，一至清代，叶桂（字天士，后人集其治验为《临证指南》；另有《幼科心法》，即《三时伏气外感篇》，传为手订；《温症论治》，即《外感温热篇》，传为口授）、薛雪（字生白，号一瓢，相传为《湿热条辨》之作者）首创于前；吴塘（字鞠通，著《温病条辨》，处处与《伤寒论》对峙，声势甚盛）、王士雄（字孟英，著有《潜斋医书五种》，以《温热经纬》为主，备集历代对于温热之论治，加以注释，但不如吴塘之硬性）继起于后，温热治法，于是大全。此外章虚谷（名楠，著《医门棒喝》）、戴麟郊（著《广温疫论》）、雷丰（著《时病论》）皆是对温病有相当贡献者。又专论热疫者，有余师愚之《疫疹一得》，与刘松峰（名奎，字文甫）之《温疫论类编》及《松峰说疫》二书。

清代以纂集著称者，有汪昂（字讱庵）著《本草备要》、《汤头歌诀》、《医方集解》、《素问灵枢类纂约注》等书。陈修园著《医学实在易》、《医学从众录》、《医学三字经》、《时方妙用》及《时方歌括》、《伤寒论浅注》、《金匮要略浅注》及《长沙方歌括》、《伤寒医诀串解》等，虽无甚特出见解，然颇便初学，故流传最盛。又清代官方编纂之《医宗金鉴》，网络各科，博而能约，精粹超群，后世医家，无不奉为圭臬，徐灵胎对之推崇备至，实属阿谀。至于《图书集成医部》，《四库全书医部》，虽是巨著，然通行不广。

他如《黄氏八种》（黄坤载著）、《世补斋医书》（陆九芝著）、《沈氏尊生书》（沈芊绿编写）、《中西汇通医书五种》（唐容川著）、《医学心悟》（程钟龄著）、《医学真传》（高士宗著）、《石室秘录》（陈士铎著）、王旭高《医书五种》、江涵暾《笔花医镜》，妇科方面之《傅青主女科》、《女科经纶》、《女科辑要》、《女科指要》、《济阴纲目》，外科方面之《外科证治全生集》、《疡科心得集》、《洞天奥旨》、《外科大成》等，俱是清代比较著名而有实用价值之书籍。

至此尚有必需论及者，即康乾间之俞根初氏作《通俗伤寒论》，而内容实非仲景之《伤寒论》，但袭用六经辨证，而用药一以已意，变通时方。观其"伤寒本证"一节，六经传变，因应处理，网络各说，不拘一家，其实质虽与温病派极相接近，然与鞠通、孟英等人，又自不同，其学上溯安时、节庵，融会贯通，亦不愧一家之言。其书印行较晚，原有何秀山按，复经何廉臣、曹炳章、徐荣斋等之增订，内容益丰，可资参考。

辛亥以后，欧风日炽，西医随之，嚣张不可一世。反动政府不究实际，遂谓中医陈腐无用，几欲完全废弃。所以1949年以前之三十余年，中医风雨飘摇，不绝如缕。幸赖中医本身健全，国人亦信仰不渝，故虽处境艰难，仍有发展。其时有名医家，如恽铁樵之于伤寒（著有《药庵医学丛书》），张锡纯之于方药（有《医学衷中参西录》），张山雷之于中风（有《中风斠诠》），皆有独到之处。谢利恒编《中国医学大辞典》，陈存仁编《中国药学大辞典》，虽其间瑕瑜不免，然仍不失为巨著。又此时注解仲景，多采用日人学说，如陆渊雷氏《伤寒金匮今释》，即其著者。以造纸印刷术之进步，在此期间翻印古书甚多，巨著如《图书集成医部》、《皇汉医学丛书》，皆曾刊行，颇有裨于医学之发展。

中华人民共和国奠基以来，毛主席一贯重视中国医学，号召国人继承发扬祖国医学遗产，并强调西医学习中医，以丰富现代医学之内容，将来中西合流，成为一种世界上最进步之医学，终必实现。目前，在中央，有中国医学科学院与中医研究院；在北京、上海、南京、广东、成都有中医学院。人民卫生出版社、上海卫生出版社俱非常注意翻刻与流播中医古籍，此俱象征中医事业方兴未艾，中医前途无限光明。

中国医学简要史，至此已暂告结束，于此尚须附带论及者，第一为经方、时方之问题，第二是伤寒、温病之争执。经方专指仲景方，时方则指《伤寒论》、《金匮要略》以外之所有后世方。专尊仲景之医家，认为治病非经方不可，且以之自诩高明，而訾时方为不足用。其实经方时方，只不过所出不同，同为古哲遗留之经验，亦同样可以治愈疾病。并且时有古今，地有南北，病机内容，万变不齐，有一方，必有一方之精义，一定之用途，是在医家细心审查，择宜取用，如是则虽尽罗过去所有之方，犹恐不济。若必拘拘于谓经方好，时方不好，与画地自限何别乎？同样，伤寒与温病，亦仅为病理上之说法有别，一派主张伤寒内已有温病治法，如王朴庄、陆九芝；一派主张温病必须与伤寒对峙，如叶天士、吴鞠通。其实病有万千，理终一贯，唯之平日经验，伤寒法可以愈温病，温病法亦可以起伤寒。盖伤寒与温病，只不过在用药上有轻重之别，岂能违反治疗上寒者热之，热者寒之之一定规律耶！且部分温病方剂，对于热性病之疗效，确较经方为优，为中医学说之向前发展，安可忽视！总之，医家读书务博，体验要深，欲作杰出之医家，除医学本身而外，世间所有一切学识技术，皆当博收广采，俾为我用。过去著名医家，如王叔和、葛洪、陶弘景、孙思邈、傅青主、徐灵胎、葛可久、薛生白等，能有特殊过人之技术，皆本此也。

又中医书过去俱甚少讲到历史，故欲对中医作进一步深入之研究者，往往无所适从，长读《药性赋》、《汤头歌》、《脉诀歌》后，即直接临证实习，未免太简。鄙意初学入门，当读一般浅显概论性之书籍（如《三字经》、《医学心悟》、《中医学概论》、《中医入门》等），使具有中医之基础知识；在理论方面，《内经》、《难经》纵不详读原书，而《内经知要》、《素灵类纂》等节要书籍，非任取一种深入学习不可。本草方面，《本草备要》或《本草从新》为起码必读书，《本草经百种录》，亦须细读，《本草纲目》或《药学大辞典》，当随时置备作参考。汤头方面，《医方集解》、《时方歌括》、《伤寒论类方》为必要。《千金要方》、《外台秘要》，亦有置备价值。脉诀以《濒湖脉学》（李时珍，号濒湖山人，著有除《本草纲目》外的《濒湖脉学》和《奇经八脉考》）、《洄溪医案》（徐大椿，号洄溪老人）为较好。至于临床读物，则《温病条辨》、《温热经纬》、《伤寒论》、《金匮要略》四书，俱非深入研究不可。《时病论》、《广温疫论》，亦当细读。丛书方面，《医宗金鉴》必备，其中之《订正伤寒金匮》与《删补名医方论》，尤为重要也。

1968 年 11 月下旬

整理重录

第二章　中医之基本理论

第一节　医理溯源

一　阴阳五行

阴阳学说，始于《周易》；五行最早见自《尚书·洪范》。此两种学说，俱近似哲学家之所谓本体论，亦为古人在观察自然现象中归纳之所得，用以解释万事万物之内外联系者。以今日眼光观之，阴阳学说为朴素之辩证唯物论，乃用以说明一切事物俱有相对之两面，是统一，又是斗争，故能不断变化，不断发展。五行说乃更进一步对于复杂事物之分析方法，用金、木、水、火、土之五种代名词，推演相生相克、相侮制化等之正常平衡与反常变化规律。

须知阴阳五行学说，乃思想上之一种哲学体系，在古代中国，乃普遍存在于一般学术中，并非医家所独有，吾人试翻《汉书·艺文志》，即知尚有专门之阴阳家，其余之方技、神仙、道家、儒家，无有不讲阴阳者，而专门之阴阳家，后来流为数术，其中且有上溯河洛易卦，配合方位经纬，年月日时干支五行者，静心体之，别具风趣，但与本篇关系较疏，兹不具论。

因阴阳五行学说，贯串中医生理、病理、诊断、治疗、药物各方面，若不熟悉其内容规律，则对中医之基本理论，根本无法认识运用，故此处特就古书所载扼要说明，其详则待各章分别推演。

（一）阴阳

一阴一阳，即是一正一反之矛盾的对立面。例如天为阳，地为阴；日为阳，月为阴；火为阳，水为阴；动为阳，静为阴；外为阳，内为阴等。总而言之，世间万事万物，无有不具阴阳，亦无有不为阴阳所范围者。

以言医学：

在生理方面，以体表为阳（皮毛、肌肉、筋骨等），体内为阴（脏腑）；六腑为阳（主消化传导），五脏为阴（主藏精气）；背为阳，腹为阴；上焦为阳，下焦为阴；外侧为阳，内侧为阴；气为阳，血为阴；用为阳，体为阴。并且人类由父母媾精而孕育，故先天即具有阴阳之二，父体白大（即元精）为真阴，母体红大（即元气）为真阳，此即修养家之所谓真性命。真性真命，合一无分，一有偏胜，即呈病征，发为寒热，此中医辨证之所以必须首辨寒热。

在病理方面，表证属阳，里证属阴；热证属阳，寒证属阴；形寒倦怠，少气懒言为阳虚（机能衰弱）；贫血萎黄，遗精消瘦为阴虚（物质损失）；阳虚生外寒，阴虚生内热。凡一切张目不眠、声音响亮、口臭气粗、身轻恶热等亢奋倾向者为阳证。凡一切目瞑嗜卧、声低息短、少气懒言、身重恶寒等衰退倾向者为阴证。

在诊断方面，舌质红绛属阳，青淡属阴；舌苔黄燥属阳，白腻属阴；脉象浮大滑动数为阳，沉弱涩弦迟为阴；面颜红黄明艳为阳，青灰暗淡为阴；口气粗臭为阳，细冷为阴。

在治疗方面，阳病治阴，阴病治阳；从阴引阳，从阳引阴；寒者热之，热者寒之；润者燥之，燥者润之；上者下之，下者上之；结者散之，散者敛之等，俱是阴阳之运用。

在药性方面，气味最要，气为阳，味为阴；温热属阳，寒凉属阴；辛甘淡属阳，酸苦咸属阴；升浮为阳，沉降为阴。

总之，阴阳在中医概念上，乃相反相成者，吾人在治病与预防中，即在使阴阳和调，使体内阴阳偏衰偏盛之矛盾统一及体内与体外环境之统一。

（二）五行

五行即金、木、水、火、土，为五种物质之表象，乃五个代名词，亦等于一种代数式。考古人创此学说，意谓五种物质，为宇宙万物构成之基本元素，与佛氏"地、水、火、风、空、识"六大之说略同（地即土，风属木——东方生风，风生木——空表空间，识表生命感觉），因原始人类，直觉观察大地为土，能生万物，能载万物，亦能覆灭万物，故有土为万物之母说。又每见春气阳和，草木万类滋生，是大地之上，木为最繁，而木实为一切植物之代表。水火为自然界寒热之征，亦为人类生活所必赖；金性坚刚，能制作器具，促进生产，凡此皆为吾人生存之所必依者，故《左传》曰："天生五材，民并用之"。古人以人为最尊最灵，故为五行之主。然其本身，亦不出阴阳五行之范畴，故曰：人身自具一阴阳，或人身自具一天地。此即天人相关，三才一贯之说所由来。有阴阳，即有五行，故内而五脏六腑，外而七窍体态，皆莫不有五行之区分。

阴阳互根，五行亦系互成，故有相生、相克、相侮、制化之关系。

相生即是相互滋生或助长。五行相生之规律是木——→火——→土——→金——→水——→木。即木生火，火生土，土生金，金生水，水生木，周而复始。每一行俱有生我、我生之关系。例如火为木生，是生我者为木，而火又能生土，是我生者为土。若以母子比譬，则木为火母，土为火子，其他四行，依此类推。

相克即是相互约制和克服。五行相克之规律为金——→木——→土

——水——火——金。即金克木，木克土，土克水，水克火，火克金，周而复始。每一行俱有克我、我克之关系。例如木受金克，是克我者为金，而木又能克土，是我克者为土。亦即金为木所"不胜"者，土为木"所胜"者。

相侮即是反克，乃是一种反常现象。例金本克木，但在某种情况下（如木旺金衰），则木反乘金，其他例知。

制化乃相生相克之间，相互为用之关系。例如金克木，而木即能生火以制金；木克土，而土即能生金以制木。于此可证五行之相生相克，乃互相为用，互相约制，故能维持平衡，生化无穷。

凡相生、相克、相侮，均须本身气盛，方能发生作用。否则生者不生，克侮无权，此亦规律。

五行学说，在医学上之具体应用，约有两端。

第一，在于将人体组织与外界之自然现象联属一气。

今据《内经》记载，择要列表如下。

五行	方位	季节	气候	动物	植物	气	味	色	音
木	东	春	风	鸡	麦	臊	酸	青	角
火	南	夏	热	马（羊）	黍	焦	苦	赤	徵
土	中央	长夏	湿	牛	稷	香	甘	黄	宫
金	西	秋	燥	狗	稻	腥	辛	白	商
水	北	冬	寒	彘（猪）	豆	腐	咸	黑	羽

数	内脏	七窍	形体	志	声	病所	病态
八	肝	目	筋	怒	呼	颈项	握
七	心	舌	脉	喜	笑	胸胁	忧
五	脾	口	肉	思	歌	脊	哕
九	肺	鼻	皮毛	忧	哭	肩背	咳
六	肾	耳	骨	恐	呻	腰股	慄

于此可知方位、季节、气候、动物、植物、气、味、色、音、数、内脏、七窍、形体、志、声、病所、病态等，皆莫不有五行之属性，亦即莫不互相关联而成一有机复杂之统一体。

第二，则在辨证论治上之运用，可以五行学说指示正常生理之相对平衡，及感染疾病之传变规律，而做治疗与预防之正确措施，此即《内经》、《难经》相乘、反侮、母病及子、子病犯母、虚邪、实邪、贼邪、微邪、正邪诸说之所本。其中，正邪为自病；虚邪从后来，即母病及子，如肝病传心，心病传脾之类；实邪从前来即子病犯母，如肾病传肺，肝病传肾之类；贼邪从所不胜来，如肺病传肝，肝病传脾之类，即是相乘；微邪从所胜来，如肺病传心，肝病传肺之类，即是反侮。

以肺病为例：如咳喘而见呕哕，小便不利，兼见恶寒发热等症，此外寒搏内饮于肺之本脏，当以散寒逐饮而从肺治为是。如久咳肺虚，食减便溏，是肺病传脾；肺属金，脾属土，土生金，脾为母，肺为子，今金病及土，是为子病犯母；咳虽肺病，此时则不能专从肺治，而尤当以健脾和胃为主治；中土既实，肺气自复，而咳嗽亦自止矣；是为补土生金，虚则补其母之法。如咳而多痰，腰疼脉细，或兼见遗精，此肺实于上，肾虚于下；若专治肺实，将使肾气益虚，若纯补肾虚，又将使肺气更实，因肺金肾水，有子母相生关系；故当肺肾并治，子母同调为法。又如咳喘少痰，息短音低，腰痠溲频，动喘益剧，此肾虚不能摄纳肺气所致；金本生水，但肾水不足，则亦影响肺金之化源，此子盗母气之说；故治宜补肾纳气为主，是为子能令母实之法。又如喉痹作咳，两胁掣痛，此木亢火炎，肺失清肃所致，是谓反侮，则治宜清金制木；肝木得平，肺金自治。

以肝病为例：如头痛眩晕，而见面红目赤，脉弦而劲，是肝阳上升，木火偏亢，直泻肝木实火即得；如眩晕而见肌肤憔悴，时有虚热，则是水不涵木，又当大补肾水为主（滋肾水以涵肝木，亦即虚则补其母）；又如目黑头眩，而见咳嗽痰涎，胸膈痞闷，不思饮食等症，则是肺阳不足，气不宣通，津液不能布化所致，此肝木太旺，金衰不制，木复生火所致，治以培土生金为主外，当兼宣肺气以制肝木。

以脾病为例：如泄泻一症，见不思饮食，食即欲泻，胸腹痞闷，四肢无力，此脾阳亏虚，健运无权，当以补脾为治；如兼湿困则当兼燥其湿；如五更泄泻，胃呆食少，不甚复痛，此命门火衰不能生土，当补火生土；如痛泻兼见，痛因木旺克土，泻为脾阳亏虚，则当培土抑木。

以心病为例：如心悸不寐症，见神烦怔忡，大便秘结，口舌生疮诸象，此心经自病，当泻心火，补心血；若症见食减便溏，倦怠无力，此脾虚累心，子夺母气，则当培土为主，兼养心神；若不寐而见潮热盗汗、咳嗽吐血，则是肾阴不足，虚火上炎之虚劳证，则当以壮水制阳为主。

以肾病为例：如遗精一症，见有腰痛、头晕、耳鸣而滑遗者，此精关不固，治以补肾固精为主；如思虑无穷，所愿不遂，日有所思，夜有所梦而致遗者，则宜清火宁水，心火得平，肾水自安，遗精渐止矣；如悲愤抑郁，肝火偏盛，肝主疏泄，肝火旺则疏泄太过，肾失闭藏而遗，则宜暂时清泄肝火，使肾复其常，此实则泻其子也；如素体虚弱，常有腰酸脚软，梦寐惊惕，是心肾两亏，兼见盗汗梦遗者，则为肾水下虚，心火不宁，水火未济也，治宜水火相济，心肾互交为主。

又《内经》亢害承制之说，如云君火之下，阴精承之，相火之下，水气承之，木气之下，金气承之，水气之下，土气承之，土气之下，木气承之。意谓土旺必克水，而水之子木也，以之承于土之下，则能制土之亢。木亢必害土，如中满倦食等症，当资益肺金，气运健而木亢抑矣。此正子复母仇，五行制化之说之运用。此外隔一隔二，隔三隔四等治法，皆因五行之生克关系而论也。仿此例知，未能一一。

总上阴阳五行学说，二者常交互为用，阴阳之中有五行，五行之中有阴阳，如五脏本应五行，然心肝脾肺肾亦各有其阴阳。疾病之最后确定，不外阴阳偏胜，然详推其病变所在，与传变情况，则又涉及五脏五行。故二说俱为中医理论之基本组成部分，乃相得益彰而绝对不可割裂偏重者，注意勿忽。

二　天干地支

（一）天干

甲、乙、丙、丁、戊、己、庚、辛、壬、癸。

是为十天干。用配五方，则甲乙配东方属木，丙丁配南方属火，戊己配中央属土，庚辛配西方属金，壬癸配北方属水。

又依次顺数，以一三五七九之单数为阳，二四六八十之双数为阴，故甲、丙、戊、庚、壬为阳，乙、丁、己、辛、癸为阴。

又依河图生成，一六、二七、三八、四九、五十相配合，则甲己化土，乙庚化金，丙辛化水，丁壬化木，戊癸化火。

用配脏腑：甲胆乙肝丙小肠，丁心戊胃己脾乡，庚属大肠辛属肺，壬属膀胱癸肾藏，三焦阳府须归丙，包络从阴丁火傍。此恰表脏为阴，腑为阳（如甲为阳木，乙为阴木）而同位之天干，又互为表里，如甲胆乙肝，一腑一脏，同居东位，互为表里。余类推。

（二）地支

子、丑、寅、卯、辰、巳、午、未、申、酉、戌、亥。

是为十二地支。其中以亥子属水，寅卯属木，巳午属火，申酉属金，辰戌丑未属土。

又依次顺数，奇数为阳，偶数为阴，故子寅辰午申戌为阳，丑卯巳未酉亥为阴。

以十二支环列，相对为冲，则有子午、卯酉、寅申、巳亥、辰戌、丑未之六冲。

地支中有二合，即子丑、午未、寅亥、巳申、卯戌、辰酉。又有三合，即申子辰会成水局，寅午戌会成火局，巳酉丑会成金局，亥卯未会成木局。

用配脏腑：子胆丑肝寅在肺，卯居大肠辰在胃，巳脾午心未小肠，申居膀胱酉在肾，戌居心胞亥三焦，十二经络地支配。此除表脏腑互为表里外，兼指每日十二时气血依次灌注脏腑经络之关系。

总上天干地支，亦各具阴阳五行，故可看作阴阳五行之推演，亦为推求五运六气之基本单位。

干以天名，纪天气之变化者，而方位相属，此示天气之交于地而有四时也。

支本表时，而以地名者，此示时地相关，正以地域之运转而有昼夜，十二时即由斯而出也。

人居天地之中，天光下照，地气上承，故天地之变化，人体与之息息相关。

三 五运六气

五运六气，简称运气，源出《内经》，为便了解，特分节论述之。

（一）五运

此即以天干之化合五行纪年运者，十天干两两化合，恰成五数，分配五行，故曰五运。

五运中又有大运、主运、客运之分。

大运亦称中运，统主一年之气候变化。其推算法：甲己土、乙庚金、丙辛水、丁壬木、戊癸火。即凡甲年、己年为土运，乙年、庚年为金运，余类推。若就年次推移看，一年一运，甲土、乙金、丙水、丁木、戊火、己土、庚金、辛水、壬木、癸火。即按五行土金水木火相生之序而循环者，三十年为一纪，每运共值六年；六十年为一周，每运共值十二年。

以干分阴阳，阳主太过，阴主不及，如甲己虽同为土运，甲为太过，己为不及。凡太过之年，主本气流行，如甲年即土运流行。不及之年，主克己之气流行，如己年则克土之木气流行。余仿此。

主运按二十四气分排，年年不变，乃以位而相次于下者，即从大寒节为始，经七十三日零五刻，至清明节前三日，是为木运第一。又七十三日零五刻，即至芒种节后九日，是为火运第二。依次至处暑节后六日，为土运第三。至立冬节后三日，为金运第四。至大寒节为水运第五。周而复始。亦即木、火、土、金、水、风、暑、湿、燥、寒之时令气候之常规耳。

客运主一年内异常之气候变化，随年有异，乃以气而周流于上者。其推算以大运为基，仍按五行相生次序，流转推移。如甲己之年，即土为初运，金为二运，水为三运，木为四运，火为五运；乙庚之年，即以金为初运，水为二运，木为三运，火为四运，土为五运，余类推。太过之年（即阳干之年）大寒前十三日交，名曰先天；不及之年，大寒后十三日交，名曰后天；平气之年，正大寒日交，名曰齐天。客运太过、不及之所主，其规律与大运相同。

（二）六气

此即以地支对冲两两相配，用表一年中风、热、火、湿、燥、寒之正常气候变化及各年气候之异常变化者，以三阴三阳，恰是六数，故曰六气。其具体配合如下：

　　子午——少阴　君火

　　丑未——太阴　湿土

　　寅申——少阳　相火

　　卯酉——阳明　燥金

　　辰戌——太阳　寒水

　　巳亥——厥阴　风木

　　六气中有主气、客气、客主加临之别。

　　主气主一年中气候之正常规律，因一年共二十四节，六气各司四节，各占时六十日又八十七刻半，年年固定不变。

初之气 厥阴风木	二之气 少阴君火	三之气 少阳相火	四之气 太阴湿土	五之气 阳明燥金	终之气 太阳寒水
大寒　立春 雨水　惊蛰	春分　清明 谷雨　立夏	小满　芒种 夏至　小暑	大暑　立秋 处暑　白露	秋分　寒露 霜降　立冬	小雪　大雪 冬至　小寒

　　此六气流行，仍按五行相生次序推移，不过火分为君相之二，以足六数耳。

　　客气表气候之异常变化，此即司天在泉，左右间气之说。凡子午少阴君火司天，阳明燥金在泉；丑未太阴湿土司天，太阳寒水在泉；寅申少阳相火司天，厥阴风木在泉；卯酉阳明燥金司天，少阴君火在泉；辰戌太阳寒水司天，太阴湿土在泉；巳亥厥阴风木司天，少阳相火在泉。如下图。

　　四间气，即司天在泉各有左右。例子午之岁，少阴君火司天，即阳明燥金在泉，司天之左为左间，右为右间；在泉之左为左间，右为右间，是为四间气。此左右皆就本位而定，例前图司天之左间在太阴，右间在厥阴，在泉之左间在太阳，右间在少阳也。余仿此例知。

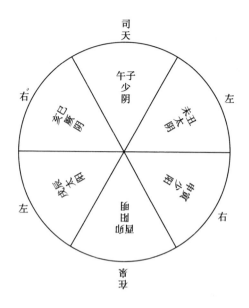

　　司天在泉转移，四间气随之而变，中有阳升阴降或阴升阳降之理。如太阳司天时，阳明为其右间，厥阴为其左间；太阴在泉，少阴为其右间，少阳为其左间。若转移至厥阴司天，则太阳为其右间，少阴为其左间；而少阳在泉，亦太阴为其右间，阳明为其左间，是原来太阴在泉之右间。少阴升为司天之左间，而原来司天之右间阳明，则下降为在泉之左间矣。余类推。

　　凡厥阴司天，其化以风；少阴司天，其化以热；太阴司天，其化以湿；少阳司天，其化以火；阳明司天，其化以燥；太阳司天，其化以寒。司天主管一年之气化，例如子年或午年，即少阴君火之热主一年之气化。若对在泉而言，则司天主上半年，在泉主下半年。例子午之年，上半年主热化，下半年即主燥化。若合四间气，共为六步，则每步各赅四节，即各主六十日八十七刻半之时间之气化。

　　客气有胜复之说，胜表强胜主动，复表报复被动。如上半年

中医薪传

司天发生超常之气候（如偏寒、偏热），是为胜气，则下半年在泉必发生与上半年相反之气候，即是复气。但如无胜则无复，如有胜无复，则生灾害。

又司天在泉虽随年转换，但如气候反常，例今年本是太阴湿土司天，若去年少阴君火之气有余，留而不去（不退位），则影响今年太阴之气不得司天（不迁正），同时其左右间气之升降，亦自随之而失常矣。

客主加临

即以每年轮转之客气加于固定主气之上，以便观察气候之常变者。以主气六步，年年固定不变；而客气六步，年年按次推移，六年方一循环，故如后图。

客主加临司天在泉左右间气流行六步图：

此图示巳亥之岁厥阴风木司天，少阳相火在泉，客气加临主气之六步。内第一层，表主气六步，二层三阴三阳，三层六气所主之二十四节，此皆年年如是，无有变动者。最外第五层表司天、在泉、左右间气之位置，亦系固定不变者。第四层，表逐年流转之六气，即是客气，箭头符号，乃示流转之方向者。

例亥年加临如上图，至子年，则少阴移至司天之位，其余五气，亦挨次左移一位，丑年则太阴司天，寅年则少阳司天。余例知。

至论客气之起止，则申子辰之年，大寒日寅初一刻交初之气，至春分日子时之末交二之气，至小满日亥时之末交三之气，至大暑日戌时之末交四之气，至秋分日酉时之末交五之气，至小雪日申时之末交终之气，所谓一六天也。巳酉丑之年，大寒日巳初一刻交初之气，至春分日卯时之末交二之气，至小满日寅时之末交三之气，至大暑日丑时之末交四之气，至秋分日子时之末交五之气，至小雪日亥时之末交终之气，所谓二六天也。寅午戌之年，

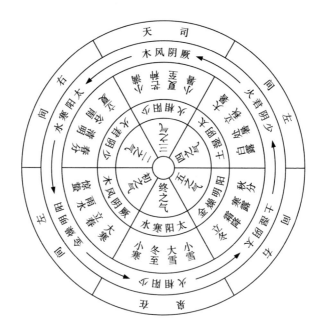

大寒日申初一刻交初之气，至春分日午时之末交二之气，至小满日巳时之末交三之气，至大暑日辰时之末交四之气，至秋分日卯时之末交五之气，至小雪日寅时之末交终之气，所谓三六天也。亥卯未之年，大寒日亥初一刻交初之气，至春分日酉时之末交二之气，至小满日申时之末交三之气，至大暑日未时之末交四之气，至秋分日午时之末交五之气，至小雪日巳时之末交终之气，所谓四六天也。

客主加临，有顺逆同气之分，凡客克主，客生主，或君位臣者（如少阴君火加少阳相火之上，以君临臣故）为顺。反之，如主克客，主生客，臣位君者为逆。同气即厥阴加厥阴，少阴加少阴之类。

凡顺表本步四节所主之气候异常变化不大，逆则异常变化较大，同气则气候异常特甚。如厥阴风木加少阳相火之上，为客生主，属顺，即主三之气所管之小满、芒种、夏至、小暑四节，虽有风气流行而不甚，余类推。

（三）运气合参

天干纪运，地支辨气，已如上述，但纪年俱干支各一相配，故五运与六气，必须合参。

首论气运盛衰，即以司天之气之五行与五运中之大运五行合参，此中约有三较：

一、凡气生运者曰顺化，气克运者为天刑，皆属气盛运衰，推算该年气候变化，当以六气为主，五运为辅。

二、凡运生气曰小逆，运克气曰不和，皆属运盛气衰，又当以五运为主，六气为辅。

三、凡运气相同者曰天符，则宜二者并重。

次论年中气候变化强弱。此中亦有三较：

一、凡大运五行与司天之气之五行相合者，如己丑未、乙卯酉、丙辰戌、丁巳亥、戊子午、戊寅申共十二年，是为天符。凡年干与年支俱属阳（太过），同时大运又与在泉之气之五行相同者，如甲辰戌、庚子午、壬寅申共六年，是为同天符，皆主岁气变化速而且强。

二、凡大运五行与年支五行相同者，如甲辰戌、己丑未、乙酉、丁卯、戊午、丙子共八年，是为岁会；凡年干与年支俱属阴（不及），同时大运五行又与在泉之气之五行相同者，如辛未丑、癸卯酉、癸巳亥共六年，是为同岁会，皆主气候变化缓而不烈。

三、凡既逢天符（大运五行与司天之气之五行同），又为岁会（大运五行与年支五行同），如己丑、己未、乙酉、戊午共四年，是为太乙天符，主气候异常变化最甚。

此上盛衰强弱，当并究合参，详加分析为要。

三察平气。乃从岁运之太过或不及，与六气司天及地支五行属性之方位关系而确定者。如戊辰年，戊为火运太过，辰为太阳寒水司天，太过之火为司天寒水之气所抑，戊戌、庚子、庚午、庚寅、庚申亦同。又如辛亥年，辛为水运不及，年支亥属北方水。水运不及，得年支北方之水相佐助，乙酉、丁卯、己丑、己未、癸巳亦同。此太过被抑，不及得助，是为平气，主气候正常，纵有异常变化，亦较微弱。

（四）运气与医学

运气推算之基本为干支，干支之阴阳五行，皆属人定，故以之作为一种标记符号则可。若泥定某干某支属阴属阳，五行为何，且以之例于年岁，而即认定该年之气候即若何，此一见而知其附会穿凿，脱离实际，无异自造谣而即自信之，曷裨实用！故古哲不少对之采取否定态度，不为无见也。然余今仍详列而论之，其意何居乎？

查五运分主客，六气亦分主客，并看加临，主者其常，客者其变，已觉复杂，而运气合参，分盛衰、辨强弱、察平气，尤为奥衍渊微，不易测识。《内经》中论此重点之文，约有九篇，一言以蔽之，正示人以天地人一气相关，互为影响，于临证处方之际，应效之多方兼顾，无微不照，层层推阐，活泼深入耳。故吾人学此，当如学习代数、几何，须于变化中悟之，更当于病变征候之有实据处，体此精神而灵活正确处理之。由虚显实，由实运虚，方为善读古书者。若拘泥不化，如后世论五运，有"丁壬宜和，戊癸宜寒，甲己宜温，乙庚宜清，丙辛宜热"之说；在六气有"子午卯酉宜清，寅申巳亥宜和，辰戌丑未宜温"之说，信如斯言，则大可预拟六气主方，分隶于日历之下，令病家按岁时觅方自服，即能愈病，焉用医为？此则刻舟求剑，转碍经旨，大失运气学说之本意矣。善哉，孟子有言："尽信书，则不如无书"，正此之谓也。学者其深思明辨之。

第二节　生理机转

医之对象是人，故人体之构造组织，不可不知，是谓生理。但中医讲生理，重在脏腑之功能、组织之联系、病变之反映等，是气化，不是形质；是整体，不是局部；是不断变化，不是静止僵死，故曰机转。凡此皆古哲在气功锻炼中返观内照之所得，与西医解剖尸体之专从形体、局部及静止状态着眼者迥别，不可不知。

一　五脏

脏乃藏义，主藏精气而不泻。共有五脏。

（一）心脏（丁、午）

南方生热，热生火，火生苦，苦生心。心藏神，主生血，故多笑知其神有余，悲哭知其神不足。心之合脉也。其充在脉，其华在面，其主在肾（火须水济）。为君主之官，神明所出，与小肠相表里（即与六腑配合）。在天为热，在地为火，在体为脉，在色为赤，在音为徵，在声为笑，在变动为忧，在窍为舌（亦开窍于耳），在味为苦，在志为喜。其液为汗，其荣为色，其臭为焦，其数七（火之成数），其谷黍，其畜马（一作羊），其虫羽，其果杏，其菜薤。心恶热，其病噫，气通于夏，夏气不和则伤心。性喜宣明（忧愁思虑则伤心）。心欲软，宜食咸以软之。心苦缓，宜食酸以收之（咸补甘泻）。

心之外卫为包络，亦称膻中，乃心主之宫城，与三焦相表里，代行心脏功能。

（二）肝脏（乙、丑）

东方生风，风生木，木生酸，酸生肝。肝藏魂与血，故易怒知其血有余，恐怯知其血不足。肝之合筋也（其充在筋），其华在爪，其主在肺（木赖金平），为将军之官，谋虑所出，与胆腑相表里。在天为风，在地为木，在体为筋，在色为青，在音为角，在声为呼，在变动为握，在窍为目，在味为酸，在志为怒。其液为泪，其臭为臊，其数八（木之成数），其谷麦，其畜鸡，其虫毛，其果李，其菜韭。肝恶风，其病语，气通于春，春气不和则伤肝。性喜条达（悲怒气逆则伤肝），肝欲散，宜食辛以散之，肝苦急，宜食甘以缓之（辛补酸泻）。

肝为女子之先天，故调经种子，必须着眼。

（三）脾藏（己、巳）

中央生湿，湿生土，土生甘，甘生脾。脾藏意，统血，主运化，主形，故腹胀溲涩，知其形有余，四肢不用，知其形不足。脾之合肉也（其充在肉），其华在唇（其荣唇也），其主在肝（木能疏土），共胃为仓廪之官，五味所出，亦与胃相表里。在天为湿，在地为土，在体为肉，在色为黄，在音为宫，在声为歌，在变动为哕，在窍为口，在味为甘，在志为思，其液为涎，其臭为香，其数五，其谷稷，其畜牛，其虫倮，其果枣，其菜葵。脾恶湿，其病吞，气通长夏，长夏气逆则伤脾。性喜健运（饮食劳倦则伤脾）。脾欲缓，宜食甘以缓之，脾苦湿，宜食苦以燥之（甘补苦泻）。

脾为人身后天之本，故内伤杂证，必须着眼。

（四）肺脏（辛、寅）

西方生燥，燥生金，金生辛，辛生肺。肺藏魄，主气，司清肃，故咳嗽气喘，知其气有余；少气，呼吸不利，知其气不足。肺之合皮也（其充在皮），其华在毛（其荣毛也），其主在心（离照当空，阴霾潜形，心肺阳和，痰饮自销）。为相傅之官，制节所出（心主血，肺主气，血赖气运，如君相相辅，又上布津液，下行糟粕，升降有节，启闭有时，一一如律而无僭越，故曰制节）。

与大肠相表里，在天为燥，在地为金，在体为皮毛，在色为白，在音为商，在声为哭，在变动为欬，在窍为鼻，在味为辛，在志为忧，其液为涕，其臭为腥，其数九（金之成数）。其谷稻，其畜狗，其虫介，其果李（按李已属肝，似应以梨或桃补之）。其菜韭（按韭已属肝，上意李韭俱肝肺相同，此正示肝肺相关，大宜着眼）。肺恶寒（形寒饮冷则伤肺），其病欬，气通于秋，秋气不和则伤肺。性喜清肃（心火内灼，则肺叶焦举）。肺欲收，宜食酸以收之。肺苦气上逆，宜食苦以泄之（酸补辛泻）。

（五）肾脏（癸、酉）

北方生寒，寒生水，水生咸，咸生肾。肾藏志与精，主作强，故腹泻胀满，知其志有余，厥逆知其志不足。肾之合骨也（其充在骨），其华在发（其荣发也），其主在脾（水为土制，则无泛逆）。为作强之官，伎巧所出（精神足则伎巧多），与膀胱相表里。在天为寒，在地为水，在体为骨，在色为黑，在音为羽，在声为呻，在变动为慄，在窍为耳，在味为咸，在志为恐，其液为唾，其臭为腐，其数六（水之成数），其谷豆，其畜彘（猪），其虫鳞，其果栗，其菜藿。肾恶燥，其病欠与嚏，气通于冬，冬气不和则伤肾（久坐湿地，强力入房，则伤肾），性喜润下。肾欲坚，宜食苦以坚之；肾苦燥，宜食辛以润之（苦补咸泻）。

肾为男子之先天，左水右火，是真阴阳，与人身精力、生殖最有关，故肾虚则脑转耳鸣，目无所见，腰痛胫酸，精滑精寒，阳痿早泄，懈怠思卧等症蜂起。

二 六腑

腑主传化水谷而不藏。共有六腑：

（一）胆（甲、子）

胆为清净之腑，中正之官，又为奇恒之府，主决断，为肝之表，肝气虽强，非胆不断，肝胆相济，勇敢乃成。人身心为君火，胆与命门为相火，胆火偏亢，则有急躁易怒、头胀胸闷、胁痛口苦、呕吐苦水等症发生，如偏虚寒，则又产生胆怯、失眠等症。

（二）胃（戊、辰）

胃为水谷之海，主受纳，腐熟水谷，为后天给养之泉源，故《玉版篇》言："胃者，五脏六腑之海也，水谷皆入于胃，五脏六腑皆禀气于胃"。中医谓肾为先天之根，脾胃为后天之本（胃为脾表），纳谷者昌，绝谷者亡，如胃气竭绝，则脏腑失后援。凡脉失冲和为无胃气，或真脏脉现，其病多危。

（三）小肠（丙、未）

小肠为受盛之腑，主化物，为心之表，在胃中腐熟之水谷，一至小肠，即分清别浊，使精华归五脏贮藏，糟粕归六腑排泄，并使糟粕中水液归膀胱，渣滓归大肠。凡心中有热，小便每见赤涩，必清必利小便为治。又大便水谷下利，每见小便短闭，甚或溲血，所以治腹泻有"利小便以实大便"一法。

（四）大肠（庚、卯）

大肠为传导之府，主排泄，为肺之表。小肠中之糟粕，经此而输送体外，完成最后消化过程。凡大肠有病，如泄泻、秘结、痢证等，须兼清金理气，疏肝实脾利小便等，酌宜取用。又可知全身各系统，皆息息相关，成一整体，绝不可孤立局部看问题。

（五）膀胱（壬、申）

膀胱为州都之官，主藏津液，为肾之表。因气化始能出，若肾气不足，则气化失常，或癃闭不通，或遗溺不禁，或水津不布，除正治之外，每须兼用温肾之法，不可不知。

（六）三焦（丙、亥）

三焦为决渎之官，水道所出，有上中下之别。上主纳，指呼吸与食物之摄取。《素问》谓："阳受气于上焦，以温皮肤分肉之间"，是又能通达卫气。中主化，《灵枢》谓："中焦受气，取汁变化而赤，是谓血"，指腐熟水谷，吸化精华，以生化气血，滋养全身。下主出，指分别清浊，通行二便。三焦为包络之表，脉络相通，包络为心主之外卫，三焦为脏腑之外卫，均称相火而属阳。

附：奇恒与传化

脑、髓、骨、脉、胆、女子胞，称奇恒之府，意谓似脏非脏，似腑非腑，形似腑而作用似脏之一种内脏组织。此种组织与脏腑皆有联系，如脑与心肝相关，又与髓相关，髓与骨相关，而骨属于肾，故脑肾相关。女子胞即子宫，乃冲任督三脉之所起，属肝。因行经、养胎均须血，故又与心脾相关。

传化之府与奇恒对称，即胃、小肠、大肠、三焦、膀胱，五腑之专属消化系统者。

三　经络

脏与脏、腑与腑、及脏腑与体表各器官组织间之联系通路，是为经络。经有"经"义、"直"义，有如主要通路，长江大河然。络有"纲"义、"横"义，有如旁蹊曲径，溪涧沟渎然。乃内根脏腑，运行气血，发为营卫，使脏腑组织之间，阴阳平衡，内外调协，并与外界环境相适应者。

经络之重要，《灵枢》云："人之所以生，病之所以成；人之所以治，病之所以起。学之所始，工之所止也；粗之所易，上之所难也。"又曰："经脉者，所以决生死，处百病，调虚实，不可不通。"喻嘉言亦云："凡治病，不明脏腑经络，开口动手便错。"

经络包括十二经脉、奇经八脉、十二经别、十二经筋、十五别络，以及若干支络与孙络。

十二经脉，即三阴三阳，各分手足，是为正经。其循行路线简要口诀："手之三阴，从脏走手；手之三阳，从手走头。足之三阳，从头走足；足之三阴，从足走脏。"即手阴经从胸走手而交于手阳经，再由手阳经从手走头而交于足阳经，再由足阳经从头走足而交于足阴经，再由足阴经从足走内脏，而交于手阴经。亦即在脏腑头面四肢之间逐经相传，构成一整体循环。凡属腑而行及四肢外侧面者为阳经，属脏而行及四肢内侧面者为阴经，行于上肢者为手经，行于下肢者为足经。如此手足阴阳，各有三经，共成十二经。兹列表如下。

阳	四肢外侧	手	足	手	足	手	足
	六气三阳	阳明		太阳		少阳	
	腑	大肠	胃	小肠	膀胱	三焦	胆
阴	脏	肺	脾	心	肾	心包络	肝
	六气三阴	太阴		少阴		厥阴	
	四肢内侧	手	足	手	足	手	足

前表所示有五：

1. 经脉与脏腑之主要关系。即经脉在体内，各与其源出之脏腑发生直属关系外，并与其相为表里之脏腑发生联络之关系。如手太阴经脉属肺络大肠，手阳明经脉属大肠络肺等。

2. 经脉在手足与互为表里之经，同样有阴阳传属关系。如手太阴经脉在手交于手阳明经脉，足阳明经脉在足交于足太阴经脉。

3. 阳经与阳经，在头面有手足同名之相传关系。如手阳明经脉在鼻旁交于足阳明经脉。

4. 阴经与阴经，在内脏有同性异名之相传关系。如足太阴脾传于手少阴心，足少阴肾传于手厥阴心包等。

5. 经脉所运行之气血，由中焦水谷之气所化，经脉于中焦受谷气之精微，上布于肺，自肺开始，逐经相传，即由肺而大肠，而胃，而脾，而心，而小肠，而膀胱，而肾，而心包，而三焦，而胆，而肝，复注于肺，成一循环。

兹再将十二经循行部位，依次扼要叙述如下。

（1）手太阴肺经脉

从中焦起，向下络大肠，回绕胃上口（贲门），上贯膈膜，入属肺脏，再自喉管（气管）横出腋下，沿上臂内侧，从手少阴与手厥阴两经之前方，下达肘中，循前臂内侧，经掌后高骨下缘，入寸口，上手鱼际，沿手鱼际边缘，出拇指尖端。

其支脉从腕后直走食指拇侧之尖端，与手阳明经脉接合。

（2）手阳明大肠经脉

起食指尖端，沿食指近拇指侧之上缘，通过第一二掌骨之间，上入腕上拇指后两筋之间凹陷处，沿前臂前上方，至肘外侧，再沿上臂外侧前缘上肩，走肩峰前缘，与诸阳经相会于柱骨大椎之上，再向下入缺盆，联络肺脏，下膈，入属大肠本腑。

其支脉从"缺盆"上走颈部，通过颊部，入下齿龈，回转绕至上唇，左脉向右，右脉向左，交叉于"人中"，夹行于鼻孔两侧，与足阳明经脉相衔接。

（3）足阳明胃经脉

起鼻梁凹陷部，旁纳足太阳经脉，入上齿龈内，复出环绕口唇，交叉于唇下沟之"承浆穴"处，再退沿腮下后方出"大迎穴"，沿"颊车"上行耳前，过"客主人"穴处，沿发际到额颅。其支脉从"大迎"前下"人迎"部，沿喉咙入"缺盆"，下膈膜，入属胃腑，联络脾脏；其直行脉，从缺盆下行乳内部，再下挟脐而行，直至阴毛两侧之"气街"部。又一支脉，从胃下口"幽门"部走腹内，下至"气街部"，与前脉汇合。再由此下行至"髀关"，直抵"伏兔"部，下至膝盖，沿胫骨前外侧至足面，入足次趾外间。又一支脉，从膝下三寸别走中趾外侧。又一支脉，从足面走入足大趾，出大趾尖端，与足太阴经相接合。

（4）足太阴脾经脉

起足大趾尖端，沿大趾内侧白肉际，过大趾本节后半圆骨，上行足内踝前方，再上腿肚，沿胫骨内侧后方，穿过足厥阴肝经前面，上行股内侧前缘，直抵腹内，入属脾脏，联络胃腑，上过膈膜，挟行咽喉部，连于舌根，散于舌下。有一支脉，从胃腑别行，上过膈膜，注于心中，与手少阴经相接合。

（5）手少阴心经脉

起于心中，出属心所系附之脉（心系），下过膈膜，联络小肠；分出之支脉，从心系上挟咽喉，连系于眼珠后与脑连系之脉络（目系）；直行之脉，从心系上行于肺部，横出腋窝下，沿上臂内侧后缘，从手太阴与厥阴之后方，沿小指内侧至尖端，与手太阳经相接合。

（6）手太阳小肠经脉

起小指外侧尖端，沿手外侧至腕，过锐骨直上，沿前臂下缘，出肘后内侧两筋之间，再沿上臂外侧后缘，出肩后骨缝，绕行肩胛，相交于肩上，入"缺盆"，联络心脏，沿食道下膈膜至胃，下行入属小肠本腑。有一支脉，从"缺盆"沿颈上颊，至眼外角转入耳内；又一支脉，从颊别走眼眶下部，至鼻行于眼内角，斜行而络颧骨部，与足太阳经相衔接。

（7）足太阳膀胱经脉

起眼内眦，上过额部，交会于巅顶。由此分出一支脉，从巅至耳上角；直行之脉，从巅顶入里络脑，回出下行项后，沿肩膊内侧，夹行于脊柱两旁，直达腰中，并沿膂内深入内腔，联络肾脏，入属膀胱本腑；更从腰中分出一支脉，挟脊柱穿过臀部，直入膝腘窝中；又一支脉，从左右肩膊骨，通过肩胛，夹脊柱，由内部下行至"环跳"穴处，沿股外侧后缘，向下汇合前一支脉于膝弯之内，由此向下穿过足跟，出外踝之后方，沿小趾本节后圆骨，至小趾外侧尖端，与足少阴肾经脉相接合。

（8）足少阴肾经脉

起足小趾下，斜走足心，出内踝前大骨下陷中，沿内踝骨后，转走足跟，由此上腿肚内侧，出膝弯内缘，通过脊柱，入属肾脏，联络膀胱。直行之脉，从肾上行至肝，通过膈膜入肺，沿喉咙，挟舌根；另一支脉，从肺出走，联络心脏，再汇注于胸中，与手厥阴经相衔接。

（9）手厥阴心包经脉

起于胸中，属于心胞络，下过膈膜，从胸至腹，挨次联络上中下三焦；有一支脉，从胸走胁，当腋缝下三寸处，上行抵腋窝，沿上臂内侧，行于手太阴、手少阴两筋之间，入肘中，下行前臂掌侧两筋之间，入掌中，沿中指直达指尖；又一支脉，从掌内沿无名指，直达指尖，与手少阳经脉相接合。

（10）手少阳三焦经脉

起无名指尖端，上出两指中间，沿手背至腕部，出前臂外侧两骨中间，上穿过肘，沿上臂外侧上肩，交出足少阳经之后，经过"缺盆"向下，分布于两乳间之"膻中"部，与心包脏相连络，下过膈膜，从胸至腹，属于上中下三焦；有一支脉，从"膻中"出"缺盆"，上走项连耳后直上耳上角，由此屈而下行，绕颊至眼眶下；又一支脉，从耳后入耳中，出耳前，过"客主人"穴前，至眼外角，与足少阳经相衔接。

（11）足少阳胆经脉

起眼外角，上行头角，下至耳后，沿颈走手少阳经之前至肩上，又交叉到手少阳经之后，入于"缺盆"；有一支脉，从耳后入耳内，出走耳前，至眼外角后方；又一支脉，从眼外角下走"大迎穴"，与手少阳经会合，至眼眶下"颊车"之上，再下颈与前一脉相合于"缺盆",然后向下走胸中,通过膈膜联络肝脏,入属胆腑,沿肋里,出少腹两侧"气街"部,绕阴毛之处,横入"髀厌"(股关节)中;直行之脉,从"缺盆"下腋沿胸,过季胁与前一支脉会合于"髀厌",再下沿髀关节之外侧,出膝外廉,下走外辅骨之前,直下至外踝上部之骨凹陷处,出外踝前,入足小趾侧第四趾内;又一支脉,由足背走大趾,沿大趾次趾侧之骨缝,至大趾尖端,并回转穿过爪甲,至爪甲后之三毛处,与足厥阴经脉相接合。

(12) 足厥阴肝经脉

起足大趾丛毛之边缘,沿足背上至内踝前一寸处,再由踝上八寸,交叉到足太阴之后,上膝弯内缘,沿股内侧,入阴毛中,环绕阴器,至少腹上行,与胃经并行,入属肝脏,联络胆腑,上贯膈膜,散布胁肋,沿喉咙后面,过腭骨上窍,连于目系,出额部,与督脉会合于头顶中央;有一支脉,从目系下行颊里,环行唇内;又一支脉,从肝脏过膈膜,注于肺中,与手太阴肺经相衔接。

奇经八脉,即冲、任、督、带、阳跷、阴跷、阳维、阴维,乃调节正经而补不足者。冲脉走腹内,散于胸中;任脉沿腹内行于身前,主一身之阴;督脉沿脊内行于身后,主一身之阳,此三脉皆起会阴,一源而三歧。带脉则环绕季肋下,犹如束带,总约诸经。阳跷行肢体外侧,阴跷行肢体内侧。维系诸阳经者为阳维,维系诸阴经者为阴维。八脉中任督二脉与十二经合,称十四经,最为重要,兹将八脉略为详述如后。

(1) 冲脉

冲与任俱起于少腹之胞中,向上循于脊里,为全身经络之海,至其浮行于浅表部之经脉,沿腹向上,会于咽喉,再别行绕络唇口。

（2）任脉

起"中极"之下"会阴"部，上出毛际深部，沿腹内上过"关元穴"到咽喉，再上至颏下，走面部，深入眼内。

（3）督脉

起于尾闾骨端，"长强穴"后之"会阴"部，上循脊柱，至脑后凹陷中之"风府穴"，进入脑内，再上巅顶，沿额下行至鼻柱。

（4）带脉

起于胁下，环绕身躯腰腹部一周。亦云当肾十四椎，出属带脉，围身一周，前垂至胞中。

（5）阳跷

起于足跟，沿足外踝而上行至脑后"风池穴"处。

（6）阴跷

乃足少阴肾经所别出之一支脉。起于足内踝前大骨下陷中，经内踝上部，直上沿大腿内侧入小腹，上沿胸腹内部，入"缺盆"，再上出"人迎"动脉之前，入"颃骨"部，至眼内角，与足太阳经相合。

（7）阳维

起于诸阳经交会处。

（8）阴维

起于诸阴经交会处。

陆士谔氏曰："阳维、阳跷两脉附于太阳经，行身之背，当从太阳论治；阴维、阴跷两脉附于太阴经，行身之前，当从太阴论治。"

十二经别，是十二经脉所别出，循行于阴阳经之间，离合出入，表里配偶，着重在深部之联系。

十二经筋，则起于肢末，行于体表，终于头身，而有三阴三阳之相合，着重在浅部之分布。

十五络，为经脉传注之纽带。其他支络与孙络，则错综分布于诸经之间。

十四经各有穴位，为脏气输出而聚集于体表之部位，通称俞穴，共有三百六十余穴，为针灸所必遵。

在内科方面，则由所病之部位，可以测知何经何脏之病，于诊断用药，俱有关系，另见"病候"节。

四 津、液、血、气与精、神

津与液，为体内一切水液之总称，乃饮料食物通过胃、大小肠、膀胱等脏器之通力协作，化生而成。又因肾为水脏，三焦为水府，脾主运化，肺主一身气化，故对津液之生成、分布、调节、转化与水分之排出等，皆有密切关系。津属阳，随卫气而敷布于全身，温润肌肉，充养皮肤，溢出体表则为汗。液属阴，性柔濡，循经脉随营血而输注关节，便利屈伸，渗溢骨空、脑腔、补益精髓，流及体表，润泽皮肤。又涕、泪、涎、唾、汗五液，皆津液通过五脏转化而成，肾主五液，尤为重要，故人身内而五脏，外而肌肤七窍关节等，无一处不赖津液以维持其常态。如津液亡脱，在津为腠理开，汗大泄，在液为身体枯萎，毛发憔悴，耳鸣胫痠，骨属屈伸不利。津液通过中焦作用，可以转化为血，《内经》又谓津液气血精脉，名虽有六，实只一气，故保津可以保血，养血亦可生津。凡大汗、大吐、大泻，或温病耗损津液时，必相继出现气短气少、脉微细、心悸怔忡、四肢厥冷等气血亏虚症候。大量失血以后，亦往往出现口燥渴、小便少、大便难等津液不足现象。故《灵枢》云："夺血者无汗，夺汗者无血。"《伤寒论》有"诸亡血家不可汗"之禁例，温病家首先注重"存津液"。

血与营往往并称，皆源于水谷中之精气。《灵枢》云："中焦受气，取汁变化而赤，是为血。"又云："营气者，泌其津液，注之于脉，化以为血，以营四末，内注五脏六腑。"故具体而言，即中焦吸收饮食之精微，通过气化作用，成为营气，营气所泌之津液，注入脉中，即成为血，而血又与营气相并，循行于血脉之中，内注五脏六腑，外养四肢百骸，全身无不受其营养，故曰："目受血而能视，足受血而能步，掌受血而能握，指受血而能摄。"营血为精神活动之物质基础，肝藏血，血舍魂；心藏脉，脉舍神；脾藏营，营舍意。凡营血充足，则精神旺盛，意识灵敏，否则虚衰昏乱。又精神刺激过度，亦可影响血液，如盛怒则气逆，血涌或呕，抑郁则气陷，脱营失精。一般治疗血证，皆在心肝脾三脏着眼，若效果不彰，则更进一步，从肾脏立法（以肾为先天）。

"气为血帅"，重要更甚于血。古云："气聚则生，气散则死。"人在胞胎时，全赖脐带连接冲任二脉，与母体相通，以禀受先天之气。出胎以后，则又赖后天之气（呼吸空气、饮食水谷）为充养。《素问》谓："在天为气，在地成形，形气相感而化生万物。"意谓气作用于物质，物质因运动而发生转变，不断运动，不断转变，是为"生化"之道，亦即"气化"作用。凡人体摄取饮食，欲使之变为体内之营卫气血、精气、津液等物质，以营养全体，并产生脏腑器官之活动能力，以至整个机体之内外各器官、各组织、各经络之调协作用，无一不赖气之生化与运转。气之含义最广，然最要者，厥为真气（亦称元气、精气），乃水谷之气与天空之气并合而成，用以充养全身，且为诸气之根本者。在上焦曰宗气（亦称大气），在中焦曰中气，在下焦曰元阴元阳之气。其次卫气，亦由饮食水谷通过脾胃消化吸收而成，与营气同源，而运行道路不同，营在脉中，卫在脉外。《素问》谓："系水谷之悍气"，故其性质流利迅速，分布脉外，达于四肢，循行于皮肤分肉之间，至于肓膜，散布于胸腹之中。其功能专司腠理之开合，抵抗外邪之侵袭，于肌肤知觉，睡眠活动，与人体适应环境之能力，皆有密切关系。

总上卫气营血，虽系同源异流，然时刻相随，周流回旋，如环无端。卫外所以固营，实营亦能充卫，故《素问》谓："阴在内，阳之守也；阳在外，阴之使也。"相互化生，相互协调，犹如天之阴阳，分之则二，合之则一，不可分割者。

精为人体之主要营养物质，有余时，均藏于五脏，故《内经》谓："五脏者，藏精气而不泻也。"凡六淫七情伤害人体，皆有损精气，故《内经》有"失精"之病名。又"藏于精者，春不病温"，"味伤形，气伤精"，此皆泛指全身广义之精而言。至《素问》所谓："肾者主水，受五脏六腑之精而藏之，故五藏盛乃能泻。"又《灵枢》说："人始生，先成精，精成而脑髓生，骨为干，脉为营，筋为刚，肉为涩，皮肤坚而毛发长"，此又指明狭义之肾脏所藏之精为先天之精，乃人体生命之基础。至"谷入于胃，脉道以通，血气乃行"，是为后天之精，则指出生之后，专赖饮食水谷之精为给养矣。

神乃人体生命活动最高之总体现，故《素问》谓："得神者昌，失神者亡。"至《灵枢》谓："故生之来谓之精，两精相搏谓之神。"又谓："故神者，水谷之精气也。"《素问》亦谓："五味入口，藏于肠胃，味有所藏，以养五气，气和而生，津液相成，神乃自生。"此乃明示人在父母媾合成胚之时，神已同时孕育，既生之后，又赖饮食营养。神与五脏关系至密，《素问》谓："心藏神，肺藏魄，肝藏魂，脾藏意，肾藏志"，所谓神、魄、魂、意、志，名虽有别，同为神属。《灵枢》又谓："两精相搏谓之神，随神往来者谓之魂，并精而出入者谓之魄，心有所忆谓之意，意之所存谓之志。"此又说明五脏虽各有神，而心脏之神有统率并代表其他四脏之功能。健康之人，神气必充沛活泼，一有疾病，神气每呈相反情况，如目无光彩，精神疲惫，甚则言语失常，虚空见鬼，或沉迷烦躁，昏不知人，或寻衣摸床，撮空理线等。病情至此，其势已危，此乃临症辨析安危之要法。

精气神三者，古人称为三宝。综上以观，精乃先天肾气结合后天水谷之精气所化生之物质，为人体各种活动之物质基础；气乃精与水谷之精微，以及所吸入之大气所产生之生理功能；神乃指人体一切活动之总机括。气产于精，精生于气，精气充足，神自壮旺，神若不足，精气必竭。精损必耗气，气伤必弱精，而心神过损，亦能影响精气，衰弱形躯，故《灵枢》谓："心怵惕思虑则伤神，神伤则恐惧自失，破䐃脱肉"。

在气功疗法，饮食入胃，化为津液，液冥化血，营养五藏，脏气英华，入肾化精，精化为气，气转益神，不特疗治疾病，而且保健延年，古称寿高而健者为仙，故云"医道通仙"，即此可证。

第三章　辨证论治

第一节　病机总旨

《内经》病机十九条，《素问玄机原病式》增加一条，共二十条，乃将诸多疾病症状按所属归纳分类之最早记载。其归纳所用之方式方法，颇多可议之处，不过于临床辨证用药，能资启发，自来医家，皆重视之，故此先予论列。

诸风掉眩，皆属于肝。

肝为风脏，凡风病皆属于肝。风类不一，故曰诸风。掉，摇也。眩，运也。肝主筋，凡筋之病，如猝倒痉痫，抽掣摇战等，皆摇之现状也。肝开窍于目，凡目之病，如昏晕妄见，头目旋转等，皆眩之现状也。风主动摇，掉眩皆系风象，故不论是虚是实，外风内风，总名之曰风病。

诸寒收引，皆属于肾。

收，拘敛也；引，相牵也。肾为水脏，故凡寒病，筋脉拘牵，皆属之也。

诸气膹郁，皆属于肺。

喘急胀满曰膹，痞闷郁结曰郁。肺主气而为相傅之官，故主诸气膹满郁结。

诸湿肿满，皆属于脾。

皮肤浮胖曰肿，腹内胀塞曰满。脾主肌肉四肢，其位在腹，凡脾运不健，则湿气壅滞，水不下行，故有肿满之症。

诸热瞀瘛，皆属于火。

眼目昏花曰瞀（一谓心中闷乱），手足抽掣曰瘛（一谓筋脉拘急）。邪热伤神则瞀，亢阳伤血则瘛（肝血火灼，无以养筋），故皆属于火。

诸痛痒疮，皆属于心。

血分凝结，阻滞其气，气与血争则痛。血虚生热，兼动风气，风火相扇则痒。气血阻滞，则成疮疡，此皆病之关系血分者。心主血，故曰皆属于心（凡痞满膨胀等与血分无关者，皆不痛，当细辨）。

诸厥固泄，皆属于下。

厥，逆也，有阴阳二证。阳衰于下，则为寒厥；阴衰于下，则为热厥。固，前后不通也。阳虚则无气，清浊不化，寒闭也；火盛则水亏，精液干涸，热结也；泄，二阴不固也。命门火衰，则阳虚失禁，寒泄也；命门水衰，则火迫注遗，热泄也。下，肾也。肾居五脏之下，为水火阴阳之宅，开窍于二阴，故诸厥固泄皆属之。

诸痿喘呕，皆属于上。

痿有筋痿、肉痿、脉痿、骨痿之辨，故曰诸痿。凡肢体瘦弱，多在下部。而曰属上者，如五脏使人痿者，因肺热叶焦，发为痿躄也，肺居上焦，故属于上。气急曰喘，病在肺也。吐而有声曰呕，病在胃口也。逆而不降，是皆上焦之病。

诸禁鼓慄，如丧神守，皆属于火。

禁，噤也，寒厥咬牙曰禁；鼓，鼓颔也；慄，战也。凡病寒战而精神不能主持如丧失神守者，皆火之病也。然火有虚实之辨，若表里热甚而外生寒慄者，所谓热极生寒，重阳必阴也。心火热甚，亢极而战，反兼水化制之，故为寒慄者，皆言火之实也。若阴盛阳虚而生寒慄者，阳虚畏外寒，阴盛则为寒，寒则真气去，去则虚，虚则寒搏于皮肤之间，皆言火之虚也。有伤寒将解而为战汗者，其人本虚，是以作战。有疟疾之为寒慄者，疟之发也，始则阳并于阴，既则阳复阴仇，并于阳则阳胜，并于阴则阴胜，阴胜则寒，阳胜则热，更虚更热，更实更虚也。由此观之，可见诸禁鼓慄，虽皆属火，必有虚实之分，必加如丧神守之兼证，乃可断为实火也。

诸痉项强，皆属于湿。

强直曰痉，不柔和曰强。寒湿则筋脉凝，热湿则筋脉胀，故有痉强之应。

诸逆冲上，皆属于火。

火性炎上，故诸逆冲上皆属之。凡冲脉气逆，头目咽喉胸中受病，吐咳呛呕等，均系心肝之火，挟冲脉上行也。

诸胀腹大，皆属于热。

热气内盛者，在肺则胀于上，在脾胃则胀于中，在肝肾则胀于下。腹大谓单腹胀，肝不疏泄，则小便不利，水停为胀，肝木乘脾，脾不运化，则单腹胀。热与火有别，在天为热，热属气分；在地为火，火属血分。热则气分之水多壅，故主胀大。

诸躁狂越，皆属于火。

躁，烦躁不宁也。狂，狂乱也。越，失常度也。热盛于外，则肢体躁扰；热盛于内，则神志躁烦。盖火入于肺则烦，火入于肾则躁，烦为热之轻，躁为热之甚。邪入于阳则狂，如骂詈不避亲疏，狂之证也，升高逾垣，越之证也。

诸暴强直，皆属于风。

暴者，猝然发作，强直僵仆倒地，风性迅速而属肝。肝主筋脉，风中筋脉，不能引动，则强直矣。又风者，阳动而阴应，具阴阳两性，中风之阴，则为寒风，中风之阳，则为热风，无论寒热，均有强直之证，宜细辨之。

诸病有声，按之如鼓，皆属于热。

热则气运，与水相激而发声。凡物热则膨胀，故曰如鼓。

诸病胕肿，疼酸惊骇，皆属于火。

胕，足背。肿，浮肿。胕肿疼酸者，阳入于外，火在经也。惊骇不宁者，热乘阴分，火在脏也。盖足肿皆发于厥阴、阳明两经，阳明之脉行足背，厥阴之脉起足大趾丛毛，行内踝。肝木生热，壅遏胃气之湿，则循经下注而发足肿，极酸疼也。若热邪入陷，则惊骇不宁矣。

诸转反戾，水液浑浊，皆属于热。

转者，左右扭掉。反者，角弓反张。戾者，身体屈曲。转在侧，属少阳经；反在后，属太阳经；戾在前，属阳明经。水液浑浊，小便不清也，乃热在三焦之征。

诸病水液，澄澈清冷，皆属于寒。

水液者，上下所出皆是也。水体清，其气寒，故凡或吐或利，水谷不化而澄澈清冷者，皆得寒水之化，如秋冬寒冷，水必澄清也。

诸呕吐酸，暴注下迫，皆属于热。

呕为干呕，是火逆也。吐有寒证，吐酸则无寒证。暴注下迫，里急后重，逼塞不得畅，俗名痢证，此皆属肝经之热。肝火上逆，则呕吐酸；肝火下注，则痢下迫。因肝欲疏泄，肺欲收敛，金木不和，故欲泻不得，且痢多发于秋，金克木也。

诸涩枯涸，干劲皴揭，皆属于燥。

此条乃《素问玄机原病式》增入，涩滞不滑，水液气衰少而不得通利也。枯者不荣，涸无水液，干不滋润，劲不柔和。皴揭者，皮肤龟裂，甚则麻痹不仁，此皆燥金之化，必以甘寒治之方应。

第二节　病候测识

人之一身，脏腑经络，内外贯通，成一整体。平素健康之时，诸部各司其职，互相依存，互相制约，故能生存不绝。一有疾病发生，或为外感侵袭，或为内因致伤，其反映于生理机能者，当亦不能越出脏腑经络之范围，故此后特就脏腑经络诸病候分类论列之。

一　脏腑病候

（一）心与胞络病候

热候：舌干、尖赤、脉数、面赤、口渴欲饮、两目疼痛、赤肿羞明、舌下肿突（重舌）、或舌体肿硬（木舌），或吐血衄血，或心中烦热不能睡眠，或谵语如狂喜笑不休，或胸部热闷痛如针刺。如心热下移于小肠，即有小便黄赤及尿血等症。

虚候：脉细弱、舌淡红、记忆力减退、惊惕不安、多梦颠倒、心悸怔忡、呼吸迫促、似嘈似饥，或心下暴痛，或胁下与腰背相引疼痛，面色枯淡，舌本强，多忧愁，自汗盗汗，遗精。

（二）小肠病候

虚寒：脉细弱，左尺更甚，舌苔薄白，小便清长或频数不利，小腹坠痛喜按，或有肠鸣泄泻，或有粪后下血等。

实热：脉象滑数，左尺更甚，舌苔黄厚，或边尖俱赤，心烦舌疮，脐腹瞋胀，必待浊气下泄始快，小肠气痛，甚则牵连腰脊睾丸，或小便赤涩，茎中疼痛，或有寒热往来，如小肠蕴热过甚可致肠痈。

（三）肺病候

寒候：肺为寒袭，水饮不化，即咳嗽气喘，痰稀白，口不渴，舌白滑，脉象浮弦或弦滑，或胸胁支满，咳逆倚息不得卧，或为周身及面目浮肿等。

热候：如肺热壅盛，肺胃积热，肝胆木火刑金，以及寒邪郁久化火，即发热面赤，两颧先赤，烦渴引饮，咽部赤痛，大便燥结，小便赤涩，脉滑数，舌尖赤，苔干黄，鼻端微红，鼻衄，咳吐稠痰，痰中带血，咳时痛引胸背，咽喉闭塞疼痛，或喉生白点。

虚候：如肺气虚，则呼吸微细，语音低弱，自汗喉干，面色㿠白，皮肤干皱，毛发常脱，小便频数，畏寒易感，久咳短气，气喘乏力，舌质淡红，脉象虚细，右寸更弱。如肺阴虚则潮热盗汗，两颧发红，咽干口渴、呛咳、咯痰不爽，或咽痛音哑咳血，形体日渐消瘦，舌质红绛，脉虚细数或芤数。

实候：寒邪壅遏，则气喘息粗，胸满仰息，脉滑而实。如肺气盛则喘咳上气，肩背痛，汗出。如水饮停蓄，则干呕短气，咳吐时胸胁牵引疼痛等。如痰挟瘀热，则咳逆上气，脉数实，甚则脓痰腥臭，胸胁胀满。

（四）大肠病候

寒候：大便澄澈清冷，腹痛肠鸣，小便清长，大便溏泄如鸭粪，手足寒，舌苔白滑，脉沉迟。

热候：口燥唇焦，便秘肛肿。温热蕴蓄，则大便溏泄腐臭，其色如酱，脉数，舌苔黄燥，小便短赤或肛门内外、直肠尽处，溃烂流水，久而不愈，成为脏毒或痔漏。如血分有热，伤及血络，则便血。

虚候：四肢厥冷，脉象细微，脱肛不收。

实候：胃热移于大肠，则便闭，腹痛拒按，烦渴谵语，舌苔干黄而腻，脉沉实。如湿毒瘀热结于大肠，则少腹疼痛，按之更甚，便下脓血，寒热自汗，脉滑数（或为痈证），如暑湿之邪，与饮食蕴结大肠，则成痢疾，腹痛窘迫，里急后重。

（五）脾病候

寒候：脉象沉迟（右关尺更甚），舌苔白腻，皮肤黄黯，遍身浮肿，小便不利，阴寒偏胜，运化无权，则腹痛绵绵，泄泻清冷，饮食不化，肢冷体重。

热候：脾本湿土，兼热则湿热相蒸，头胀如蒙，身重胸闷，食少黄疸，溲黄赤；或热痢腹痛，乍作乍止，唇赤，口甜粘浊等。

虚候：食减难消，呕逆腹胀，肠鸣便溏，四肢清冷，倦怠嗜卧，腹痛喜按，或消瘦浮肿，舌质淡，苔白滑，脉虚缓，右关更甚，面色萎黄，唇干痰多。

实候：湿滞交阻，大腹胀满；湿留肌肉，身体困重；湿阻气机，二便不利，胸闷气塞，腹满胀痛。如脾之功能亢进，则嘈杂烦苦易饥等。

（六）胃病候

寒候：脘中胀满疼痛，绵绵不止，清水痰涎，不断上泛，呕吐呃逆，或剧痛，喜温喜按，四肢厥冷，苔白滑，右关沉迟。

热候：口渴，饮水多，饥饿，嘈杂，或口臭龈肿，蚀痛出血，食入即吐（与胃寒朝食暮吐者不同），胃移热于大肠，则便艰燥结。

虚候：胸脘痞闷或痛，不喜饮食。嗳气食滞，便泻不化，唇舌淡白，右关软弱，津枯噎膈。

实候：阳明腑实（由胃热移于大肠），腹痛拒按，大便不通。如宿食不消，则脘腹胀满疼痛，吞酸嗳腐，大便秘结，或泄痢不爽，苔黄厚，脉实大。

（七）肝病候

寒候：筋脉收缩，气血凝滞，阴囊引痛，疝气，小腹胀痛，呕吐清涎，脉沉弦迟。

热候：木旺生火，则胁痛，眩晕易怒，角弓反张，抽搐痉挛（热极生风），与实症相似，但肝火上炎，多伴目赤，肿痛多泪，口干苦，舌红，心中烦热，夜寐不安，寐中惊惕，脉弦数。亦可下行而为阴痛，淋浊尿血，如兼痰热蒙心，则致癫狂。如木火刑金，肺阴耗损，可并发骨蒸潮热，呛咳带血等。

虚候：如血液衰少，肾水不足，不能涵木，则耳鸣眩晕，目干，雀盲，脉弦细。如肝虚血少，不能营养筋脉，则或为筋挛拘急，或者肢体麻木不仁，爪甲干枯青色，有时头晕欲仆。

实候：脉多弦劲，肝气太过，易怒。气血郁结，则胸胁胀满疼痛，或者牵引少腹。肝气横逆，侵及脾胃，为"肝木侮土"，则有脘腹疼痛，呕吐酸水，甚或痛泄等。肝气上逆，则气塞喘咳，吐血咳血。引动肝风，则手足痉挛强直，角弓反张。

（八）胆病候

寒候：清阳不升，痰浊不化，即胸脘烦闷，头晕呕吐，夜间不眠，舌苔滑腻。

热候：口苦易怒，呕吐苦水，往来寒热，夜寐不安，脉象弦数，或同时出现目眩、耳聋、胁痛等肝经症状。如胆热夹湿，则每致黄疸，心烦懊侬，坐卧不安。

虚候：头眩易惊，视物模糊等与肝经同，如虚烦不眠，胆怯，喜作长叹，则为主证。

实候：易怒，胸脘满闷，或胁下胀痛，甚则剧痛，不能转侧。面色如尘，肤不润泽，喜睡眠，头额两侧及目锐眦疼痛，脉象弦实。

（九）肾病候

肾阴虚候：遗精、耳鸣、齿摇、腰痛，或腰腿酸软，甚为痿症。如水不涵木，则口燥咽干，头目眩晕，面红耳赤，耳内流脓，不闻人声。如影响到肺，即咳嗽咳血，夜热盗汗，日渐消瘦。如水不济火，则心神不安，每致失眠。反之，如心神不安，或神气衰弱，则容易发生遗精、耳鸣、腰痛等病。

肾阳虚候：滑泄精冷，阳痿不足，腰腿觉冷，两足痿弱。肾阳不足，不能化水，可使水气停聚，唇淡口和，小便不利，甚至浮肿身重，腹部胀满。肾阳虚弱，不能温运脾土，则鸡鸣泄泻（五更泻）。不能布化水液，则口渴多饮，小便增多，饮一溲一（肾消）。肾虚不能纳气，则气逆上脱，两足厥冷，甚至额汗脉沉，足跗浮肿，则病已垂危。

（十）膀胱病候

实热候：湿热停留，气化不行，即小便短涩不利，溲赤热浑浊，异常臭秽，甚至淋漓不畅，疼痛难忍，尿出脓血。如湿热胶结，积成砂石，可以阻塞尿窍，小便不通。

虚寒候：多由肾阳不足，不能温化水气，以致小便频数，颜色澄清，或小便不利，发生浮肿，面色发黑。若肺肾气虚，又可致小便淋漓不禁，或遗尿，或频数而欠。

按：依脏腑病候用药，《笔花医镜》一书言之甚详，可资参考。

二　经络病候

（一）手太阴肺经病候

咳、喘、气逆、口渴心烦、胸部满闷、缺盆中痛、臑臂部内侧前缘作痛，掌心厥冷，或发热，咳喘过剧，则两手捧心，视力模糊等。经气盛则肩背疼痛，溲数量少；经气虚，则肩背疼痛畏寒，呼吸急促气短，溲色异常。

（二）手阳明大肠经病候

齿痛、喉痹、颈间肿大、目黄口干，清涕或衄，肩前臑内作痛，食指痛不能动。有余多现热肿，不足则显寒颤。

（三）足阳明胃经病候

疟疾温病，神昏发狂，或寒慄呵吹，伸腰挺足，额部黯黑，喜独居，恶见人及火光，闻锯木声，即发惊悸，登高歌唱，脱衣跑走，鼻衄口㖞，唇内生疮，膝膑肿痛，沿膺乳股胫外侧足背皆痛，足中趾不能伸屈。有余腹热易饥，不足胃寒胀满。

（四）足太阴脾经病候

舌根强硬，食后作呕，脘疼腹胀，身重屡噫，便后或矢气即感轻松，或泻痢水闭，面目身黄，不能安睡，强立则股膝内侧发肿厥冷，足大趾不能运用。

（五）手少阴心经病候

喉干，心痛，渴饮，睛黄，胁肋疼痛，臑臂内侧后缘疼痛，或厥冷，掌心发热。

（六）手太阳小肠经病候

喉咙干，下颊肿，不能掉头回看，肩痛如拔，臑痛如折，或耳聋睛黄，肩臑肘臂外侧后缘疼痛。

（七）足太阳膀胱经病候

头痛项强，目珠如脱，腰脊疼痛，股关节不能屈曲，痔疟癫疾，或睛黄流泪，尻腘腨足等部痛，小趾不能运用。

（八）足少阴肾经病候

饥不欲食，面黯无光，咳喘带血，不能平卧，视物不清，心如空悬，恐惧惕动，如有人捕，是为"骨厥"，或口热舌干，咽肿气逆，喉咙干痛，心内烦痛，黄疸痢疾，脊股内部后缘疼痛，痿废厥冷，好睡，足心热痛。

（九）手厥阴心包络病候

手心发热，心中烦痛，臂肘拘挛，腋下肿，胸肋胀满，心憺振动，面赤睛黄，喜笑不休。

（十）手少阳三焦经病候

耳聋喉痹，颊痛，外眦痛，耳后肩臑肘臂外缘痛，无名指不能运用。

（十一）足少阳胆经病候

口苦，叹气，头痛，下颌痛，眼外角痛，缺盆中肿痛，腋下肿，马刀挟瘿，自汗出而振寒，疟疾，胸、胁、肋、髀、膝等部外侧，直至胫骨外踝前诸关节痛，足四趾不能运用。甚则面如蒙尘，肌枯不润，足外侧发热，是为阳厥。

（十二）足厥阴肝经病候

喉干、胸满、呕吐气逆、水泻、完谷不化，疝气、遗尿、或小便不通，重者面如蒙灰。

附：奇经病候

督脉发病，主要为脊柱强直，角弓反张。

任脉发病，男主七疝，女主赤白带下，少腹结块。

冲脉发病，气从少腹上冲，腹中胀急疼痛。

带脉发病，腹部胀满，腰部如坐水中。

阴跷发病，阳气不足，常见多眠。

阳跷发病，阴气不足，常见不眠。

阴维多见心痛。

阳维多见寒热。

第三节　六经辨证法

六经辨证，乃张仲景根据《内经》、《难经》理论，结合临证经验所得出之外感疾病之发展规律。六经，即太阳、少阳、阳明三阳与太阴、少阴、厥阴三阴。外邪初袭，正气即起而自卫，呈现亢奋现象，属热属实，故曰三阳；或素体不足，阴寒直中，或因已病而渐至正不胜邪，呈现衰沉现象，属寒属虚，是曰三阴。若竖看，由太阳而少阳、阳明、太阴、少阴、厥阴，可以代表病邪由表及里之层次；若横看，则代表人体上之六个区域，或证候之六个类型。故凡内伤杂证，亦皆不能越出其范围。此乃《伤寒论》中特别突出之思想见解，经方派辨证之唯一依据，学者宜由此入门，再进窥《伤寒论》原著，穷原竟委，方能运用自如。

一　太阳病

此乃感症初期，一般多见脉浮、头痛、发热、恶寒。浮脉者，正气抗邪于外；头痛者，太阳经脉受患；卫气与风寒相争，故发热；卫阳被束，所以恶寒。

太阳病通有三种：

（一）若患者体质素弱，腠理疏松，则必脉浮而缓，舌苔薄白，汗出恶风，是为表虚证，亦称中风。

（二）若素体强健，腠理致密，则必脉浮而紧，无汗恶寒，是为表实证，即是伤寒。

（三）若内伏郁热，口燥渴，脉浮数，舌苔薄白或淡黄，舌质多红，发热不恶寒，或热重寒轻者，是为温病。

二　阳明病

太阳表热不能及时解除，向里发展，传入肠胃，寒从火化，邪热益炽，于是壮热汗盛。不恶寒，反发热，口渴脉大，是为阳明证。此中有经腑之分：

经证为发高热，汗出如蒸，心烦，口渴，喜冷，脉象洪大或浮滑，舌苔黄，舌质赤，此为热邪内外弥漫，肠中糟粕尚未燥结之候。

腑证则潮热有汗，口渴躁烦，大便秘结，腹满坚硬，气短而喘，绕脐疼痛，谵语，甚至神志昏迷，如见鬼状，或视物模糊，脉象沉实而大，舌苔黄燥厚腻，或灰黑干燥，此乃热毒结集在里，肠中已有燥屎之候。

三　少阳病

此邪从太阳传入阳明之中间阶段，通称半表半里证（太阳为表阳明为里，此在表里之中）。其病象：口苦（胆热）、咽干（津少）、目眩（胆火上炎）、往来寒热（邪正交争于表里之分）、胸胁苦满（少阳经脉循行之处）、心烦喜呕、默默不欲食（脾胃有热）、脉弦。此病邪已不在表，但尚未成阳明里证，亦未完全化热，故不如阳明口渴喜冷，热盛津伤之严重。

又正因少阳位居表里之中，故常有兼症出现。如发热、微恶寒、骨节烦疼、微呕、心下支结等，是少阳兼有太阳表证之候。如胸胁满而呕，日晡潮热，或大便不通等，是少阳兼有阳明里证之候。

四　太阴病

三阳实证，一般俱有发热；三阴虚候，相反多呈寒象。

太阴症状，身无热，手足温（阳气不充），腹满而吐，食不下，自利，有时腹痛，口不渴，脉缓而弱（皆脾胃虚寒，脾阳不振，不能运化水湿之故）。以太阴、阳明，同居中土，故俱有腹满之症，但一虚一实，一阴一阳，性质相反，故太阴之口不渴，身无热，自利脉弱，与阳明之口大渴，身大热，便秘脉实，恰成对照。

五　少阴病

主症为脉微细，但欲寐，恶寒，四肢厥冷（表寒），呕吐，下利清谷（里寒），舌苔淡黄而滑。

按：少阴兼主水火，上因心肾阳弱，阳弱则阴盛，故全身内外，一派虚寒，是虚寒水之化；若阴虚生内热，则又有心烦，不得卧（虚火上炎，心神不安），一身手足尽热；或下利咽痛，胸满心烦（虚热下利，阴液耗伤，虚火上升之故）；或口燥咽干，腹胀便秘，舌质红绛等火化之疾。

六　厥阴病

此三阴最末，邪正交争，至此而极。以正气虚衰，调节紊乱，故阴阳错杂，寒热混现。其症主要为口渴不止，气上冲胸，心中疼痛觉热（此上焦有热），饥而不欲食，有时吐蛔（此中下焦虚寒）。此外正邪消长，阴阳胜复，每每呈现厥热交替现象，如厥多于热，或厥逆不复，其病多危；若热多于厥，或厥去热回，则为正气恢复之征。

依六经辨证，有传经、直中、里证转表，合病、并病等说法。今为略述如后：

传经即是六经互相传变。又分：一、循经传，即依太阳，而阳明、少阳，三阳不愈，传入三阴，由太阴而少阴，以至厥阴，次序浅深不紊之传变。二、越经传，即不按六经层次，隔一经或隔两经相传，如太阳病，不传阳明而传少阳，或越阳明、少阳，而直传阴经，此由病邪旺盛，正气不足所致之传变。

直中是病邪不从阳经传入，起病即见三阴症状。如一发病，即见呕吐下利，手足不暖，腹满，溲不利，口渴，即是直中太阴。此由体质素亏，阳气不足，故一感外邪，即直入三阴，成虚寒症状。三阴皆有直中，而太阴、少阴之直中，较为常见。

里证转表，即三阴转为三阳，与传经直中之由表入里者恰恰相反，此病人正气渐复之征，如初起呕吐下利，腹满，小便不利，手足不暖，口不渴，经治疗之后，呕吐停止，反见大便秘结，发热口渴，此太阴转向阳明，可知病情有转好之机。

合病，是两经三经同时受邪，如既有太阳表证，又有阳明里证，两经症状同时出现，不由传变而成，此为两阳合病，若同时再兼少阳半表半里证，即是三阳合病。

并病，是一经病状尚未解除，又传一经，如太阳尚未全解，又出现阳明症状。并病俱由传变而成，必前一经病状还在，而后一经症状又具备之下，方可称为并病。

疾病何以传变，其关键决于受邪深浅，病体强弱，与治疗当否之三者。如邪盛正虚，则发生传变；如正盛邪衰，病即转愈；身强者，传变多限于三阳；身弱者，传变即易入三阴；此外误汗误下，亦易导致疾病传变。

综上以观，可知三阳经病，多从表传里；三阴经病，多由实而虚。六经虽各有主证主脉，然临证上往往混合出现，而传变亦纵横顺逆，无有一格。于此证明各经并非孤立存在，而为一互相影响之统一体。一病之发生、发展，以至终了，在各阶段中，皆有一定证候出现。欲确知当前疾病，并预测将来转归，然非熟悉分经辨证法，无有是处。

第四节　三焦辨证法

三焦辨证，为温病派之辨证方法。源出叶天士、吴鞠通，实际乃六经辨证法之发展。三焦分上、中、下，表示病变由上而下，与脏腑中之三焦，意义不同。

一　上焦病

上焦，指手太阴肺与手厥阴心包络两经脏。肺司气而主皮毛，心包主血而通神明。温邪首先犯肺，症见头痛，微恶风寒，身热自汗，口渴或不渴，咳嗽，脉浮滑数。如逆传心包，则见烦躁，口渴神昏，谵语，夜寐不安，舌色绛赤。凡温邪由肺传胃为顺传，即由上焦传入中焦；若由肺传心包，则是由气传血，称作逆传。

二　中焦病

中焦，指足阳明胃与足太阴脾两经脏。阳明主燥，太阴主湿。上焦温邪传入阳明，即见壮热，多汗，日晡更甚，面目俱赤，呼吸气粗，大便闭结，小溲短赤，口干引饮，舌苔黄糙，或黑有芒刺。若传入太阴，即见身热不甚，午后较重，头胀，身重，胸闷不饥，泛恶欲呕，小便不利，大便不爽或溏泄，舌苔白腻或微黄。如热甚或湿热熏蒸，即皮肤出现斑疹或白㾦，并狂妄谵语，或神识如蒙（似明似昧）。

三　下焦病

下焦，指足少阴肾与足厥阴肝两经脏。肾主阴，肝主血。病至下焦，必津枯液涸，甚至伤血耗阴。肾病为昼日较静，夜间烦躁，口干，不欲多食，咽喉痛，或生疮不能言语，心烦下利，溲短色赤。肝证为厥热交替，心中疼热，懊恼烦闷，时作干呕，或头痛吐沫，嘈杂不能食。在上则口干糜烂，在下则泄利后重，或风动痉厥、囊缩、腹痛、耳聋等。

三焦与六经对比：

三焦自上而下，六经从表达里，恰是一纵一横。如将二者联结一起，则其纵横之交点，在三焦为中焦，在六经则为阳明太阴，原是一处。寒邪化热后之阳明证与温病根本相同，仅温病太阴证属于湿热，伤寒太阴证则属寒湿，病邪有所不同耳。六经中之太阳病，不能离开上焦肺，六经中之少阴、厥阴，亦即下焦之肝肾，故六经与三焦，两种辨证法，经常结合使用。

三焦辨证法与卫气营血：

温病家常谓："卫之后方言气，营之后方言血"，意谓卫分最浅，气分次之，深入为营，最深为血，可知三焦指发病部位，卫气营血，指病变浅深。

外感初袭，首及卫分，发热（或午后较高），微恶风寒，无汗或汗不畅，头痛，身痛，鼻塞，声音重浊，咳嗽，饮食乏味，口干或不干，舌苔薄白，脉浮，此由表邪外束腠理，开合不利，皮毛受邪，内合于肺所致，为恶寒期，即是表证。凡上焦病皆属之。

邪入气分（一般表邪已净，形寒怕风消失），里热渐盛，症见壮热，不恶寒，反恶热。汗出，气粗，口渴，咳嗽加剧，脉滑数或洪大，舌苔由白转黄。如热邪传入胸膈之上，即兼胸中烦闷，懊恢呕吐等症；传入肠胃，即有腹胀满且痛，大便秘结，或自利灼肛，谵语潮热，溲涩色黄或赤，脉数实，苔黄厚干燥等，通称里证，为化热期，亦即中焦阳明证。

邪入营分，或在上焦（逆传心包，症见烦躁，神昏谵语），或在中焦，必有烦躁不宁，夜不得寐，懊恢烦悗，舌质红绛（最为要诊），脉细数，唇燥口干，饮水不多，似睡非睡，壮热神昏，谵语喃喃，小便涩少热痛，甚则溲赤如血，热势持续不退，日晡则甚，或斑疹隐隐等，此为入营期。

邪入血分，舌质必深绛少液，甚则色紫干晦，脉细数或弦数，外则斑点透露，内则吐衄便血，大便色黑易解，小便自利，昼静夜躁，谵语发狂，或有痉挛抽搐昏厥等。此伤阴期，证属下焦，病为最重。

温病家用药，依此严分诊域，所谓"邪在卫汗之，到气方可清气，入营犹可透热转气，入血乃恐耗血动血，直须清血散血"。亦即恶寒期当疏散表邪，化热期当清热透邪，入营期当清热凉血，伤阴期当滋阴潜阳。

三焦传变，有顺有逆，有循有越，有直中，有合病、并病，皆与伤寒六经相似。

第五节　病原抉择

前此《病候测识》，乃依据脏腑经脉，而推求病候，反之，由已有之病候，亦可测知系何脏、何腑、何经脉之失调。六经辨证及三焦辨证，亦系证候之依六经或三焦归纳分类者。然证候多般，病源不一，或异病而同治，或同病而异治。若仅凭病候为标的，则头痛医头，脚痛医脚，不仅漫无头绪，而且治必隔靴。例寒邪为病，其在人身之病候反映上，或为发热，或为咳嗽，或为头痛身痛，或为洞泄腹疼，其症状虽表现不一，而用药上寒者温之，其治一也。又如同一发热，有因伤寒，有因温病，或由饮食内伤，或由阴虚阳越，如不问因由，一概以寒凉退热，宁有是处？所以病原抉择，于临证处方之际，较之病候辨析，更为重要多多也。

《内经》病机十九条，颇近于推求病原，惟所举过略，不能包括所有疾病。《金匮》论千般疢难，不出内之脏腑经络受邪，外之四肢九窍皮肤壅塞，与及房室、金刃、虫兽之伤，寥寥三条，固亦疏矣。至宋，陈无择著《三因方》，以风、寒、暑、湿、燥、火六淫，病从外来，是为外因；喜、怒、忧、思、悲、恐、惊七情，病从内生，是为内因。饮食房室，跌仆金刃所伤，与外邪内情无关，是为不内外因。但既曰因，应是比较根本之因素，六淫六气，根据一年节令二十四气而衍出，本是不错，但若用作病原，如暑为湿热合病，是二因合成，显不符合因之条件，且风为空气，若不与寒或热等相合，亦不能致人于病；七情中喜伤心，怒伤肝，思伤脾，忧伤肺，恐伤肾，又怒则气上，喜则气缓，悲则气消，恐则气下，惊则气乱，思则气结，可见此为情志病，亦即脑神经受刺激而起反映，总结不外气之变化，能治一气，则七情皆已，分列七因，似亦欠妥。故时贤秦伯未先生将三因括约为风、寒、暑、湿、燥、火、疫、痰、食、虫、气、血、虚十三纲，并作治疗新律，依纲立方，确有创见，不过仍然袭用六淫，未免美中不足，而痰由水饮不化而成，作因亦当考虑。兹据鄙见，将病因归纳为寒、热、湿、燥、疫、水、食、气、血、虚、虫、伤共十二纲，或可作千虑之一得乎！

或曰：真正病源，应是西医化验检查所证明之各种细菌微生物，子之所谓病原，仍非病原也。余曰：不然，西医之病原，乃就病论病者，余之所谓病原，如寒、热、水、食等，则系就人论病者，换言之，西医乃纯外因论者，而余之所论，则纯以人体之所以能发病之内因为主者。盖病菌虽能伤人，然若人体上无有利于病菌生长发展之条件，则病菌不能为害也。准之辩证法，内因乃是一切事物发展之根据，而外因不过发展之条件耳，所以中医之病原学不特有存在价值，而且乃中医治疗上之重要依据也。此后特分别扼要叙述之：

一　寒

病原于寒，在表则见恶寒发热，头项强痛，体疼无汗，脉象浮紧，舌苔白腻，法当辛温解表；在里则为呕吐清水，大便泄泻，腹痛肠鸣，肢厥脉伏，法宜温中散寒。若表里俱病，则当表里并治，此外亦有阳虚生内寒者，则以扶阳为主。

二　热

热与寒对，凡温病以及六淫中之暑与火，皆原于热，而有微甚兼夹虚实之不同。温邪为轻热，初伤上焦，病见发热，微恶寒或不恶寒（寒轻热重），有汗、口渴、或不渴、头痛身疼、法当辛凉解肌。若在中焦，或传入中焦，则壮热不恶寒，大汗、大渴、口臭、气粗、喉痛、舌刺、胸闷烦躁、腹满便结，甚至发斑发疹，迫血妄行，此即六淫中之火病。所谓五气化火，实即热之重者，故呈燎原焦灼之势，治宜辛寒清热，或苦寒清降，或苦泄里热。而五脏亦能化火，称五志之火，肝胆之火尤烈，症现目赤口苦，头昏胀痛，面红耳鸣，睡眠不安，乱梦颠倒，胸闷舌胀，梦遗淋浊等，此亦实火，法宜苦寒直折。又有阴虚生内热，出现潮热盗汗，面颊泛红，虚烦不眠，舌红光剥；或阳虚于下，火浮于上，出现牙痛、心烦、头汗、耳鸣等症，是为虚火，不能苦寒直折，只宜补阴配阳，或引火归原。暑为热而兼湿，故多见胸闷呕恶，用药亦常佐以芳香。轻症身热汗多、恶风、烦渴、倦怠、少气，法宜宣热却暑，或清暑益气；重症昏倒壮热，口渴、身软、汗出、气粗、小便短赤，法宜清心涤暑。总之，临床之际，热为常见，且表里脏腑，传变不常，最宜留意。河间①偏重寒凉，《内经》病机十九条，火居其五，热居其四，可以概见。

三　湿

湿是水分有余。如表湿，症见寒热、鼻塞、头胀如裹、胸闷体重，骨节酸痛，法宜发汗祛湿。如里湿，在中焦为胸闷舌腻，脾胃不和，轻宜芳香化湿，重宜温燥湿浊；在下焦为泄泻、足肿、小便不利，宜渗利膀胱。如积湿成水，则腹部肿胀，或流溢皮肤，上下浮肿，宜攻逐积水。若居处阴湿，或水中作业，汗出沾衣，湿邪由皮肤浸入肌肉经络，发生浮肿和关节疼痛重着等症，又当以风药燥之。单独湿病较少，每与寒热相合，寒湿宜温之燥之，尚易治疗，湿热宜清之化之，每难急解，且即为合病，又当权衡二者轻重，随宜处理，方能恰到好处。

四　燥

燥与湿对，为水分不足。纯粹燥证甚少，若与寒合而伤表者，则微热、干咳、鼻燥、口干，法宜辛甘微凉、轻宜上焦。若与热合而症见津液枯燥、口干、消渴、唇燥皲裂，大便闭结者，法宜甘凉清润，滋养肺胃之阴液。若阴血枯燥而内风引动者，则是虚证范围，此不具论。又过服温热或用汗吐下克伐太过，均能伤津亡液，出现燥象，并能酿成痿躄痉厥劳嗽等重证，不可不知。

五　疫

疫为不正之气，多由淫雨亢旱，家畜瘟死，秽物腐败等酿成，互相传染，极易流行，病无长少，率皆相似。虽有表里之分，然邪

---

① 金代刘完素，号河间。

由口鼻吸入，伏于中焦，不循经络传变。此中亦有寒热之别，寒疫症见背寒、头胀、胸闷、手麻等，治宜辟秽温化；温疫症见壮热神昏，咽痛发斑等，治宜清瘟败毒。

六　水

水为液体，湿为气体，虽湿聚可变为水，然水病不尽由湿。《金匮要略》论水病，有五藏水：正水、石水、里水、皮水、风水等等，而平常最易见到者，则为痰证。痰为水饮不化而成，其所以不化者，不外肺气不宣，脾阳不运，或肾气亏虚，故治宜清肺温脾，补肾，酌宜而用。又此中亦有寒热之辨，寒痰宜温运，热痰宜清降，若痰气凝结，变为瘰疬痰核，则又当消磨软坚、理气行滞以攻逐之。

七　食

食物过多，滞积肠胃，不能消化吸收，在胃则见胸膈痞闷，吐逆吞酸，噫出腐气，治宜增强气运，补助消化，甚至用吐法；在肠则见腹满胀痛，肠鸣泄泻，治宜导滞下食。若夹湿热而成痢，则当兼清湿热。

八　气

《内经》谓："百病皆生于气"，尤其内伤七情，其表现虽在精神方面，而气实为其物质基础，能调其气，则七情自平。一般气滞、气郁，症见忧郁恼怒、胸胁不畅、脘腹胀满、治宜疏利。若气逆不降，则胸宇堵塞，呼吸短促，治宜降肃。若气浮气乱，则见心悸惊惕，神思不安，治宜镇静。若气陷不升，则萎顿困倦，四肢无力，腹内常感下坠，治宜升提。气与血，不可分离，故气病每每及血，切宜留意。

九　血

气血相关，总以循行通畅为主。若血热而妄行溢出，则宜清凉固涩；若血寒而凝滞不行，如症积经闭，则宜温和散瘀；若固摄无权，吐衄崩漏，则宜益气摄血，或理气去瘀。

十　虚

虚有种种：如精虚则脑鸣脊痛，腰酸脚软，阳痿早泄，治宜补肾。神虚则心悸失眠，恍惚健忘，不能思考，治宜补心。气虚则音低息短，常感胸闷，疲劳自汗，消化迟钝，宜补肺脾。血虚则头晕目眩，发脱甲枯，面色㿠白，肤燥形瘦，经少色淡，或闭而不潮，宜补肝为主，兼顾脾、心与肾。又虚分阴阳，阴虚则盗汗骨蒸，怔忡，便燥，经闭遗精等，宜甘凉滋水。阳虚则怕冷少气，自汗食减，便溏乏神等，宜甘温益火。

十一　虫

此主要指脏腑内部之虫，如蛔虫、钩虫、寸白虫、涤虫等。虫证多见心嘈、常饥或嗜异食（如米炭泥土等），腹痛阵作，面色萎黄，甚则腹部胀膨如鼓，矢气方减等。虫证以驱虫为主，亦有用辛酸苦降合剂，使虫萎靡致死者。

十二　伤

伤有多种，最普遍者，如（一）跌打损伤，金刃枪伤，以致体表肿痛出血，筋断骨折，皮烂血瘀等，治宜行气活血，消瘀散肿，整骨续筋。如流血不止，当先止血，如伤及脏腑，更当以调理内部为主。（二）汤烫火伤，轻者谨从外治，清热解毒可已，重者兼发寒热，则当解表清里，内外兼治为要。（三）蛇虫、猛兽、狂犬咬伤，除肤表创伤而外，大都伴有不同程度之中毒，尤当先以解毒为主。（四）食物中毒，或药物中毒，初中宜或吐或泻，清理肠胃，以减少毒素深入、扩大之机会，次宜辨明性质，中和毒素，使毒素失其效用。如已昏迷不醒，肢冷息微者，则当酌用开窍、逐浊、强心回阳、针刺艾灼、人工呼吸等，从神经、呼吸、循环三系统多方救治之。（五）自缢、痧闭、气绝迷闷，前者宜振奋呼吸循环为主，后者宜开闭解毒为先。总之，伤多卒发，救治宜急，为免耽延误时，药当平日蓄就，以备万一为要。

第六节　八纲推演

八纲是阴、阳、寒、热、虚、实、表、里。此为中医探寻病情之重要口诀，辨证用药上最亲切之指南针。因了解病候病源，尚是静止机械之粗浅看法，而病情探讨，则是灵活深入、全面系统之认识，具体分析、具体症状之科学的辨证措施。情表、情感、感觉，机敏莫测。病而曰情，则指病变现前之症结核心与及将来之可能趋势，均必须完全掌握，从容驾驭，所以此为更进一步之辨证方法，但此仍是病理学范围，近人有以之并入诊断学者，颇属非是。以八纲本身是诊断对象，而非诊断方法。中医诊断方法，只有望、闻、问、切之四者，若以八纲属诊断，甚至病候、病源等亦皆属于诊断，则有归纳失当，倒果为因之误，即五院共同审订之《诊断学》，犹坐此弊，不可谓非千虑之一失也。

纲虽分八，其阴阳两纲，乃纲中之纲，其他六纲，亦称六变，乃根据阴阳两纲推演变化而出，寒热就病情征象言，虚实就邪正消长言，表里就病变部位言。推而广之，尚有上下、真假、单复、缓急之八者。上下补部位之不足，真假判病情之疑似，单复显病原之纯杂，缓急别施治之后先，此皆临床上欲求疾病之重点所在而酌宜处理之不可缺少者，此后特分别一一讨论之。

一 阴阳

阴阳为对待名词，代表每一事物之正反两面，故在辨证当中，举凡有余不足、盛衰、强弱、顺逆、吉凶、进退、动静等，皆可用之以分类定型。凡能对此掌握运用者，即不难对整个疾病之全面趋向得出正确之判断，故《素问》云："察色按脉，先别阴阳。"《伤寒论》云："病有发热恶寒者，发于阳也，无热恶寒者，发于阴也。"张景岳曰："医道虽繁，可一言以蔽之，曰阴阳而已。"

在八纲中，热为阳，寒为阴；实为阳，虚为阴；表为阳，里为阴；寒邪实表，阳中之阴；热邪入里，阴中之阳；寒邪入里，阴中之阴；热邪达表，阳中之阳。推而广之，上下、真假、单复、缓急，亦莫不有阴阳之可辨者。

欲知一证之阴阳。凡阴证：欲温恶寒、喜向壁卧、闭目恶明、不欲见人、静而少言、二便清白、不烦不渴、不能仰、脉沉、微细涩（目瞑嗜卧，声低息短、少气懒言、身重恶寒）。凡阳证：欲凉恶热、身轻、足暖、开目、喜见人、皮肤润泽、烦而多言、二便黄热、心烦口渴、不能俯，脉浮、大、滑、数（张目不眠，声音响亮，口臭气粗，身轻恶热）。又阳微者不能呼，阴微者不能吸。

在治疗上：

凡汗出过多，可导致亡阴亡阳之变。《灵枢·营卫生会》云："夺血者无汗，夺汗者无血。"血属阴，汗多亡阴，症见身畏热、手足温、肌热、汗热、味咸、渴喜冷饮、气粗、脉洪而实，治当凉心敛肺（汗为心液，肺主皮毛故）。若汗出太甚，阴气上竭，肾中龙雷之火，随水而上，此亡阳之汗，症见身反恶寒，手足冷、肌凉汗冷，味淡微粘，口不渴，喜热饮，气微，脉浮数而空。若

中医薪传

以寒凉折之，其火愈炽，惟用大剂参附，佐以咸降品（如童便、牡蛎），冷饮一碗，直达下焦，引其真阳下降，则龙雷之火，返乎其位，而汗亦随止。此与亡阴之治，大相悬绝者也。

又厥证有阴阳之别。阴厥者，内脏虚寒，阳气不能布达于四肢，因而厥冷，面寒肌冷，引衣蜷卧，脉沉而弱，指头常冷，治宜温中回阳，轻者"理中汤"，重则"四逆汤"。阳厥者，伤寒温疫传入胃腑，内热壅遏，阳气内郁，不能外布。即便为厥，厥微热亦微，厥深热亦深，甚至冷过肘膝，脉沉而微，通身冰冷，脉微欲绝，一派纯阴之象；然细审内证，必气喷如火，龈烂口臭，烦渴谵语，口燥舌干，舌苔黄黑，或生芒刺，心腹痞满，小腹疼痛，小便赤色，涓滴作痛，大便燥结或胶闭，非协热下利，即热极旁流，三焦悉见阳证，此火极似水，热极而厥，真热假寒（主要分辨，在目赤溲赤，腹满坚，喜凉饮，亦云脉亦沉中有滑），详查如系邪实壅结者，治宜峻下通阳；如是阳气郁遏者，则宜宣通郁阳。

又虚分阴阳，一般通指气血。若真阴真阳，则皆属于肾，真阴虚者，肾水不足也，脉必细数无力，虚火时炎，口燥舌焦，内热便结，气逆上冲，只宜大补真阴，亦不可伐阳气，忌辛燥（恐助阳邪），尤忌苦寒（恐伐元阳），惟宜纯甘壮水之剂，补阴以配阳，宜六味地黄丸加枸杞、鱼鳔，虚火自降而阳归于阴矣，所谓"壮水之主，以制阳光"也。真阳虚者，肾火不足也，脉必大而无力，右尺弱，四肢倦怠，唇淡口和，肌冷便溏，饮食不化，只宜大补元阳，亦不可有伤阴气，忌凉润（恐助阴邪），尤忌辛散（恐伤元阴），惟喜甘温益火之品，补阳以配阴，宜桂附八味丸，沉阴自敛，阴从乎阳矣，所谓"益火之源，以消阴翳"也。

凡病见阳证，为体气较强之表现；病见阴证，则为抵抗力已衰减，故在疾病严重阶段，观察阳气存亡，可以预断吉凶。即阴病见阳脉者生，阳病见阴脉者死。

二　寒热

天为阳、地为阴、日为阳、月为阴、昼为阳、夜为阴、火为阳、水为阴，此皆阴阳之大者，而其中皆有阴寒阳热之象征。人秉天地阴阳之气而生，故人身之寒热二者，特别显著。如体强年壮则温暖，体衰年老则寒慄，而在病时，阴阳失调，则偏寒偏热，无或能外，所以寒热两纲，居六变之首，而为病情之主要征象也。

凡病之属寒者，必有口不渴或假渴，不能消水，喜饮热汤，手足厥冷，无风恶寒，面色苍白，小便清长，大便溏薄，舌苔白滑，脉迟等症。凡病之属热者，必有口渴而能消水，饮食喜冷，潮热，烦躁，面赤，小便短黄，大便闭结，舌苔黄燥，脉数等症。

此寒热两纲，为决定用药或温或凉之关键，临床辨证首先应决之问题。此与虚实表里、上下真假等，往往交互错杂，必须分辨清楚，方能治无不中，容后分及之。

三　虚实

病情既明，邪正必分，此虚实二纲，乃辨析邪正之盛衰，而决定用药之或攻或补者，故紧接寒热之下讨论之。

《内经·素问》谓："邪气盛则实，精气夺则虚。"又曰："邪之所凑，其气必虚"，"毋实实，毋虚虚"等，可知其要。此虚实之纲，虚为阴，实为阳。一般而论，凡体壮初病，证多属实，体弱久病，证多属虚。故凡病久，禀弱、脉细或虚而无力，皮寒气少，泄利前后，饮食不入，多汗，腹胀时减，移时如故，痛而喜按，按之则痛止。凡体质及病理机转表现在不足、衰退、松弛等方面者，皆为虚证。若病新得，人禀厚，脉盛或实而有力，皮热气充，前后不通，瞀闷无汗，腹胀不减，痛而拒按，按之则痛剧，凡体质及病理机转表现在有余、结实、强盛等方面者，则皆为实证。又《医学正传》曰："虚者，正气虚也，为色惨形瘦，为神衰气怯，或自汗不收，或二便不禁，或梦遗滑精，或呕吐膈塞，或久病攻多，或短气似喘，或劳伤过度，或暴困失志，虽症似实而脉弱无力者，皆虚证之当补也。实者，邪气实也，或外闭于经络，或内结于脏腑，或气壅而不行，或血留而凝滞，此脉病俱盛，乃实证之当攻也。"

扩而论之，体有虚实，病有盛衰，乃互为因果，不可分割者。正气消一分，则邪气涨一分，正气涨一分，则邪气消一分，故扶正即所以胜邪，攻邪亦适以养正。又虚中有实，实中有虚，或虚多而实少，或实多而虚少，故临证之际，或攻或补，或攻补兼施，或先攻后补，或先补后攻。若邪气偏盛，主以攻邪，正气偏虚，主以补正。总之，病变万千，虚实不一，攻补之用，必恰如其分，方能尽医者之能事也。

寒热与虚实相结合，则有虚寒、虚热、实寒、实热之四例。虚寒证如太阴证，少阴水化证；虚热证如少阴火化证。实寒证如太阳初病，实热证如阳明病。

四　表里

表里指示发病部位，同时亦可测知病情重轻。凡外邪初袭皮毛经络，称为表病。至病邪内传，进入脏腑，则为里病。表为轻，里为重。又凡病自内生，如七情劳倦、饮食酒色等内脏首先受困者，亦称里病。若既不在表，又不在里，而在表里之间者，是为半表半里。在同一表病，或里病，或半表半里病中，又有寒热、虚实之不同。若诊断不清，不特影响治疗，甚至酿成坏病，不可不慎。

此表里两纲，表为阳，里为阴。欲知一病之表里，凡发热恶寒，头痛鼻塞，项强身疼，舌上无苔，脉息现浮者，此表也。如潮热、恶热、腹痛腹胀、口燥胸闷、呕吐泄泻、躁烦神昏、舌苔黄黑、脉息见沉者，此里也。

表里与寒热虚实四者结合，则有表寒、表热、表虚、表实、里寒、里热、里虚、里实之八例。此乃单纯二纲结合，显而易知者，实际病变发生，并不如是简单。兹就三纲结合例，扼要叙述之。

（一）或表或里与寒热虚实结合，可有八例

1. 表寒实证。寒邪侵犯体表，主症为恶寒、头痛、体痛，脉象浮紧，发热或未发热。

2. 表寒虚证。卫气不充，主症为恶风、畏寒、易汗、汗出更冷。

3. 表热实证。外感温病初起，主症为恶风或不恶风、发热、头痛、自汗或无汗。

4. 表热虚证。即阴虚潮热一类，主症为午后肌热，掌心热，自汗出。

5. 里寒实证。寒邪直中内脏，主症为腹痛泄泻，严重之四肢逆冷，脉象沉伏。

6. 里寒虚证。多由脾肾阳虚引起，主症为气怯疲倦、四肢不温、大便不实、脉象微弱、舌质胖嫩、面不红润。

7. 里热实证。外邪化热传里，主症为壮热口渴，烦躁、便闭、溲赤、严重之神昏谵语。

8. 里热虚证。多由肝肾阴虚引起，主症为掌心热、头晕、口渴、心烦不眠，如果出现潮热，参看表热虚症。

（二）表里交病，与寒热虚实结合，亦有八例

1. 表里俱寒证。寒邪伤表，复中于里，主症为但寒不热、腹痛、泄泻。

2. 表里俱热证。表邪化热传里，发热不退，反而增剧。此即太阳与阳明并病，参看里热实证。

3. 表里俱虚证。阴阳两亏，主症为多汗畏寒，气怯心悸，脉结代。

4. 表里俱实证。外感寒邪，内停痰饮，或有宿食，主症为寒热咳喘，或嗳腐腹胀。又寒邪或热邪酿成之表里俱寒，或表里俱热证，均属此类。

5. 表寒里热证。外感寒邪，内有郁热。主症为寒热无汗，烦躁。又假寒证，怕冷，不欲衣被，烦渴引饮，亦属此类。

6. 表热里寒证。寒积于内，热越于外，其热为假热，其寒为真寒。主症为身热，不欲去衣被，畏风泄泻，小溲清长。

7. 表虚里实证。多由发汗伤表，邪传于里，主症为汗出恶风，胸痞硬满，噫气呕恶。

8. 表实里虚证。内伤之体，再感外邪；或表证误下，虽伤于里，表邪尚未内陷，主症为寒热，身体疼痛，气怯，脉沉弱。

至半表半里证，则是表邪传里而未成里证，主症为寒热往来、口苦、咽干、目眩、胸肋苦满、心烦喜呕、默默不欲饮食、苔白边红、脉象弦细，亦即少阳证。

在分别表里之同时，必须注意其传变趋势，亦即病变向内或向外之发展趋势。凡从外到内，即是由表入里，病为重为逆；从内到外，即是由里出表，病为轻为顺。表证入里之鉴别法：凡病表证而小便清利者，知邪未传里；若见呕恶口苦，或心胸满闷不食，是表邪传至胸中，渐入于里矣；若见到烦躁不眠，干渴、谵语，或腹痛自利者，便是邪入于里症状。至里证出表，如由烦躁、咳逆、膈闷，而发热汗出，或见痧痘，或出斑疹皆是。

五 上下

上下两纲，乃里证范围之推演，亦为辨析病变部位之补充。

因人身虽为一整体，然病情之出现，并非全身一致，所以表里以外，尚有上下之别。有只见于上者，有只见下者，有上下同病者，有上下异病者，甚至同一肠胃病中，或胃热肠寒，或胃寒肠热等。

（一）上下与寒热结合

1. 寒在上：症见吞酸嗳腐，泛清水，噎膈，胀哕，饮食不化，或心胸一片觉冷。

2. 寒在下：多为清浊不分，鹜溏痛泄，腹痛喜按，胫寒足冷，阳痿遗尿。

3. 上下皆寒：可以例知。

4. 热在上：多为头胀晕，目赤，喉痛，牙痛，口干，喜凉，舌黑等症。

5. 热在下：多为腰足肿痛，大便干燥闭结，小溲浑黄，短涩刺痛，或遗精。

6. 上下皆热：参4、5例知。

7. 上热下寒：上焦有热，下焦有寒，主症为腹满、足冷、口干、胸中烦热。又火不归元，浮越于上，症见足冷面赤，口干咽燥，亦属此类。

8. 上寒下热：膈上有寒饮，丹田有热邪，主症为小溲短赤，痰多，胸中觉冷。

（二）上下与虚实结合

1. 上虚：音低息短、自汗心悸、怔忡健忘、头晕耳鸣等。

2. 下虚：腹疼洞泄、精关不固、萎软难步等。

3. 上下皆虚：准1、2例知。

4. 上实：胸脘痞闷、痰多喘满、张口抬肩、吞酸嗳腐等。

5. 下实：小腹胀满、二便秘结、或泻而不畅等。

6. 上下皆实：准4、5例知。

7. 上虚下实：浊阴在下、清阳不升、致腹满泄泻、头晕目眩。

8. 上实下虚：阳虚于下、痰饮上阻、致形寒，足冷，尿频，咳痰，喘促。

六　真假

病情有明显，亦有隐晦，明显易了，隐晦难知，尤其疑似之际，最难辨悉。此真假两纲，即所以洞悉幽隐，推勘疑似，务期求得病情本质，掌握病变真相为要。

真假之辨，与寒热虚实，关系较密，特分论之。

（一）真假与寒热

1. 真寒证：脉沉细或迟弱、肢冷、呕吐、腹痛泄泻、溲清而频，纵有发热，不欲去衣被（浮热在外，沉寒在内）。

2. 真热证：脉数有力、或滑大而实、烦躁喘粗、胸闷口渴、腹胀便闭、小溲短赤、发热不欲近衣被。

3. 假寒证：假寒必真热，故亦名真热假寒证，亦即里真热而外假寒。脉必数象，畏寒不欲近衣被，或大便臭秽，或烦渴引饮，此热极反兼寒化，所谓火极似水，阳盛格阴之证（当与阳厥合参）。

4. 假热证：假热必真寒，故亦名真寒假热证，亦即内真寒而外假热。脉多微弱，或为虚数，浮大无根，肤表虽热，神态安静，纵有谵妄，声音低微，或似狂亡，但禁之则止，或皮肤有假斑而浅红细碎，或喜冷饮而所用不多，二便清利，此寒极反兼热化，所谓水极似火，阴盛格阳之证。

又俞根初氏对此证分为两种。

（1）寒水侮土证：吐泻腹痛，手足厥逆，两足尤冷，冷汗自出，肉瞤筋惕，语言无力，纳少脘闷，小便清白，舌质胖嫩，苔黑而滑，黑色只见于舌中，脉沉微欲绝，此皆里真寒之证据。惟肌表浮热，重按则不热，烦躁而渴欲饮水，饮亦不多，口燥咽痛，索水至前，复不能饮，此为无根之阴火，乃阴盛于内，逼阳于外。外假热而内真阴寒，格阳证也。法宜热壮脾阳，附子理中汤救之。

（2）肾气凌心证：气短息促，头晕心悸，足冷溺清，大便或溏或泻，气少不能言，强言则上气不接下气，苔虽黑色，直抵舌尖，舌质浮胖而嫩，此皆里真虚寒之证据。惟口鼻时或失血，口燥齿浮，面红娇嫩带白，或烦躁欲裸形，或欲坐卧泥水中，脉则浮数，按之欲散，或浮大满指，按之则豁豁然空，虽亦为无根之火，乃阴竭于下，阳越于上，上假热而下真虚寒，戴阳证也。治宜滋阴纳阳，加味金匮肾气汤救之。

此二证虽有内外上下之异，但病情至此，瞬息变幻，两者症状，每每互见，不能截然分开，所以以往医家，亦常混同言之，不可不知。

总之，辨别寒热真假之重点，大致可从脉象、病情、里证三者着眼。

脉象：假热证，身热脉数，按之不鼓击于指下，此阴盛格阳，非热也。假寒证，身寒厥冷，其脉滑数，按之鼓击于指下。此阳极似阴，非寒也。

病情：病人身大热（外假热），反欲近衣者（内真寒），热在皮肤，寒在骨髓也。病人身大寒（外假寒），反不欲近衣被者（内真热），寒在皮肤，热在骨髓也。

里证：伤寒脉滑而厥者，里有热也，白虎汤主之。脉浮而迟，表热里寒，下利清谷者，四逆汤主之。

（二）真假与虚实

1. 真虚假实：如病起七情，或饥饱劳倦，或酒色所伤，或先天不足，及其既病，则每多身热便秘，戴阳胀满，虚狂假斑等症，似为有余之病，而其实由于不足，脉必假有力，假有神。

2. 真实假虚：如外感之邪未除，而留伏于经络，食饮之滞不消，而积聚于脏腑，或郁结逆气，有不可散，或顽痰瘀血，有所留藏，病久致羸，似乎不足，不知病本未除，脉必真有力，真有神，还当治本。若误用补，必误其病。

总之，真假之辨，若症不足凭，当参之脉，脉又不足凭，当取之沉候（以沉取应里，真证之隐伏皆在里故）。沉候既得，犹未敢恃，当更查禀之厚薄，病之久新，医之误否，综合判断，庶无失误也。

七　单复

此单复两纲，在确定一病之简单与复杂。如依六经辨证，是否有合病并病之存在。证候甚多，是否有多种病原之混杂。又有纯为外感者，有纯为内伤者，有外感复兼内伤者，有单病一脏或一腑者，有连病数脏或数腑者。他如寒热虚实，表里上下等纲，交互参差，纯驳不一，皆有单复之关系存焉。

单复两纲之分辨，不特紧关用药，而且对于决定一病之轻重浅深，缓急安危，皆有密切关系，故应特别提出，予以注意。至于如何确定，亦惟有熟悉前此之各种辨证方法，细心运用，分析归纳，则病变虽繁，亦不能逃出其思虑之所及矣。

八　缓急

病变单纯者甚少，所以一当全盘考虑后，决定治法之时，孰缓孰急，谁先谁后，或全面兼顾，或分期治疗，是必缜密研究，抉择处理者。此缓急两纲，缓表长期周旋，从容应付，急表速战速决，不失机宜，其运用规律如下。

1. 凡慢性顽固疾病，非旦夕之所能去除者，无妨缓图；迅发新增疾病，不治能使局势恶化者，必须急治。

2. 病原为致病之根本，症状乃病态之反映，前如根干，后如枝叶，根干既倒，枝叶随枯，故病原之消除宜在急，症状之控制可从缓。

3. 人身元气，为维持健康，抵抗病邪之根本。若因元气虚弱而致疾病发生者，则以扶养正气为急，祛除病邪可缓；若因疾病侵袭而致元气不振者，则当以祛除疾病为急，培补元气从缓。

4. 治病虽以身体为本，疾病为标，病原为本，症状为标，然如标证发展严重，如肝病而致腹水，二便不利，则当以峻剂泻水为急，疏肝和肝从缓；温毒而致喉肿，呼吸困难，则当以刺血通喉为急，清温解毒从缓。此所谓急则治其标也。

5. 表证既重，里证复急，则须表里两解，全面兼顾，亦即有急无缓。

6. 病根已去，元气未复，虽有症状，无关病邪，则禁止浪用攻伐，惟当调和营卫，是为有缓无急。

7. 久病虚损，或其他痼疾，近复新增感冒者，当先治其新感，后调其宿痾。

8. 里急宜攻，然元气虚甚，不任攻里者，宜先培其本，后攻其实。

八纲乃中医在临床上必须掌握之利器，今余加以推演，共为十六，则于病情之观察分析，更为周至。不过对于运用之际，错综复杂，余上所述，谨及其要，未尽其变，举一反三，存乎其人，所谓大匠能予人规矩，不能使人巧也。

总上从《病机总旨》起，至本节为止，皆中医病理学范围，故临证之时，常交互为用。例如病者头痛项强，发热恶寒，腰脊疼痛，口中和，脉浮紧，此太阳表证，在经络为足太阳病，病原是寒，亦即表寒实证，当用辛温解表法。又如病者胸膈痞闷，吐逆吞酸，噫出腐气，此为宿食在胃，病原属实，六腑属胃，上实之症，治宜消导宿食，健运脾胃。诸如此类，仿此例知，未能一一。

第七节　八法运用

此间所谓法，指祛除疾病，恢复健康之方法，亦即确定病情之后，如何立方用药之规律与法则。远在《内经》指出"治病必求于本"，即是探求病原，掌握病情，然后适当施治。故曰："谨守病机，各司其属，有者求之，无者求之，盛者责之，虚者责之，必先五胜，疏其血气，令其调达，而致和平。""微者逆之"、"逆者正治"，如"寒者热之，热者寒之，坚者削之，客者除之，劳者温之，结者散之，留者温之，燥者濡之，急者缓之，散者收之，损者益之，逸者行之，惊者平之，上者下之，摩之浴之，薄之劫之，开之发之，适事为故"，皆此类也；"甚者从之"、"从者反治"，如"热因热用，寒因寒用，通因通用，塞因塞用，必伏其所主，而先其所因，其始则同，其终则异，可使破积，可使溃坚，可使气和，可使必已"，是此类也。又曰："形不足者，温之以气；精不足者，补之以味"，此又明示用药之要，必明辨阴阳，以气补阳而壮形，以味补阴而益精，此俱中医在治疗上最基本之规律。其后，北齐徐之才分方剂为宣、通、补、泄、轻、重、滑、涩、燥、湿十种。宣是吐法，轻是汗法，泄是下法，通是消法，重、涩、燥、湿，俱可归纳于广义之和法。又后景岳八阵，即补、和、攻、散、寒、热、固、因，已与后世所谓"八法"差别甚微。因散即汗法，攻阵有下法、消法，寒热即清温二法也。

八法即汗、吐、下、和、温、清、消、补，此为中医论治最基本之方法。此后，特将其意义作用、运用宜忌等，一一分别扼要叙述之。

一　汗法

《素问》谓："邪风之至，疾如风雨，故善治病者治皮毛，其次治肌肤，其次治筋脉，其次治六腑，其次治五脏，治五脏者，半死半生也。"所谓"汗法"，即指病邪尚在皮毛肌肤之浅表时，采用发汗药物驱逐病邪外出之法。表证通分寒热，故"汗法"亦有两类：如外感初起，恶寒重，发热轻，口中和，舌苔白滑，头身疼痛，脉浮紧或浮缓者，是为表寒，宜采用辛温发汗法，如麻黄汤、桂枝汤、苏羌达表汤之类；如初感即发热重，恶寒轻，口中渴，舌质红，苔薄黄，脉浮数者，是为表热，又当用辛凉发汗法，如麻杏石甘汤、银翘散、桑菊饮、葱豉桔梗汤之类。如病人有表证而自汗出，或已经汗过而病未已，是否仍用"汗法"？此当根据具体情况而定。若汗出之后，热不退而仍恶寒者，此为表邪未除，仍宜汗解；若热不退而不恶寒，或热势反增者，此病邪有向里传变之机，不可再汗。

因汗法能调和营卫，故凡一切在表之病邪，如水肿、疮疡初期，痘疹未透，皆可运用。

汗法注意如下。

（一）脐之左右上下有动气者，不可汗（在右，汗则衄而渴，心烦，饮水即吐；在左，汗则头眩，汗不止，筋惕肉瞤；在上，汗则气上冲心；在下，汗则无汗，心大烦，骨节疼，目运，食入则吐，舌不得前）。

（二）脉沉、咽燥喉干者，病已入里，汗则津液越出，便难谵语。

（三）少阴证，但厥无汗，强发之，则动血。若从耳目口鼻出者，为下厥上竭，难治。

（四）少阴中寒，汗则厥逆蜷卧，不能自温。

（五）寸脉弱者，汗之亡阳。

（六）尺脉弱者，汗之亡阴。

（七）亡血家，汗则直视，额上陷。

（八）淋家，汗则便血。

（九）疮家，汗则痉。

（十）伤寒，病在少阳，汗则谵妄。

（十一）凡剧吐之后，或剧下之后，或为坏病，或为虚人，皆当慎汗。

（十二）夏季炎热，肤疏易汗，若遇表证，辛温之法宜慎用。

附：张景岳散略

观仲景太阳证用麻黄汤，阳明证用升麻葛根汤，少阳证用小柴胡汤，此散表之准绳也。盖麻黄之气，峻利而勇，凡太阳经阴邪在表者，寒毒既深，非此不达，故制用此方，非谓太阳经药必须麻黄也。设以麻黄治阳明、少阳之证，亦寒无不散，第恐性力太过，必反伤其气，非谓某经某药，不可移易也，不过分轻重耳。故阳明之升麻、干葛，未有不走太阳少阳者；少阳之柴胡，亦未有不入太阳、阳明者。但用散之法，当知性力缓急，及气味寒温之辨，用得其宜，诸经无不妙者。如麻黄、桂枝，峻散者也；防风、荆芥、紫苏，平散者也；细辛、白芷、生姜，温散者也；柴胡、干葛、薄荷，凉散者也；羌活，苍术，能走经去湿而散者也；升麻、川芎，能举陷上行而散者也。第邪浅者，忌峻利之属；气顺者，忌雄悍之属；热多者，忌温燥之属；寒多者，忌清凉之属。凡热渴烦躁者，喜干葛，而呕恶者忌之；寒热往来者宜柴胡，而泄泻者忌之；寒邪在上者宜升麻、川芎，而内热炎升者忌之。此性用之宜忌当辨也。至于相配之法，则尤重要，凡以平兼清，自成凉散；以平兼暖，亦可温经；宜大温者，以热济热；宜大寒者，以寒济寒，毫厘进退，存乎一心，不可胶柱刻舟，以限无穷之病变也。

二 吐法

凡停留上焦胸脘部有形之邪，汗之不可，下之不能时，则用药物涌吐，使病邪毒物从口而出，所谓"其高者，因而越之"也。

吐法大都用于病情严重急迫，非吐不快之候。

吐法通则：

（一）食停胃脘，不能消化，而胀满疼痛，及误食毒物，尚在胃内，未到肠中者，可用瓜蒂散之类。

（二）喉风、喉痛、乳蛾等症，痰涎壅盛，阻塞咽喉，上焦不通，气息欲断者，可用解毒雄黄丸之类。

（三）中风痰厥，不省人事，顽痰停滞胸膈，鸣声如锯者，可用稀涎散之类。

（四）杂病小便不利，或妊娠胞阻，可用之以代替升提法，如服补中益气汤，或服烧盐热汤，以手指或鸭毛探吐之类。

吐法注意：

吐法是救急之术，用之得当，效如桴鼓，但用如不当，或误用过用，最能损人元气，戕贼胃阴，故须严守以下之规律：

（一）病人先有呕吐者，应迅予和中平胃，严禁涌吐。

（二）吐法应用于有形实邪，大多一吐为快，不宜反复使用。

（三）老弱衰体，不宜用吐。

（四）妊娠中或新产后，不宜用吐。

（五）失血患者，不宜用吐。

（六）气虚气短及肢厥冷者，不宜用吐。

（七）喘息肺病患者，不宜用吐。

（八）脚气上冲者，不宜用吐。

三　下法

下法，一般指通大便，功能排除积滞，推陈致新，泄热止痛。凡肠胃热邪搏结，燥矢停滞，以及水结、蓄血等里实之患，皆可用之。《内经》所谓"其下者，引而竭之"也。

下法有寒热两类，两类中又各有峻缓之别。

（一）凡伤寒邪传阳明，热邪与肠胃糟粕互相搏结而形成之实热证，以及热结旁流，或肠胃积滞成痢，皆宜寒下，即用苦寒泻下法。病重者，如伤寒阳明证，潮热自汗，神昏谵语，即用大承气泻下，可转脉静身凉，是为釜底抽薪法。又如少阴火化症，口燥咽干，心下痛，腹胀不便，或自利清水，色青气臭，舌深红，苔黑燥者，宜大承气汤加犀角，生地，以急下存阴，此皆峻下之例。其他病势不剧，如阳明潮热，大便难，脉沉滑，及内实腹痛者，可与小承气汤；汗后恶热，谵言心烦，中满脉浮者，可与调胃承气汤，皆比较缓和之例；若仅润肠通便，如用麻子仁丸，则为缓下正法。

（二）凡寒痰结滞，郁于中脘，心下硬痛拒按，及脾胃冷积，寒实结胸，老人虚冷便秘等，皆宜温下，即加热药于泻下之药中，如寒热凝聚，脐腹绞痛，用三物备急丸，此即热下之峻剂。温脾汤亦是此类。若老人因阳虚而大便秘结，用半硫丸，则是热下之缓法。

此外下法，尚有多种，扼要列下。

1. 逐水：用于水停心下，胀满喘肿，脉实有力之水结，如十枣汤之类。

2. 祛痰：用于痰热胶结，为痛为痞，阻碍升降，胸脘满闷，脉滑实弦数有力者，如滚痰丸之类。

3. 攻瘀：用于瘀血内蓄，少腹硬满，小便自利，大便色黑者，如抵当汤、桃仁承气汤之类。

4. 杀虫：用于胸腹作痛，唇红能食，面上白斑，或偏嗜一物之虫积证候，如化虫丸、使君子丸之类。

5. 润燥：病后、老年或新产，肠胃津枯，大便秘结，体虚不任攻下，不可口服泻药诛伐无过者，如蜜煎导法、猪胆汁灌肠法之类。

下法注意。

1. 当下症

（1）少阴病，得之二三日，口燥喉干者，急下之。

（2）少阳病六七日，腹满不大便者，急下之。

（3）下利，脉滑数，不欲食，按之心下硬者，有宿食也，急下之。

（4）阳明病，谵语，不能食，胃中有燥屎者，可下之。

（5）阳明病，发热汗多者，急下之。

（6）少阴病，下利清水，色纯青，心下必痛，口干燥者，急下之。

（7）伤寒六七日，目中不了了，睛不和，无表证，大便难者，急下之。

2. 禁下症

（1）伤寒表证未罢，病在阳也，下之则成结胸证。

（2）邪虽入里，散漫于三阴经络之间，尚未结实，下之则成痞气。

（3）虽有热邪传里应下，而其脐之上下左右有动气者，不可下（在右下之，则津液内竭，咽燥鼻干，头眩心悸；在左下之，则腹内拘急，食不下，动气更剧，虽有身热，卧则欲蜷；在上下之，则掌握烦热，身浮汗泄，欲得水自灌；在下下之，则腹满头眩，食则清谷，心下痞）。

（4）咽中闭塞者，不可下，下之则下轻上重，水浆不入，蹉卧身疼，下利日数十行。

（5）脉微弱，或迟，或浮大，按之无力，皆不可下。

（6）喘而胸满者，不可下。

（7）病在半表里而呕吐者，不可下。欲吐欲呕者，亦不可下。

（8）病人阳气微者，不可下，下之则哕，甚至虚脱。

（9）病人平素胃弱不能食者，或病中能食，乃胃无燥粪，皆不可下。

（10）病人小便清者，不可下。

（11）病人腹满，时减复如故者，不可下。

（12）高年津枯便秘，或素弱阳微，不宜急下。

（13）新产，营血不足，虽便艰，不可急下。

（14）妇女怀孕及经期当中，皆不可妄下。

（15）病后亡津或亡血者，不可下。

（16）日久不更衣，腹无所苦，别有他病者，不可下。

四　和法

就广义而言，中医之整个治疗方法，俱不外一和法。因一有疾病，不问外感内伤，生理上即出现反常现象，亦即脏腑组织之各机能不能持平。吾人辨证用药，或汗或吐或下，以至消补皆不过调和偏胜，使不平者仍归于平，所以俱是和法。但在八法中之和法，则是指病邪既不在表，又不在里，而在少阳半表半里之间之一种调整机体，使邪气从枢机转出，不致入里之一种治疗法则。推而广之，凡和阴阳、理气血、调偏胜之不属于其他七法之内者皆是。

运用和法，亦须辨证明确，必需邪气确在少阳半表半里，汗、吐、下法皆在所忌时用之，否则不当和而和，亦可引邪入里，加剧病情。伤寒少阳病，往来寒热，胸胁苦满而喜呕，用小柴汤。温病似疟，口苦干呕，用蒿芩清胆汤。此皆和法范围之代表方剂。另外：

（一）妇人经前寒热腹胀，少腹苦急，用逍遥散以治之，此为和肝之法。

（二）胸脘痞满，恶心呕吐，饮食不下，用半夏泻心汤治之，此为和胃之法。

（三）腹痛泻下，泻已而痛不减，此为肝木乘土，用痛泻要方，培土泄木，此为两和肝脾之法。

（四）伤寒吐利止而身痛不休，用桂枝汤小和之，此为调阴阳之法。又邪在少阳而太阳证未罢，仲景有柴胡加桂枝之例；邪在少阳而兼阳明，便闭、谵语、燥渴，仲景有柴胡加芒硝之例；三阳合病，合目则汗，面垢、谵语、遗尿，则以白虎汤内清本府，外彻肌肤，此又兼并病之和法也。其他仿此未赘。

和法注意：

和无定法，惟在审证明确，对证施治，恰如其分。如辨证不清，施治自误，如分未恰，皆成偏差，俱是禁忌。

附：张景岳和略

和者，和其偏也。虚者补之，滞者行之，寒者温之，热者凉之，和之为义广矣哉。故凡阴虚于下而精血亏损者，忌用利水，如四苓通草汤之属是也；阴虚于上而肺热干咳者，忌用辛燥，如半夏、苍术、细辛、香附、芎归、白术之属是也；阳虚于上忌消耗，如陈皮、砂仁、木香、槟榔之属是也；阳虚于下忌沉寒，如黄柏、知母、栀子、木通之属是也；大便溏泄忌滑利，如二冬、牛膝、苁蓉、当归、柴胡、童便之属是也；表邪未解忌收敛，如五味、枣仁、地榆、文蛤之属是也；气滞者忌闭塞，如黄芪、白术、薯蓣、甘草之属是也；经滞者忌寒凝，如门冬、生地、石斛、芩、连之属是也；凡邪火在上者不宜升，火得升而愈炽也；沉寒在下者不宜降，阴被降而愈亡矣；诸动者不宜再动，如火动忌温暖，血动忌辛香，汗动忌疏散，神动忌耗伤；凡性味之不静者皆当慎，刚暴者更无论矣；诸静者不宜再静，如沉微细弱者，脉之静也，神昏气怯者，阳之静也，肌体清寒者，表之静也，口腹畏寒者，里之静也，凡性味之阴柔者皆当慎，沉寒者更无论矣。

五　温法

凡用热药以消除沉寒痼冷，补益阳气者，皆为温法。

温法运用，约有两类。

（一）回阳救逆。凡寒邪直中三阴，或热病汗下清凉太过，致邪陷三阴。症现恶寒踡卧，吐利汗出，四肢厥冷，神衰欲寐，腹中急痛，脉象细微沉伏等症，俱必用温法挽救亡阳，如伤寒四逆汤证之类。

（二）温中祛寒。凡素体阳弱，如脾胃阳虚而形神衰敝，肢体倦怠，手足不温，纳谷不旺，脘痞腹胀，呕吐吞酸，大便不实等症，俱必用热药温中祛寒，如伤寒理中汤证之类。又如肾阳不足，命门火衰，五更泄泻，则当补火生土，如四神丸之证，亦是此类。

此上两类运用，虽有外内之别，然直中亦由内虚，内虚易罹直中，每有连带关系；又温法具有兴奋强壮作用，且多与他法配合使用，宜知之。

温法注意：

（一）凡属实热，皆当严禁，而热伏于里，热深厥深，内真热而外假寒者，尤宜注意。

（二）虚火内动、吐血、溺血、便血者禁用。

（三）挟热下利，神昏气衰，形瘦面黑，状如槁木，阴液将脱者禁用。

（四）素体阴虚，舌质红，咽喉干燥者禁用。

附：张景岳热略

热为除寒。而寒之为病，或寒邪犯于肌表，或生冷伤于脾胃，或阴寒中于脏腑，此皆外来之寒，去所从来则愈，人所易知者；至于本来之寒，生于无形无响之间，初无所感，莫测其因，人之病此者最多，而人之知此者最少。丹溪曰："气有余便是火。"余续之曰："气不足便是寒。"此热方之不可不知也。凡用热之法，如干姜能温中，亦能散表，呕恶无汗者宜之；肉桂能行血，善达四肢，血滞多痛者宜之；吴茱萸善暖下焦，腹痛泄泻者极妙；肉豆蔻可温脾胃，殒泄滑利者最奇；胡椒温胃和中，其类近于荜拨；丁香止呕行气，其暖过于豆仁；补骨脂性降而善闭，故能纳气定喘，止带浊泄泻；制附子性行如酒，故无处不到，能救急回阳。至若半夏、南星、细辛、乌药、良姜、香附、木香、茴香、仙茅、巴戟之属，皆性温之当辨者。然用热之法，尚有其要，以散兼温者，散寒邪也；以行兼温者，行寒滞也；以补兼温者，补虚寒也；第多汗者忌姜，姜能散也；失血者忌桂，桂动血也；气短气怯者忌故纸，故纸降气也。大凡气香者，皆不利于气虚证；味辛者，多不利于见血症，所当辨也。至于附子，最能回阳，但当用于阳气将去之际，今人见证不明，必待势不可为而后用，已无及矣。但附子性悍，独任为难，必得大甘之品，如人参、熟地、灸草之类，皆足以制其刚而济其勇，此壶天中大将军也，安可置于无用之地哉。

六　清法

凡用寒药以清热保津，除烦解渴，滋养阴液者，皆为清法。

清法运用，当别表里、虚实、气血等。例如热在气分，症见发热不恶寒，汗出口渴，舌黄燥，脉洪数等，即用辛凉清热，如白虎汤之类。如津液未伤，症见发热、口渴、便秘、舌苔黄厚，可用苦寒泻火，如黄连解毒汤之类。如热入营分，证见脉数舌绛，当透营泄热，如吴氏清营汤之类。若热入血分，舌深绛，烦躁谵语，斑疹发狂、吐衄等，宜咸寒清热，如犀角地黄汤之类。如热极神昏，手足抽搐，当安神开窍，平肝镇痉，如安宫牛黄丸、至宝丹、紫雪丹、羚羊钩藤汤等配合应用。如热灼阴伤，水不制火，则当养阴清热，如甘露饮，或泻南补北，如黄连阿胶汤等。

清法包括镇静与解毒，如肝阳亢旺，肝火升腾，头目晕胀，宜平肝熄风；温毒淼漫，宜清热凉营而解毒。

清法注意：

清法为临证上所常用，但多用久用，尤其苦寒之类，易伤脾胃，影响消化，故凡：

（一）体质素虚，脏腑本寒，胃纳不健，大便溏泄者禁用。产后虽有热症，亦应慎用。

（二）劳力过度，中气大虚之虚火证，及由血虚引起之虚热烦躁证，均禁用。

（三）阴盛格阳，真寒假热，及命门火衰，虚阳上浮，均不可误用清法。

附：张景岳寒略

夫火有阴阳，热分上下，古方咸谓黄连清心，黄芩清肺，石斛、芍药清脾，龙胆清肝，黄柏清肾，人多守之，此拘执也。大凡寒凉之物，皆能泻火，岂有凉此而不凉彼者，但当分其轻清重浊，性力微甚，用得其宜，则善矣。夫轻清者宜以清上，如黄芩、石斛、连翘、花粉之属是也。重浊者宜于清下，如栀子、黄柏、龙胆、滑石之属是也。性力之厚者能清实热，如石膏、黄连、芦荟、苦参、山豆根之属是也。性力之缓者，能清微热，如地骨皮、玄参、贝母、石斛、童便之属是也。以攻而用者，去实郁之热，如大黄、芒硝之属。以利而用者，去癃闭之热，如木通、茵陈、猪苓、泽泻之属。以补而用者，去阴虚枯燥之热，如生地、二冬、芍药、梨浆、细茶、甘草之属。方书之分经用药，意正在此也。然火之甚者，在上亦宜重浊，火之微者，在下亦可轻清。夫宜凉之热，皆实热也。实热在下，自宜清利，实热在上，不可升提。盖火本属阳，宜从阴治，从阴者宜降，升则反从阳矣。经曰："高者抑之"，义可知也。外如东垣有升阳散火之法，此为表邪生热者设，不得与伏火内炎者并论。

七　消法

消者，消散，乃《素问》"坚者削之"、"结者散之"之义。消法与下法相近，但实质不同。下乃猛攻急下，宜于燥粪、瘀血、停痰、留饮等严重急迫有形之实邪；消乃缓散渐消，宜于痰、血、气、食等慢性积聚、凝滞胀满之非急下所宜者。

消法运用，首须辨证，如症瘕积聚，气结血瘀，应用软坚磨积、行气消瘀之法，如化积丸、牡丹皮散之类；如饮食太过，脾胃不运，消化呆滞，嗳腐吞酸，胀满痞闷、恶食等症，宜消食导滞之法，如保和丸、香砂枳术丸之类。如痰饮停留胸膈，扪之如杯如盘，则宜消痰化饮，如枳术丸、白术调中汤之类。又痰有寒热湿顽之别，故治亦分用温化、清化、涤痰、豁痰等法。如水气外溢，肢肿腹满，大便不实，小便不利等症，则宜淡渗除湿，消水散肿，如五皮散、实脾饮之类。他如虫积久稽，内外痈肿，亦可用之。

消法注意：

（一）气虚中满之膨胀，及土衰不能制水之肿满禁用。

（二）阴虚热病而见口渴不食，或因脾虚而有腹胀便泻，完谷不化者禁用。

（三）脾虚生痰或肾虚水泛为痰者禁用。

（四）妇人血枯经停者禁用。

附：张景岳攻略

气聚者宜散，血瘀者宜通，攻积者攻其坚。在脏者其可破可消，在经者可针可灸也。攻痰者攻其急，真实者暂宜解标，多虚者只宜求本也。但诸病之实有微甚，用攻之法分轻重，大实者攻之未及，可以再加，微实者攻之太过，每因致害，所当慎也。凡病在阳者不可攻阴，病在腑者不可攻脏，若此者，邪必乘虚内陷，所谓引贼入寇也。病在阴者勿攻其阳，病在里者勿攻其表，若此者病必因误而甚，所谓自撤藩蔽也。大都实邪果甚，宜攻，若略加甘滞，便相牵制；纯虚宜补，若略加消耗，偏觉相妨。所以寒实者最不喜清，热实者最不喜煖，然实而误补，不过增病，虚而误攻，必先脱元，元脱则无治矣。其或虚中有实，实中有虚，此又宜斟酌权宜，攻补兼施，缓急得体方可也。

八　补法

补者补虚，乃针对人体气血阴阳或脏器有不足时而设，所谓"因其衰而彰之"也。又当正气虚弱，不能清除余邪时，可以补法间接消除之，所谓"补正即所以祛邪"也。

补法运用，可分为气、血、阴、阳、益精髓、壮神志、增气力、调五脏等。此外又有峻补、缓补之分，正补、隔补之别。例如倦怠乏力，懒言怕动，少气不足以息，虚热自汗，脉大而虚，疝气脱肛，妇人子宫下坠等，俱宜补气，药如四君子汤、补中益气汤之类。如面色萎黄，唇爪苍白，头晕目眩，耳鸣心悸，怔忡健忘，嘈杂便艰，妇女月经不调，色淡愆期，或闭止不行等，俱宜补血，药如四物汤、圣愈汤、人参养营汤之类。如形瘦色悴，口干咽燥，肌肤枯涩，耳鸣目眩，怔忡怵惕，虚烦不寐，盗汗遗精，咳呛咯血，消渴强中等，俱宜补阴，药如左归丸、补阴丸、六味地黄汤之类。如腰以下冷，腰膝疼痛，下肢软弱，不任步履，脐下不仁，少腹时痛，大便泄泻，小便频数而欠，或阳痿早泄，虚喘自汗等，皆宜补阳，药如右归丸、八味肾气丸之类。益精髓者，以气血脾肾为主。壮神志者，以心肾肝脾为主。增气力者，以气血五脏为主，可以类推。峻补宜于虚极垂危，如大血虚脱用独参汤之类。缓补宜于病后调理，逐渐复原，药如四君、八珍、归脾、十全之类。至正补、隔补，乃五脏中之变化。例肺虚火盛、咳嗽痰血，用补肺阿胶汤，即是正补。如虚劳咳嗽，大便不实，用参苓白术散，培土生金，补母生子，即是隔补。总之，补气血以中焦脾胃为主，因脾胃为水谷之海，乃营卫气血生化之源故；补阴阳以肾为主，因肾为水火之脏，乃真阴、真阳生化之源故。此亦不可不知者。

补法注意：

（一）必须照顾脾胃，如脾胃运化乏力者，不特补不见功，而且反足碍胃。

（二）大实有羸状，当注意疾病本质，勿为假象蒙蔽，庶免"误补益疾"。

（三）邪势正盛之时，应以祛邪为主，纵有虚像必须兼顾，亦当攻补兼施，以防"因补留邪"之敝。

附：张景岳补略

气虚者宜补其上，人参、黄芪之属是也；精虚者宜补其下，熟地、枸杞之属是也；阳虚者宜补而兼暖，桂、附、干姜之属是也；阴虚者宜补而兼清，门冬、芍药、生地之属是也。其有气因精而虚者，又当补精以化气；精因气而虚者，又当补气以生精；阳失阴而离者，当补阴以收亡阳；水失火而败者，当补火以生孤阴。故善补阳者，必于阴中求阳，则阳得阴助而生化无穷；善补阴者，必于阳中求阴，则阴得阳升而泉源不竭，此阴阳相济之妙用也。由是可知以精气分阴阳，则阴阳不可离；以寒热分阴阳，则阴阳不可混，此又阴阳邪正之离合也。故凡阳虚多寒者，宜补以甘温，而清润之品非所宜，阴虚多热者，宜补以甘凉，而辛燥之类不可用，知宜知避，则不惟用补，而八方之制，皆可得而贯通矣。

附：张景岳固略

如久嗽为喘而气泄于上者，宜固其肺；久遗成淋而精脱于下者，宜固其肾；小水不禁者，宜固其膀胱；大便不禁者，宜固其肠脏；汗泄不止者，宜固其皮毛；血泄不止者，宜固其营卫。凡因寒而泄者，当固之以热；因热而泄者，当固之以寒。总之在上、在表者，皆宜固气，气主在肺也。在下、在里者，皆宜固精，精主在肾也。然虚者可固，实者不可固；久者可固，暴者不可固。当固不固，则沧海亦竭；不当固而固，则闭门延寇也。宜详酌之。

附：张景岳因略

凡病有相同者，皆可按证而用之，是谓因方。如痈毒之起，肿可敷也；蛇虫之患，毒可解也；汤火伤其肌肤，热可散也；跌打伤其筋骨，断可续也。凡此之类，皆因证而可药者也。然因中有不可因者，又在乎证同而因不同耳。盖人之虚实寒热，各有不齐，表里阴阳，治当分类，故有宜于此而不宜于彼者，有同于表而不同于里者，所以病虽相类而但涉内伤者，便当于血气之中，酌其可否之因，不可谓因方之类，尽可因之而用也。因之为用，有因标者，有因本者，勿因此因字而误认因方之为也。

九　八法配合

此上已将八法基本运用及其注意事项，并附景岳《八略》述竟。但病变多端，临证之际，决不能单用一法而取效，必须根据病情，适当配合施治，方可发挥最高之疗效。兹特略举数例，以见一斑。

（一）汗下并用

表证宜汗，里证宜下，表里并见，一般先解其表，后攻其里，但如表里俱急，内外壅实之时，则当表里双解，汗下同用。如伤寒既有恶风发热、头痛项强之表证，又有腹满而痛之里证，则用桂枝加大黄汤之类。刘河间防风通圣散，亦是此法。

（二）温清并用

温清相反，似无并理。然在上热下寒，或上寒下热，或寒热夹杂之时，则必温清并用。如黄连汤中并用干姜、黄连，三仁汤中并用厚朴、滑石，泻心汤中并用半夏、黄连，俱是此类。惟此法运用时，必详审寒热之孰多孰寡，用药恰如其分方可。

（三）攻补并用

凡体质素虚，感受实邪，或体质本强，感邪失治，转成正虚、邪实之时，专补恐邪气固结，专攻恐同归于尽，既不能先攻后补，又不能先补后攻，则唯有攻补并用。如陶氏黄龙汤、吴氏增液承气汤、玉烛散等，皆是此类。运用此法之时，亦须确知正虚性质微甚，邪实类别浅深，适当配合论治方妥。

（四）消补并用

即消导与补益相配合，如脾胃素弱，消化不良，复又不慎饮食，食积停滞，用枳实消痞丸，方中参、术补脾胃，枳、朴消痞滞，即是此类。

十　八法推阐

此为八法与病原证候等相结合而用于临床上具体处理疾病之常用治法举隅。

1. 辛温发汗法。

外感风寒之表证，无汗，脉浮紧者。

药如麻黄、桂枝、紫苏、葱白。

2. 辛凉解表法。

用于风温初起。

药如豆豉、防风、薄荷、桑叶、菊花。

3. 轻宣肺气法。

用于冒风音嗄，金实不鸣。

药如麻黄、蝉衣、桔梗。倘鼻塞流涕，用辛荑、苍耳子。

4. 清疏暑风法。

用于暑令感冒。

药如香薷、藿香、青蒿、佩兰。

5. 疏化表湿法。

用于雾露雨湿之外乘。

药如苍术、白芷、防风。

6. 清气润燥法。

用于感受秋燥，清窍不利。

药如薄荷、焦山栀、连翘、桑叶、杏仁。

7. 两解太阳法。

用于风湿证，疏风以解太阳之经，利湿以渗太阳之府（即膀胱）。

药如羌活、防风、泽泻、茯苓。

8. 蠲除痹痛法。

用于风寒湿痹，关节疼痛。

药如桂枝、二活、二乌、海风藤、五加皮。

9. 调和营卫法。

用于伤风证，解肌散邪，与直接疏表者不同。

药如桂枝、白芍、生姜、红枣。

10. 固表疏邪法。

用于体虚感冒或感后纠结不解。

药如黄芪、白术、防风。

此上乃常用于外感证之方法。

11. 清凉透邪法。

用于外感汗出不解，邪有化热内传之势者。

药如葛根、薄荷、银花、连翘、芦根。

12. 辛寒清胃法。

用于胃热证，脉象滑大而数者。

药如石膏、知母、滑石、竹茹。

13. 苦寒泻火法。

用于温邪化火，燔灼三焦。

药如黄连、黄芩、大黄、焦山栀。

14. 清化湿热法。

用于温邪挟湿，或脾湿胃热交阻。

药如黄芩、厚朴、滑石、半夏、通草。

15. 去暑调元法。

用于暑热伤气。

药如人参、麦冬、五味、竹叶。

16. 清瘟败毒法。

用于温毒证。

药如大青叶、板蓝根、玄参、马勃。

17. 清营透斑法。

用于温热而发斑疹。

药如生地、豆卷、石膏、赤芍、丹皮。

18. 清泄心包法。

用于温邪内陷心包，神昏谵语。

药如紫雪丹、牛黄清心丸，挟湿者用神犀丹。

19. 泻下实热法。

用于肠胃热结、便闭等。

药如大黄、枳实、玄明粉。

20. 清化荡积法。

用于湿热食滞，腹痛下痢。

药如木香、枳实、青皮、槟榔、黄连、黄芩。

21. 清降相火法。

用于肝胆火旺。

药如龙胆草、焦山栀、黄芩、赤芍、木通。

22. 辛热逐寒法。

用于寒邪直中三阴经。

药如附子、干姜、肉桂。

23. 甘温扶阳法。

用于肾阳虚。

药如鹿茸、枸杞、巴戟等。

24. 温运脾阳法。

用于脾脏虚寒。

药如白术、炮姜、肉蔻。

25. 温胃散寒法。

用于胃寒泛酸，呕吐清水。

药如吴萸、生姜，呃逆者用丁香、刀豆子。

26. 辛滑通阳法。

用于胸痹证，阳为寒遏。

药如薤白、瓜蒌、桂枝。

27. 益火培土法。

用于命门火衰，脾虚久泻。

药如补骨脂、益智仁、炮姜。

28. 引火归元法。

用于浮阳上越，上热下寒。

药如熟地、附子、肉桂、五味子。

此上乃常用于热证和寒证之方法。

29. 平肝理气法。

用于肝气横逆、胸腹胀痛。

药如青皮、枳壳、金铃子、延胡。

30. 舒肝和络法。

用于胁痛证，久痛入络。

药如丹参、桃仁、郁金、橘络。

31. 疏气宽中法。

用于胸闷嗳气，频转矢气。

药如香附、陈皮、枳壳、佛手。

32. 降气平逆法。

用于气喘实证。

药如沉香、檀香、乌药、枳实。

33. 重镇降逆法。

用于胃虚呃逆，冲气上逆。

药如代赭石、磁铁石。

34. 调理肝脾法。

用于肝脾气滞。

药如当归、白芍、柴胡、白术、茯苓。

35. 行气祛瘀法。

用于妇女痛经病，量少挟瘀。

药如川芎、红花、香附、益母草、两头尖。

36. 温经和营法。

用于血分有寒，月经后期。

药如当归、艾绒、肉桂。

37. 清热凉血法。

用于血热吐衄，或月经先期。

药如生地、丹皮、侧柏叶、藕节、黄芩。

38. 温通肝经法。

用于少腹冷痛，或疝气胀坠。

药如乌药、小茴、荔仁、延胡。

39. 活血镇痛法。

用于瘀血停留，跌打损伤。

药如红花、参三七、地鳖虫、落得打、乳香、没药。

40. 化症消积法。

用于症瘕积聚，肝脾肿大。

药如三棱、蓬莪术、穿山甲。

此上乃常用于气分病和血分病之方法。

41. 宣肺化痰法。

用于伤风咳嗽。

药如牛蒡、桔梗、杏仁、象贝。

42. 温化湿痰法。

用于咳嗽痰白，薄白。

药如半夏、茯苓、陈皮。

43. 清化痰热法。

用于咳嗽痰粘，肺有伏热。

药如天竺黄、川贝、海蜇、荸荠。

44. 肃肺涤痰法。

用于痰多咳喘。

药如苏子、旋覆花、白果。

45. 温化痰饮法。

用于痰饮咳嗽证。

药如桂枝、白术、半夏、五味、干姜。

46. 开窍涤痰法。

用于中风昏仆，痰涎涌塞。

药如远志、菖蒲、竹沥、皂角炭。

47. 消磨痰核法。

用于瘰疬证。

药如昆布、海藻、山慈姑、僵蚕。

48. 芳化湿浊法。

用于湿阻中焦。

药如苍术、厚朴、陈皮。

49. 辛香健胃法。

用于气阻湿滞，食欲不振。

药如豆蔻、砂仁、佛手。

50. 渗利水湿法。

用于停湿小便不利。

药如泽泻、前仁、茯苓。黄疸证小便短赤，用茵陈蒿。

51. 通利淋浊法。

用于淋浊证，小便不利，刺痛。

药如瞿麦、石苇、萹蓄、海金砂。

52. 攻逐水饮法。

用于腹水或水停胸胁。

药如葶苈、大戟、甘遂、牵牛子、商陆。

53. 分消水肿法。

用于全身浮肿，在上宜汗，在下宜利，所谓开鬼门（指毛孔），洁净府（指膀胱）。

药如浮萍、防风、冬瓜皮、生姜皮、防己。

54. 消导和中法。

用于伤食证。

药如神曲、山楂、莱菔子。

55. 驱除虫积法。

用于虫积、腹膨形瘦。

药如使君子、雷丸、槟榔、五谷虫。

此上乃常用于痰、食、水湿、虫证之方法。

56. 养血滋肝法。

用于血虚证。

药如首乌、归身、白芍、沙苑子、驴皮胶。

57. 滋补肾阴法。

用于阴虚证。

药如生地、萸肉、女贞子。

58. 柔肝潜阳法。

用于肝阳上扰。

药如白芍、菊花、天麻、钩藤。

59. 育阴定风法。

用于阴虚引动内风。

药如龟板、牡蛎、鳖甲、玳瑁。

60. 养心宁神法。

用于怔忡失眠。

药如驴皮胶、枣仁、夜交藤、柏子仁。

61. 养阴退蒸法。

用于阴虚潮热。

药如鳖甲、地骨皮、银柴胡、丹皮。

62. 清养肺阴法。

用于肺热气阴不足。

药如沙参、麦冬、玉竹。

63. 甘凉生津法。

用于胃阴耗伤。

药如石斛、花粉、芦根。

64. 补益中气法。

用于脾胃气虚。

药如黄芪、党参、白术、山药。中气下陷者，用升麻、柴胡。

65. 固摄精关法。

用于遗精滑泄。

药如金樱子、莲须、莲肉、煅龙骨。

66. 厚肠收脘法。

用于久泻不止。

药如扁豆、诃子、赤石脂、御米壳。

67. 润肠通便法。

用于大肠枯燥，便坚困难。

药如麻仁、郁李仁、瓜蒌仁、蓖麻仁。

68. 升清降浊法。

用于清阳下陷，浊气中阻。

药如葛根、山药、扁豆、陈皮。

69. 交通心肾法。

用于水火不济，失眠难寐。

药如黄连、肉桂。

70. 金水相生法。

用于肺肾两虚，潮热颧红。

药如生地、天冬、麦冬、百合。

71. 培土生金法。

用于肺虚脾弱，清补两难。

药如山药、芡实、扁豆、谷芽。

72. 扶土抑木法。

用于肝旺脾弱、腹痛泄泻。

药如白术、防风、白芍、陈皮、甘草。此上乃常用于虚弱证候之方法。

总上七十二法，乃时贤秦伯未氏《中医入门》中所举之常用治法一隅。推而广之，病变万千，一病有一病之治法，一法有一法方药，举不胜举也。但尽管治法无穷，而实质上终不离八纲八法之运用，不过依据具体情况更为细致深入耳。

1968 年 12 月 10 日

第四章　四诊要旨

"基本理论"与"辨证论治"二章，已将人身生理机转、病理现象及治法纲要，一一讨论。然病理上种种变化，如何得知？此除病体在前之时，五官并用，详施抚触，实际分析归纳而外，无有他途。此运用五官及触觉分析病理之实际措施，是为诊断。中医诊断，通分望、闻、问、切。四者紧密配合，同时使用，缺一不可。此后特分节扼要叙述之。

第一节　望诊

"望而知之谓之神"，乃中医辨证入手之第一要诀。所谓望者，乃运用视觉以观察病人，通分形色、舌苔二科。形色即形态气色，举凡一身之头颅、毛发、胸背腹腰、四肢五官，皆须细审，而动态精神与气色变化，尤为重要。舌苔分本质、外附、相状、部位，在中医望诊中，另成一科，更为精密，此后分别讨论之。

一　形色大旨

望诊要诀，形色为先。初看体貌，次及精神。

体貌落眼可见，精神细审方知，此总起全旨也。觇外形以定平日之体质。

外形包括整个身体之外表形状。如头颅端正，发黑而润，项粗肉丰，筋脉不露，胸含背阔，腰腹浑厚，四肢粗壮，肤表滑泽，此素禀充足之强壮体质也。若头颅偏斜，发黄而焦，项小肉薄，筋脉外露，胸狭背驼，腰腹细削，四肢懈弱，肤表枯涩，此禀赋不足之衰弱体质也。凡素禀厚者，抵抗力强，普通病邪，不能侵害，若已罹病，必是实邪重感，治宜偏重驱邪；反之，素禀薄者，抵抗力弱，小小外邪，已成病夫，故虽有病，多是内虚夹感，治宜兼顾正气。肥人多痰湿，易患中风；瘦人多内热，易成劳嗽。头顷者，神将夺；背曲者，腑将坏。

别动态以酌痛苦之重轻。

看病，先辨外感内伤，次别表里寒热，皆于动态以觇之。

凡口鼻气息粗大，疾出疾入，是为邪气有余，属外感也；凡口鼻气息微细，徐出徐入，是为正气虚弱，属内伤也。

凡发热静而默默者，邪在表也；若动而烦躁及谵语者，邪在里也。而里证复有阴阳之分：凡病人喜向壁卧，闭目恶明，懒于见人，身体沉重，不利转侧，并厥冷身蜷者，阴证也；若喜向外卧，开目欲见人，身体轻便，转侧自如，手足暖和身伸者，阳证也。

又如衣被全覆，手脚不露者，身必恶寒，非表证即直中。若揭去衣被，扬手露脚，身必恶热，邪必入腑。仰卧者多热，覆卧者多寒；伸脚者为热，蜷脚者为寒。

假寒者，阳极似阴，内实真热，衣被全覆，昏昏而睡，当再合舌苔、脉象与二便证之；假热者，阴极似阳，内实真寒，假渴烦躁，欲坐卧泥水中，亦当合苔、脉、二便以细究之。

总之，动态矫健灵活者，必精神饱满，乃正气未伤之征，病亦易愈；如动作迟滞，牵强不利，必神弱气怯，后患堪虞。腰部动转不能，肾将惫矣。膝部屈伸不利，筋将惫矣；不能久立，行则振掉，骨将惫矣。一臂不举为痹，半身不遂为风，手足抽搐，角弓反张者痉也。头重视身者，天柱骨倒而元气败也。发直如庄，头摇不止或上窜者，皆绝症也。登高越垣，烦躁谵妄如狂者，阳明实热也。循衣摸床，撮空理线者，病情危急，神气散乱之征也。凡病人皮肤润泽者生，枯槁者危。若大肉尽脱，九候虽调，犹难治也。又形体不仁，乍静乍乱，身汗如油，喘而不休者，此为命绝也。

精神全在两目，气色不离一面。

五脏六腑之精华聚于目。凡目光精彩，再兼呼吸平静，声音洪亮者，精神亦必充实，虽病易治；若目光黯淡，再兼呼吸喘促，言语低怯者，则精神亦必委靡，乃正气衰弱之征，病势虽轻，谨防生变。目赤者为热，目黄者为疸，斜视者肝风（肝火内动），眦赤者心热。热病则目昏暗（昏暗不明，多为邪热内灼，肾水枯竭，急用大承气汤下之）。寒病则目清澈。湿病则目光混浊。燥病则眼目干涩。痰热内闭，则目睛微定，阴虚火旺，则目现红丝，瞳仁散大者肾虚，瞳仁枯小者肾火。色赤如血者实热，色红而淡者血虚。表证目光如常，入里必现赤黄。开目欲见人者阳证，闭目不欲见人者阴证。目瞑者将衄血，目呆者必神亡。若昏不识人，目反上视，瞪目直视，横目斜视，目睛正圆，眼胞陷下，皆五脏已绝之症，不治。凡杂病忽然双目不明者，此气脱也，人参汤主之。瞽者血脱也，应速救其肾水。凡病欲愈，目眦黄，鼻准明，山根亮。

气者色之光彩，色者皮之颜色，皆在一面之上辨之。

欲辨气色，先明部位。额上以候头面，阙上以候咽喉，阙中

（两眉间）以候肺，山根（两目中之鼻梁上）以候心，心旁以候膻中，鼻中以候肝，肝之两旁以候胆，鼻尖以候脾，两旁孔上以候胃，胃外以候小肠，再外略下以候大肠。蕃以候肾，蔽（耳前也）以候中焦（一云上焦寄于肺，中焦寄于肝，下焦寄于膀胱），此《内经》之法也。至于后世通用之分部法，则左颊为肝，右颊为肺，额心，颧肾，鼻位为脾。

色分青、黄、赤、白、黑，分应五方、五行、五脏、五时。

青色应东方，五行为木，于时为春，于脏属肝。青为气血凝泣之象，病主寒痛，青而带黑，为寒甚痛极。面唇皆青者，寒极也；青而脱色者，惊恐也；青而白者多虚风；小儿环唇及鼻旁见青色者险症，若兼见抽搐更危。青如草滋者为肝经已绝。总之，青为残贼之色，暴露于面，病皆险急也。

黄色应中央，五行为土，时主长夏，于脏属脾。脾胃相连，功专腐熟水谷。人生以胃气为本，所以病人略带黄色，不枯不浮者，为有胃气。若无黄色者，为胃气已绝，主死。此为望诊主要之一端。至于黄色主病，大都属湿。黄而浮泽者为风湿。黄明如橘子者为湿热。黄甚者为疸病（多兼目黄）。黄而色鲜者为阳黄，黄而色暗者为阴黄。黄而色淡者为寒湿，黄淡无华者为胃虚脾弱，黄而青黯者湿热夹瘀。黄而泛赤者，是为风热。黄如枳实之色为脾已绝。惟黄而润泽明亮者，为病将愈也。

赤色应南方，五行为火，于时为夏，于脏属心。赤色为病，主热积痰惊，肝火上逆。若面色缘缘正赤者，为阳气怫郁在表，汗出不澈也。面赤而潮热谵语者，为实热壅结于里，胃家实也。久病虚人，午后两颧辄现微赤而热者，此阴虚火亢之常症。两颧浅红娇艳，而手足厥冷，下利清谷，脉沉微欲绝者，是为戴阳，乃真寒假热之危症。若赤色见于两颧，状如装朱，大若拇指者，病虽愈必死。热病无汗，颧赤者亦死。面赤如虾血色者，为心经绝象。总之，赤为火象，须虑津枯血竭，决无虚寒之患也。

白色应西方，五行为金，于时为秋，于脏属肺。面色白而微红润泽，为肺胃坚强，气血充足无病之征。白色为病多主虚（气虚血少），面色㿠白者，阳虚恶寒或脱血也。小儿泄泻多日者亦然。白而浮胖者，气虚也。白而干瘦者，血枯也。肥白而按之绵软者，气虚有痰也。白而瘦削，爪甲鲜赤者，气虚有火也。白而消瘦，颧赤唇红者，阴虚火旺也。白如枯骨者，为肺经已绝。总之，白为虚寒之象，虽有失血发热，亦多虚火，决无实热之理也。

黑色应北方，五行为水，于时为冬，于脏属肾。黑色为水气，为女劳疸，妇女眼眶四周色黑者为带下病。面黑而皮肤甲错者属血瘀。伤寒温病未传，多见满面黑色，如蒙尘垢，谓之面尘，难治。眼旁有黑晕一圈者，肾亏也。甚者颜额亦见黑暗不泽，无论新病久病，皆属肾精丧失，阳气不振，预后大抵不良。黑如煤炭者，肾气已绝。若天庭有黑色，大如拇指，成块成条，聚而不散者，此为最凶之色，必不病而猝死。总之，面现黑色，多为阳气虚弱之象，且系凶症也。

上论色，此后论气。

气之光彩，亦分浮沉、清浊、微甚、散搏、泽夭五类。浮者，色现于皮肤之外，主病在表；沉者，隐于皮肤之内，主病在里；清者明朗，主病在阳；浊者重滞，主病在阴，微者，浅淡，主病轻；甚者深浓，主病重；散者疏散，主病将愈；搏者凝聚，主病未已。泽者，鲜明，主病吉；夭者，枯槁，主病凶。

此察气之法，为辨色之更进一步，必须与辨色同时使用，而诊断更精。如同一热病，若面色现赤浮泛在表而清朗者，乃风温也；若色黄带黑，沉滞晦浊者，则湿温也。同一疸病，鲜明者属阳，暗浊者又属阴也。余类推。

乘袭宜别，邪克当验。

五色当与部位合参。如额部属心而见黄色，左颊属肝而见赤色，右颊属肺而见黑色，颧属肾而见青色，鼻属脾而见白色。此为子气乘袭于母部，若无克贼之色，虽病甚不死。若心部见黑（水克火），肝部见白（金克木），肺部见赤（火克金），肾部见黄（土克水），脾部见青（木克土），则为贼邪来克，治疗不易。如心部见青（木生火），肝部见黑（水生木），肺部见黄（土生金），肾部见白（金生水），脾部见赤（火生土），则为有生气，是为最吉。

五色又当与四时共究。如春令木旺，以见青色为顺，若见白色为逆（金克木故）。夏令火旺，以见赤色为顺，黑色为逆。秋令金旺，以白色为顺，赤色为逆。冬令水旺，以黑色为顺，黄色为逆。

五色更当与疾病相较。如心病诸候，以色赤为顺，色黑为逆。肝病诸候，以青色为顺，纯白为逆。肺病诸候，以白色为顺，赤色为逆。肾病诸候，以黑色为顺，黄色为逆。又诸色亦须润泽，方是真顺。

浮泽为外，病必浅而无妨；沉浊为内，疾已深而防败。

浮沉清浊等已见前，此更特别提出，以引起注意。因浮为表病，又光彩鲜明，故病浅无妨。沉为里证，兼之重滞属阴，故病深防败。大抵外感不防滞浊，久病忌呈鲜妍。山根明亮疾将愈，环口黑黎肾已绝。惟黄色见于面目，既不枯槁，又不浮泽者，为欲愈之候。

聚散可推远近，枯润可测死生。

聚散即搏散，枯润即夭泽。聚者，搏聚，主病未已，故曰远；

散者疏散，主病将愈，故曰近。枯夭者凶，润泽者吉。故曰可测死生。此皆发明察气之秘也。

耳、鼻、唇、齿，皆望之一端，舌质苔形，须合参互究。

耳为肾窍，耳之枯润，可知肾之强弱。凡耳轮红润者生，或黄、或白、或青、或黑，而枯燥者难治。薄而白，薄而黑，薄而青，或焦如炭色者，皆为肾败。若耳聋及耳中痛，皆属少阳，此邪在半表半里也，当和解之。若耳聋而舌卷唇青，此属厥阴，为最重，难治也。

经曰："五色决于明堂。"明堂者，鼻也。故鼻头色青者腹中痛，苦冷者死；微黑者为水气，胸有痰饮；黄色者为湿热，小便难；白色者，为气虚或失血；赤色者，为肺热；明亮者，为无病也。若伤寒鼻孔干燥者，乃邪热在阳明肌肉之中，久之，必将衄血也。病人欲嚏而不能者，寒也。鼻塞清涕者，感冒风寒也。鼻塞浊涕者，感冒风热也。鼻息鼾睡者，风湿也。鼻孔干燥，黑如烟煤者，阳毒深也。鼻孔冷滑而黑者，阴毒冷极也。凡病中鼻黑如烟煤，乃大凶之兆。若见鼻孔煽张，在初病为邪热风火壅塞肺气，属实热居多；若久病而兼喘汗者，为肺气将绝之候，不治。凡产妇鼻起黑气，或鼻衄者，为胃败肺绝之危候，古方用二味参苏饮加附子以救之，多有得生者。

唇为脾华，肌肉之本。视其唇之色泽，可以知病之浅深。唇干而焦者，为脾胃积热，邪在肌肉，焦而红者吉，焦而黑者凶。唇口赤肿而干者，热极也；唇口青黑而润者，寒极也；唇口青紫者，瘀血也。口角歪斜者，为中风。口噤不语者，或为痓，或为痰厥，或为中寒也。上唇有疮为狐，虫食其脏；下唇有疮为惑，虫食其肛。若病中见唇青舌卷，唇吻反青，环口黧黑口张气直，口如鱼口，气出不反，及口唇颤摇不止者，皆难治也。

齿之润燥，可知胃肾津液之盈亏。齿燥为阴液受伤。光燥如石，胃热已极。色如枯骨，肾阴将竭。牙关紧闭，或龄齿有声，为风痰阻络，或热极发痉。

舌诊之法，后节另详，但须与此形色之旨合参共究，是为至要。

至于小儿，望诊尤切。山根指纹，古传秘诀。

小儿三至五岁以前，以望为唯一诊法。其法与成人略同，惟小儿亦自有其与成人相异处，此当由医者平日精思体查，非口笔之所能一一描绘者矣。

查山根之法。傅山曰：小儿有疾，其颜色必鲜艳，以鼻之上，眼之中间，中正精明穴（即山根）上辨之。色红者，心热也，红筋横直现于山根，皆心热也。色紫者，心热之甚而肺亦热也。色青者，肝有风也；青筋横直现者，肝热也；直者风上行，横者风下行。色黑者，风甚而肾中有寒。色白者，肺中有痰。色黄者，脾胃虚而作泻；黄筋现于山根，不论横直，皆脾胃之症。

又家师秘授辨腹虫之法。凡山根、太阳与口角之部平素有青筋者，腹内有虫。下唇微下有白色横绿者，主腹痛食积。如山根、印堂、太阳穴、口角、及眼上皮现白线者，则为痨虫之征。

观指纹之法。分男左女右手。以食指内侧初节（近掌之节）为风关，次节为气关，三节为命关。于向光之处，医以左手握儿食指，以右手大拇指侧面蘸清水，由命关推向气关、风关，指纹愈推愈出，从而观察变化与病情。

凡纹色宜淡红，淡黄或红黄相兼，隐隐不见者，为无病之象。紫色属热，红色伤寒，黄色伤脾，黑为中恶，青色惊风，白为疳症。若小儿肌肤皖白，唇色惨淡，多属阳虚，其指纹四时皆淡，虽有病，亦只淡红虚寒，淡青虚风，淡紫虚热，此根本不坚，中气虚怯，不论新病久病，用药切忌克削为要。

指纹见于风关为轻，气关为重，若过命关，主病危难治。又纹向中指弯者为内为顺，为外感风寒；纹向大拇指弯者，为外为逆，为内伤痰食。纹直则热，纹曲则寒。纹多类数，纹少类迟。纹入掌中，为中气虚寒，邪侵内脏，主腹痛。若纹黑如煤炭，摸过不转色者，为血死，不治。

又外邪初感表症，纹多浮露于外，若邪渐入里，则指纹半沉，已入阳明，则指纹极沉。

神而明之，存乎其人矣。

此形色之诊，当精究《内经》、《难经》，旁及《医宗金鉴》，并与平日临证之经验，互相结合，反复推勘，久而久之，自有仓扁之技矣。

二　辨舌撮要

辨舌乃中医望诊最要之一环，故旧著甚多，尤以曹炳章氏之《辨舌指南》一书，最为完备。然分疏益甚，每失穿凿，议论愈多，徒炫心目，而察舌定药者，管窥蠡测，尤为颛顸可笑。盖辨舌仅为望诊之一端，必与形色共究，更当与其他闻声、切脉、问证等合参，分析归纳，反复推勘，以决定病情之真旨，如四诊有所不合，更当察究根原，全盘考虑，分别缓急、轻重，抉择去取，庶无遗误耳。

（一）辨舌之法

凡欲察舌，应在病人饮食之先，以免影响厚薄滑涩之变。阳光宜充足，大张其口，力伸其舌，使舌之全部，皆无遁情，是为至要。若灯下看舌，黄苔每成白色；食枇杷能变黄色；食橄榄能变黑色；凡食酸物与甜咸之物，皆能染成黑色（然润而不燥，刮之即退可辨）；皆事先不可不注意者，此观舌之法及注意事项也。

（二）舌之分部

舌之分部，说法不尽一致。一般分五部，一曰舌尖，以候上焦心肺之疾。二曰舌中央，以候胃与大小肠之疾。三曰舌根，以候肾与二便之疾。四曰舌傍，左以候肝胆之疾，右以候脾肺之疾。五曰舌边，以候三焦膜原与两胁之疾。但此须与病候互参，不可拘执。

（三）舌苔分别

舌者，舌之本质，乃用以辨别脏腑之虚实及元气之盛衰者；苔者，舌上所生之垢腻，乃用以考察胃气之清浊及病邪之浅深者。诊家直诀云：舌苔虽恶，舌质如常，胃气秒浊而已。凡舌苔无论何色，皆属易治，惟舌质变，斯为难治。然舌质变，亦当察其色之死活。活者，底里隐隐犹见红活，此血气阻滞耳；死者，底里全变干晦枯萎，毫无生气，此脏气不至，舌必强硬而死矣。盖察舌亦以察胃气为首要。凡舌柔和者，为有胃气，虽病无伤；若舌板硬者，为无胃气，大都败症。此舌苔之分，轻重之辨也。

（四）平人舌苔

欲知病舌，先识平舌，平人之舌，除个别体质嗜好特殊者不计外，一般以舌地淡红而润，上罩薄白苔，干湿得中，不滑不燥为标准。盖舌为心苗，心居肺内，红者心气所蕴，白者肺津所结，乃正火藏金内之象耳。但多痰多湿者，舌苔往往较厚。脾胃湿热较重者，往往经年有白厚苔，或舌中灰黄，至有病时，津为邪郁，或泻利气陷，舌白无苔，或较平昔为薄。阴虚内热者，舌苔多带微黄；其胃肾津液不足者，赤而无苔，或舌之边尖多红点。若舌中有红路一带，俗称鸡心舌，阴虚尤甚。嗜酒吸烟者，舌苔比较黄腻或带灰黑。乳婴则多白腻带滑。夏月苔每较厚而微黄，但不满不板滞。又有先天性舌光无苔，或舌苔花剥，或舌多裂纹，必

——问明。若平素如此，且无病症，皆是平人正常舌苔耳。

（五）舌之形态

凡软而柔和者，为气液自滋，为有胃气，吉；硬而强死者，为脉络失养，或风痰阻滞，为无胃气，凶。荣者，润泽津足有光彩，凡病皆吉；枯者，干枯津乏无精神，凡病皆凶。舌形坚敛苍老者，不论苔色何似，皆属实邪；舌形浮胖娇嫩者，不论苔色何似，皆是虚邪。胀者胖肿，属水湿痰溢或湿热上蕴；瘪者瘦缩，属心虚血微内热消烁。战者颤动不已，为心脾气亏或肝风之动；痿者软不能动，暴病多由热灼，久病多由阴枯，或正气虚弱。舌肿满口，不能动转，为木舌；舌底生小舌，言语不清，饮食不下，为重舌，皆心火炽甚使然。舌伸缩无力，是为气虚。时欲伸出口外，是为内热。舌伸不收，为痰涎上涌，心气耗散，小儿见此者险症。小儿时时吐舌弄舌，为心脾热结，大病之后见者凶。舌伸而偏于一侧，若色紫红而势急者，为肝风发痉；若色淡红而势缓者，为中风偏枯。舌卷兼见囊缩者，为病入厥阴死候。

（六）舌之本质

舌质通分淡、红、绛、紫、蓝五色。

1. 凡质地淡白者为虚寒证（心脾气血素虚），或为大失血后之极度贫血，若干而色不荣者，则为胃中津气两伤，无以化液上润。

2. 舌质鲜红者，在温病为热甚，在虚劳为阴虚火旺。舌尖独赤者，为上焦热盛，或心火上炎。舌边红者，为肝热。舌心红而干者，为阴伤。光红柔嫩无津者，为镜面舌，由汗下太过，元津内耗所致，病危。舌红而出血如衄者（须问是否挖伤），热伤心胞。红中见紫斑者，病将发斑。淡红中见赤点者，病将发黄。

3. 绛为红甚，即深红色，多为邪热入营，绛中兼黄白色者，气分之邪未尽。纯绛鲜泽者，包络受病。绛而中心干者，心胃火燔，劫燥津液。舌尖独绛者，心火上炎。绛而望之若干，扪之有津者，湿热熏蒸，将成浊痰，蒙蔽心包。舌绛而上有粘腻，似苔非苔者，为中央秽浊之气。绛而有碎点黄白苔者，为病当生疳。绛而有大红点者，为热毒乘心。绛而光亮，为胃阴已亡。绛而枯痿，为肾阴已涸。

4. 紫红为三焦俱热极，紫而肿大为酒毒冲心。紫而暗晦为瘀血蓄积。紫而中心有白滑苔为醉后伤寒。淡紫而青兼润滑，为寒邪直中肝肾。紫而苔黄干燥，为脏腑素热，脾胃尤甚。

5. 蓝舌，亦称青舌。蓝而滑者为阴寒证，蓝而干燥者为瘀热证，均为凶险之候。若舌质蓝色尚能生苔者，是脏腑虽伤未甚，犹可医治。若光蓝无苔，不论何脉，皆属气血极亏，病极危险。瘟疫或湿温蓝色微而不满舌者，为热郁不解，治宜芳香清泄。湿痰，痰饮，苔满滑腻，中见蓝色者，为阴邪化热，治宜清化。此皆舌质之要诀也。

（七）舌之苔垢

此又分二。

1. 苔之颜色

舌苔之色，通分白、黄、灰、黑四色。

（1）白苔多表症。薄白而滑为感冒初起（外感风寒）。白滑粘腻为内有痰湿。白而厚腻为湿浊极重。白苔绛底为湿遏热伏。白而边红为风温入肺。尖白根黄为表证未罢。白而燥或白中带黄，为邪将传里。厚白不滑，无津而燥，是为实热。舌白滑嫩，刮之明净，属里虚寒。白如积粉，为温疫秽浊甚重。白腻如碱，为胃中宿食积滞，夹秽浊郁伏。

（2）黄苔属里症。淡黄而不干者（即微黄不燥），为邪初传里。黄腻为湿热。深黄而见滑腻，为湿热交阻。黄而垢腻，为湿盛于热，老黄焦裂，为热盛于湿。苔黄而燥（老黄无液），是外邪虽解，内火已炽，属阳明实热可下之症。若黄燥（黄黑色）而生黑刺，或中有裂纹，是热结已深，气阴均耗，化原欲竭。若色如姜黄，或淡松花色，色黄而淡，津润而冷，又皆阳衰土败之征，病属难治。

（3）灰苔，即黑苔之较浅淡者。但灰而薄腻滑润为停饮或直中阴寒。如直中阴经，即使舌变灰黑，而无积苔。若传经热证，则有灰黑干苔。又如面黑舌灰，其人如狂，或瞑目谵语，亦有不狂不语，不知人事者，此为蓄血证。若淡淡灰色中间有滑苔四五点如墨汁者，此为邪热传里兼有宿食未化。若见灰黑而滑润，此为寒水侮土之太阴中寒证。

（4）灰之甚为黑。白苔中心渐黑者，为伤寒邪热传里之候。若红舌中心渐渐变黑者，为湿热瘟疫传变坏症之兆。黑而滑润者，为阳虚寒盛，水来克火；黑而燥裂者，为热炽津枯，火极似水。若舌根苔黑而燥，为实热结于下焦，宜急下之。若舌根无苔，惟尖黑而燥，为心火自焚，不可救药。若起病发热胸闷，偏舌黑色而润，无其他险恶症状者，为胸膈素有伏痰，不必张皇。

2. 苔之性状。

此上专论苔之颜色，此下再论苔之性状。凡舌苔干燥者，阳盛而火旺津枯也，但亦有湿邪入营，气不化津而反燥者。凡苔之润滑者，阴盛而津液充足也，但亦有误用燥药，津液被劫上行，胃阴不能下济而反润者。苔薄者表邪初感，其病浅；苔厚者，属里邪内结，其病深。松而厚者为腐，如腐渣，如豆腐堆铺，其边厚，揩之可去（以松为胃气疏通，正足化邪而无质故），为阳有余，正气将欲化邪，能鼓胃中腐浊上升，故有此象；紧而厚者为腻，苔多板滞，中心稍厚，其边则薄，无毛孔，无颗粒，揩之不去（以紧实为胃气闭结，秽浊盘踞而有地故），为阳为阴抑，秽浊不化，必有湿浊痰饮，食积瘀血，或顽痰为病，治宜宣化。此外尚有脓腐苔，白而淡红，粘厚如疮脓，多见于内痈等症。如肺痈多白腐，胃痈多黄腐，肝痈多灰紫腐是也。又有霉腐苔，满舌生白衣，或生糜点如饭子，谓之口糜，此由胃体腐败，津液悉化为浊腐，蒸腾而上，循食道泛于咽喉，继则满舌，直至唇齿上下颚，皆有糜点，乃热恋阴伤之候，难治。舌上全部无苔者，为光舌，多为阴虚，光如去膜猪腰，为肝肾阴分伤极。舌苔中间缺少一块者，为剥舌，亦为阴虚有热。剥蚀斑烂者，为花剥，多为温疫湿热伤阴。舌光有裂纹，或舌苔燥裂，均为津液损伤。舌生红刺或红点，均为内热极重。舌生白点如泡，饮食刺痛者，为疳，为胃热。凡薄苔必匀匀铺开，紧贴舌面之上，厚苔必四围有薄苔铺之，亦紧贴舌上，如从舌里生出，此为有根；若紧苔一片，四围净洁如截，似别以一物涂舌上而非舌所自生者，是无根也。此由胃肾之气不能上潮以通于舌，若因误服凉药伤阳，热药伤阴，乍见此象者，急救之，犹或可复，若病势缠绵日久渐见此象，此为真气已索，无能为力矣。凡舌苔由白而黄，由黄而退，由退复生新薄白苔者，此为顺象；若由白而黄，由黄而灰，由灰而黑，由活苔变为死苔者，此为逆象。若骤退骤无，不由渐而退者，此为陷象。

总上舌质与舌苔二者，须分看，但须合参，因质与苔，往往交互错综，变化极繁。如舌质绛色，是邪热入营，倘兼黄白二苔，则是气分之邪未尽，当兼顾气分。又如舌苔白而舌质红者，是湿遏热伏，亦不可专清营分。又如苔黄厚腻，舌质不红者，以化湿为要；如腻而不润，舌质已露娇红，则须防化热伤津，不能专用辛燥矣。类此甚多，隅反可也。

（八）病危之舌

此汇列古人已验之病危舌，用作决断生死之一助者。

1. 舌如去膜猪腰子者危。

2. 光红柔嫩无津如镜面者危。

3. 糙刺如沙皮而干枯燥裂者危。

4. 敛束如荔枝肉而绝无津液者危。

5. 舌如火柿色者危。

6. 舌如烘糕样者危。

7. 舌本强直，转动不活，语言蹇涩者危。

8. 舌光无苔，属胃气已绝者不治。

9. 舌卷而兼囊缩者不治。

10. 舌起白苔如雪花片，为脾冷而生气闭塞，不治。

11. 误服芩连而现出人字纹者不治。

12. 不拘何色，舌生芒刺，皆上焦极热，用青皮浸冷，薄荷水揩之，即去者轻；去即旋生者危。

13. 干黑之舌，当以蜜试其苔垢，然后观其形色，红赤者可治，青黑者不可治。

（九）妊娠伤寒舌

妊娠伤寒，当面舌互较。面以候母，舌以候子。色泽则安，色败则死。面赤舌青，母活子死；面青舌赤，母死子活。面舌俱赤，母子皆活；面舌俱青，母子皆死。面白舌赤，母气素虚。面赤舌微黑者，当先保胎。舌灰黑者，邪人子宫，胎必不固；若面赤者根本未伤，当急下救母。如舌色太赤，胎虽不死，须防其堕，宜清热安胎。如舌苔太重而焦黄，里证全具，宜于清营安胎之中，和以攻下，不可因循致误。如面黑而舌干卷短，或黄黑刺裂，乃里证至急，如无直视、循衣、撮空等证，犹须下之，或十中可救一二也。

第二节　闻诊

闻诊一般分耳闻、鼻闻二者。

一　耳闻

耳闻是用听觉听取病人之语言、呼吸、咳嗽、呃逆、呕吐、嗳气。

语言——语声变化，如高低清浊等，可以辨别内伤、外感、虚实、寒热。凡语声低微者，多为内伤虚证。出言懒怯，先轻后重者，内伤中气。语音响亮者，多为外感实证。出言壮厉，先重后轻者，外感邪盛。语音闷浊者，多挟痰湿；语音清朗者，脏气平和。语多声高，或粗声谵语者，多属热证实证。妄言谵语，为热盛神昏。高声骂詈，不敛衣被，不避亲疏，为癫狂失神。怒骂粗厉者，邪实内热；怒骂微苦者，气虚肝逆。语少声低，或细语郑声（语言无力，不相接续，一事而反复言之为郑声），多属寒证虚证。语言謇涩，多为风痰。独言独语，多为神伤。声重而鼻塞喷嚏者，风寒未解也。自言死者，虚也。喜言食者，胃有火也。谵语收财帛者，元已竭也。狂言多与人者，邪方实也。自言见鬼者，邪入厥阴也。谵语而人事不知者，邪入心包也。呻吟（带鼻音为呻吟）攒眉者，苦头痛也。呻吟以手抚心者，中脘痛也。呻吟不能转侧者，腰痛也。呻吟纽伏者，腹痛也。呻吟摇头或以手扪腮者，齿痛也。卒然口噤背反张者，惊风也。暴哑者，风痰伏火或暴怒叫喊所致也。声哑形羸者，病瘵之难治也。伤寒坏病声哑者，为狐惑；上唇有疮者，虫食其脏；下唇有疮者，虫食其肛也。声嘶之属肺痨素质，久病血败者，皆近死不治之症也。

呼吸——闻呼吸，是辨气息出入之长短粗细等变化。气粗者，呼吸有力而不和平，为外感热盛，肺胃受邪，有余之征；气微者，呼吸微弱无力，主虚羸不足，常见于内伤久病，或失血过多，或病体初愈，正气未复之时。呼多吸少为痰阻。喉间有拉锯声为痰喘。坐而气促者，非肾亏即痰火。实喘者，胸胀气粗，声高息涌，澎澎然若不能容，惟以呼出为快，多为肺胃实热；虚喘者，慌张气怯，声低息短、惶惶然若气已断，但得引长一息为快，多属肝肾之虚（肾虚不能纳气）。气喘而兼鼻煽者，其病多危，气逆窒塞，每因闷绝而死。太息者（即叹息），深长呼吸，为情怀不畅，气滞不伸，胸中苦闷而发，多见于悲郁忧思之病。

咳嗽——有声无痰曰咳，有痰无声曰嗽，有声有痰曰咳嗽。咳嗽虽由肺主，然五脏六腑，皆能致咳，不可一概而论。咳而无痰者，以咳为重，主治在肺；因痰而咳者，以痰为重，主治在脾。新病干咳者，邪郁于肺，宜宣肺散表，则痰易出；久病干咳者，多属内伤亏损，津液枯燥，每易成痨。咳嗽多涕，鼻塞不通，多是感冒，其病易愈。咳嗽阵作，连声不绝，面红呕恶，是为顿呛（百日咳），病期较长。暴咳声嘎者，为"金实不鸣"（肺实），非寒邪即火邪。久咳声瘖者，多是"金破不鸣"，非气虚，即精伤。咳时费力而无痰者，为肺热或胃中伏火。一咳有痰而气息短促者，为痰饮。咳痰清白者，属寒；咳痰稠黄者，属火。

呃逆——俗名打呃。凡呃逆连声，响亮而有力者为实热，每见于伤寒失下，大便秘结，胃气不降之候。若呃声低怯而不能上达于喉者，为虚寒，多因泻利日久，脾阳衰弱，虚气上逆所致。呃逆断续不继，半时方呃一声者，多为久病，或热病后期，胃气已败之征，最为危险。

呕吐——有声有物曰呕，有物无声曰吐，有声无物曰干呕。凡呕皆属胃气上逆。食入立呕者，热也；食入移时方呕者，胃寒也。欲呕不呕者，寒热夹杂之干霍乱也。呕吐酸苦者，肝胆之火也。呕吐微弱，心烦如饥者，胃虚也。先渴后呕，心下汩汩有声者，停水也。呕吐不已，兼见脘腹剧痛者，食物中毒也。

嗳气——嗳气者，胃不宽也。多由脾胃壅滞，消化失常，食滞胀满而气逆所作。嗳出常有酸腐气，如"木郁土中"。胃气上逆而嗳者，则无酸腐气味。

中医薪传

二 鼻闻

鼻闻，即用嗅觉以辨别病人之病气，口耳鼻气，以及二便之气等。

瘟疫病人，开始即有异常之秽气（奇臭之气），触鼻难闻。轻者限于床帐，重者充满一室。伤寒转入阳明时，亦有病气，但只腐气汗臭，且仅限于床帐之内，不至充满一室。温病得汗，身热不解，常有汗酸臭气，当发疹发斑时，其气更重。

口气臭秽而热，为胃有湿热。口气腐臭，多为齿不清洁，牙腐牙疳。嗳气酸腐，胃有宿食。痰浓腥秽，多为肺热。臭甚浊痰脓血，是为肺痈。奇臭自耳，是为耳炎。浊涕出鼻，腥臭，是为鼻渊。

大便酸臭而热，肠有积热食滞。大便腥臭稀薄而寒，多是肠寒。矢气奇臭，为消化失常，宿食停滞。小便浑浊腥臭，为膀胱湿热。

第三节　问诊

问诊者，询问病人或其家属，因以查知发病过程与自觉症状，更或广及生活习惯，家庭环境，精神状态，过去病史等，为了解病情作充分之资料搜集也。盖病人之爱恶苦乐，即病情虚实寒热之征也。所爱所乐者，必其所不足；所恶所苦者，必其所有余。如身大热而反喜热饮，即知其为假热真寒，以口气必不奔腾，大溲必不秘结，小溲必不短赤也。身寒战而反喜寒饮，即知其为假寒真热，以口气必定奔腾，大溲必定秘结，小溲必定短赤，或且目红而畏火也。故问诊一端，最为重要，《伤寒论》、《金匮要略》所言之种种症状征候，十九皆自问询而得，而吾人欲知当如何问证始得肯綮，始悉病情，亦惟有熟读古圣先哲之著述，默识揣摩，然后临症问病之际，胸有成竹，不致茫泛。今兹所述，仅为问诊之一般规律耳。此后特分二目以释之。

一 问诊通则

凡接待病家，运用四诊，须有次序。先观形色，次切脉，同时运用闻诊；次看舌苔，然后开口细心问病，详加记录。四诊合参，比其同而究其异。病情既得，然后立方施治。性命攸关，慎勿草草也。

开口第一句。首问其病起于何日？

日少为新病，实症居多；日多为久病，虚症居多。如有必要，可加问曾食何物？曾有劳怒房欲等事？因如食冰而病，则药用冰煎；若伤肉食，则药用草果山楂之类。劳则内伤元气，怒则伤肝，房欲则伤肾也。

次问初起何症？

如初起时，头痛发热恶寒者，病在于表，属外感也；如起病即心腹疼痛，呕吐泻利，手足逆冷者，是病在于里，属内伤也。

有寒热否？寒热有间否？

伤寒初起，恶寒发热同时。温病初起，微恶寒或不恶寒而发热。伤寒入里，不恶寒，只发热。往来寒热者，为少阳病。寒热无间者为外感，有间为内伤。昼寒夜热者，为阴虚火动。

有自汗盗汗否？

外感有汗为伤风，无汗为伤寒。杂症有汗为阳虚。外感盗汗为半表里，内伤盗汗为阴虚有火。

有项强、目肿、耳鸣、耳聋，及鼻涕否?

项强属太阳，暴起为风，久病为痰。目肿属阳明。耳鸣者，肾虚气逆或风热。耳聋属少阳或肺热。鼻涕为感冒。

后变何病?

如初痢而变泻、变疟者为轻，如初泻或疟而转变成痢者为重。凡初发病轻，后转渐重者，是病情发展恶劣，当注意标本吉凶，临机应变，适当处理。若初病虽重，后转渐轻者，是病情发展良好;但亦当考虑盛衰逆从，是否有邪衰正亦衰? 或外象虽轻，邪实内陷等严重变化? 总宜兢兢业业，稳扎稳打，务使重者转轻，轻者转愈，勿为虚假所惑，坐失机宜为要。又如先喘后胀，主病在肺;先胀后喘，主病在脾。先渴后呕，为有停水等，皆须一一问清，用作参考也。

现在口渴思饮否?

口不渴，内无热也。口渴欲饮为热，喜饮冷者实热，喜饮热者虚热。渴不引饮而胸闷者为湿热。渴而不喜冷饮，身如被杖者，为真寒假热。年老之人，口干不欲饮，为津液少。若漱水不欲咽，为蓄血，为阴极发燥。

喜热喜冷否?

喜热为内寒，喜冷为内热。

口中何味?

味苦为热（口苦者胆热）。味咸为寒，亦为肾亏脾湿。淡为胃虚，淡腻为湿。甘为脾热脾疸。酸为宿食伤食。臭为郁热。口燥咽干者肾热。口燥舌干欲饮水者，阳明之热。

如常思食否？

伤食多不思食。凡杂症，思食为有胃气，则生，绝食为无胃气，则死。不食能知味者为外感，食不知味者为内伤。

五味中喜食何味？

喜甘者脾弱，喜酸者肝虚，喜咸者肾虚，喜苦者心虚，喜辛者肺虚。

胸中宽否？

宽者胃肠无病，不宽者伤食、痰积或气滞。

有呕吐否？

呕吐有食呕、干呕、食久呕（即食后久之方呕）之别。兼头眩者，则为痰。

心中烦否？

大烦不宁，欲吐不吐谓之嘈，跳颤曰悸，多惊者脑热不宁，多恐者血虚怔忡。

能睡眠否？

每夜能睡七八小时者为无病。失眠多为虚弱症。眠短易醒为神不安。睡中多梦为相火旺。梦中惊呼为胆气虚。又怔忡健忘，惺惺不寐者心病。多怒善惊，恍惚不寐者肝病。遗精滑泄、躁扰不寐者肾病。悲伤欲哭，欠伸不寐，如有鬼神者肺病。呕恶气闷不得寐者，胃有湿浊（胸膈气闷，寐不得安，为湿痰内阻）。腹痛胀闷，不能寐者，胃有食积。谵语不寐者，热在心。惊惕不寐者，病在胆。心悸不寐者，水停心下。喘咳难卧者，水气上逆。

又有嗜卧之症。凡四肢无力，体重嗜卧者，阳虚湿盛。精神萎顿，形瘦嗜卧者，神气衰弱。壮热、谵语、昏睡者，痰热蒙心。身热鼻鼾多睡者，风温犯肺。卧不安者，胃不和。但欲寐者，少阴病。

有咳喘否？

用之以测肺肾之病。因咳嗽总关肺脏，喘病多属肺实或肾虚也。此当与闻诊互参。

有痛胀感觉否？患在何部？状况若何？

暴病只有头痛不休者，多为外感。头痛有间歇，或头不痛而身痛者，多为内伤杂证。头身俱痛者，内外两感。腹中有痛处者，主食积痰血；有痛处而手按则减为虚。腹中无痛者，病不在内。心口痛者，乃心包络痛（其实多是胃痛），若真心痛者，手足寒至节，不治。胸膺痛者，肺气不调。胃脘痛者，胃气不和。两胁痛者，肝胆之病。大腹痛者脾病。小腹痛者肝肾病。肩背痛者，暴为外感，久为内伤挟郁。腰脊痛者，暴为外感，久为肾虚挟滞。尻骨痛者，暴属太阳经邪，久为太阴经火。浑身骨节痛者，外感邪居于表；内伤气血不调，重痛者挟湿。齿痛者，暴痛连头而畏寒，多为感寒；痛兼口糜臭烂，脉沉细者，多为肾中虚火。喉痛者，肺胃实热，或心肾之火，暴痛为痰热，久痛为下虚。痛而不休者属实，痛有断续者，属虚或肝气。痛而游走者，气风与痰也；

痛而不移，犹如刀割者，血凝不行，将生痈疽也。暴痛多属风寒实证；久痛多属络间郁热虚证。胀者气滞，头腹为多，实则痛胀拒按，饱更加剧；虚则痛胀喜按，饥更加剧。胀过于痛为气滞血，痛过于胀为血碍气。诸寒收引，则血泣而归肝，下注于左睾丸而痛多肿少。诸气膹郁，则停滞而归肺，下注于右睾丸而痛少肿多。

手足瘫痪否？

左手足背膊不举或痛者，为血虚有火。右手足背膊不举或痛者，为气虚有寒。

身觉麻木胀否？

麻者气虚，木为湿痰死血，胀为气滞痰凝。

大小便如常否？

小便短而黄赤或秘为热，清白为寒。浊如米泔为湿热下陷。大便秘为实，久泻久痢为虚。大便黄赤为热，清白为寒。完谷不化为寒，然亦有热迫妄行，不及化谷者，其气必酸臭，小便必黄赤或短也。大便泻者，有溏泻、水泻及饮食后泻之别。大便秘结者，兼渴胀为热，不兼渴胀为虚。

足冷暖否？

足暖是阳证，足冷是阴证。乍冷乍温，便结属阳，大便如常属虚。

素病若何？

若素有疝气者，宜兼疏肝，不可妄用升提及动气之剂。素有痔漏、便血者，忌用燥药。素有疮疥者宜清热，忌用汗药。素有梦遗、白浊者阴精虚，不可轻易汗下。素阳强者有火，素阳痿者无火。

曾误药否?

误药者气血多乱。

次问平日劳逸，喜怒忧思，及素食何物?

劳则气散，逸则气滞，喜则伤心，怒则伤肝，忧则伤肺，思虑则伤脾，恐则伤肾。素食厚味则生痰，醉酒则发热。

若系内伤虚劳，更宜兼问其父母年龄存亡与其本身之行次也。

父母年龄大，现存，本身行次早，主禀赋厚，抗力强；反之，则禀赋薄，抗力弱。

二　张景岳 《问证歌》 集解

张景岳《问证歌》，在问诊当中，最能掌握重点，与《问诊通则》，可以合参，故特附此，且加集解以发明之。

一问寒热二问汗。

寒热

阴阳为病情之总纲，询问寒热，即在辨明阴阳，并可测知表里虚实。

有寒热者，多为表证、外感证；无寒热者，多为里证、内伤杂证。发热恶寒者，为病在阳；无热恶寒者，为病在阴。不发热而但恶寒，手足常冷者，为虚寒证；潮热或阵发烘热，手足心灼热者，为虚热证。热者多实，而虚热者宜审，寒者多虚，而实寒间亦有之。

凡发热恶寒，兼头身疼痛者，为太阳病；发热不恶寒兼口渴者，为阳明病；寒热往来兼见口苦咽干目眩者，为少阳病。外感风温，热邪首先犯肺，肺主皮毛，肺失清肃，腠理反疏，故凛冽恶寒，然多口渴易汗，虽恶寒而不甚，往往只见于背部，与周身恶寒者迥别。

凡病内伤发热，阴虚阳虚各别。阴虚发热者，每热势缠绵，掌心烦热，经久不退，起伏不定，颧红唇干，但无恶寒头痛。阳虚发热者，则每见自汗身怠，面色㿠白，唇淡口和，并常有轻微之恶风恶寒感。在恶寒中，背恶寒者为肾阳虚；四肢清冷者为脾阳虚。外寒者阳亏于表，内寒者火衰于中。

发热时间：如早减暮盛者为时邪；早退暮起或早起暮退者为虚劳。起伏定时，一日一发，二日一发，或三日一发者为疟疾。

汗

汗与寒热有密切关系，主要在辨有、无、多、少，及出之时间等。

表证，无汗为表实伤寒，有汗为表虚伤风。汗出热减，病可冀愈。汗出恶寒止而热不退，为邪已入里。表证汗出而恶寒；里证汗出而发热。湿热之汗，汗色多黄。阳虚气脱，则为额汗；汗出粘腻，则为脱汗。虚证中，阳虚自汗，动辄气乏汗出而觉冷；阴虚盗汗，寐出醒收；汗后感觉疲乏。表证发汗，汗出不止，热骤降而恶寒转甚者，称为亡阳，有虚脱危险。发汗战慄，汗出类似虚脱，而安卧脉静，是为战汗，乃病有转机之征，不必惊惶。若汗出如珠、如油，四肢厥冷，脉伏，为垂亡之象，是谓绝汗。

王秉衡曰：外感恶寒，有汗则解；内伤恶寒，不汗亦解。恶寒无汗，身热不渴者，风寒表证也；不恶寒，自汗口渴者，温热里证也。阳虚自汗，阴虚则盗汗。如体疼骨楚而兼发热汗出等症，则为湿邪内郁之征。

头汗者，大多是阴虚阳浮，故汗出头颈而不能遍身。更有相火迫水上行心之分野者，有阳气失所归依飞越于高巅者（即阴虚阳浮），有湿热相搏者，有瘀血内蓄者。若关格不通而头汗，及阳虚唇舌口鼻清冷而头汗者，皆难治。

饮食则汗出，乃胃气空虚，不能胜任饮食慓悍之气。久之，则心气消耗，胃液散亡，令人消渴偏枯，宜安胃汤调治。

心汗者，只在心室圆圆一片，汗出如浴，此忧思惊恐，心脾受伤，腠理不能固密而心液外泄也。宜益气敛神为主，合归脾汤加减，或猪心一具，带白破开，入人参、当归末各三分，茯神二分，蒸熟连药嚼咽。

手足汗者，手足为诸阳之本，生于脾胃。如湿热熏蒸，则津液傍达而手足汗出也，宜渗湿固中，合二陈汤加黄连白芍；如寒湿伤中而傍达四肢者，理中汤加乌梅五味；如阳气虚弱而傍达多汗者，十全大补汤去川芎加五味子。

阴汗者，以肾主五液而藏精，肝主疏泄而藏血，酒色过度，湿热下乘，则津血不藏，每多阴汗，宜滋肾凉肝，肃清精室，而阴汗自敛。合六味地黄汤加黄柏、白芍。

半身汗者，汗不遍身，或上或下，或左或右，乃气血偏衰，阴阳不相接洽之候，宜大剂十全大补汤、人参养荣汤，或大建中汤，并加行经彻络之品。

汗有热冷。凡阴虚阳凑，则发热自汗，汗出必热（宜凉血滋阴）。若阳虚阴凑，则厥冷自汗，汗出必冷，谓之冷汗（宜温中固表）。然亦有火邪亢极，反兼水化而汗冷者，宜如神白虎汤；有相火出于肾中挟水化而汗冷者，宜知柏地黄汤。

亡阳汗者，汗由阴化，发出于阳，汗多则津液漏泄，阳气无所止息，而阳亡于外，阴盛于中，每每病笃虚极之人，多有头面汗淋，口鼻俱冷，而手足青色，气促不止者，急宜温补以追欲绝之阳，并外用扑法，亦有生者。迟则不救。

三问头身四问便。

头身

头为六阳之首，乃人体发号施令之总司，好比中央政府；身为形质之具，乃人体脏腑组织之所依，无异土地疆域。故三问及此。

分而言之，头痛者，邪居阳分。此中又分内外：

外感头痛，痛无停时，必兼寒热。依六经辨证，后头痛连项者（即痛在脑后而项强），太阳经病。前头痛连额者（一作痛在额角连目珠），阳明经病。两侧头痛者（一作痛在头之两角连胁或兼往来寒热者），少阳经病。巅顶痛者（一作痛在巅顶，甚则肢逆者），厥阴经病。头痛鼻塞，舌淡唇白，腹满自利者，太阴中湿，肺脾同病也。头痛连脑，四肢逆脉沉细者，少阴中寒，心肾俱病也。

内伤杂证头痛，痛有间歇，每带眩晕重胀。痛胀觉热者属肝火。眩晕畏光者属肝阳。痛剧面青者属肝寒。头重昏沉响鸣者属脑虚。头眩而兼实证者，多由痰湿内阻，清阳不升（每兼舌腻恶心之候）。头眩而兼虚证者，多属肾阴之虚，肝阳上扰。头重多脑虚，头胀多属湿重。暑病晕眩，为风热。体肥者多晕，则因过食厚味醇酒，脾痰随肝火上升也。又阴虚头痛者，举发无时；阳虚头痛者，恶寒呕恶。

身痛者，邪在诸经。一身疼痛，有表证者，多为外感，汗出即减。身痛不休，寒邪居多。痛而走窜者，兼挟风邪。身体痹痛不移，又无表证，乃寒湿留滞，气血受阻。关节疼痛，即为痛风。痛在关节，或游走四肢，不兼寒热者，为风寒湿痹，常与气候有关。

身痛而兼头痛，多由表邪引起。身痛上下无定，随散而愈者，亦是外感表邪。身痛而兼肌肤灼热，或红肿不消，或内热烦渴，则为阳明胃火太盛。手足麻木或身体一处麻木者，多为气虚。手指（多为大食二指）麻木，甚至延及肘臂者，为中风先兆。多卧，身痛不舒，活动后即轻减者，为气血不和。久病羸瘦，忽然身痛者，为气血衰少，不营筋骨。身痛而重，举动不便者，为湿阻肌肉经络。若病久身重如山，不能移动者，是病已垂危，无法挽救矣。

合而言之，凡头疼身痛，或常痛不止之症，属外感多实，亦属气不宣行。头疼身痛，时作时止者，属内伤多虚，总由客邪阻气也。

王秉衡曰：阴虚头痛，叶氏云多属阳亢，未可竟补，须兼滋阴降火为治；阳虚头痛，则百无一二之症。至于眩晕，不可与头重混同立论，如肥体过多厚味醇酒，胃中必有痰饮，随肝火升腾而作晕者，余用二陈加栀、连、柴、芍、天麻、钩藤而愈者多。虚则加参、术。瘦人胸无阻滞，胃中无痰，可用地黄汤加柏芍之类。盖此证因痰火者多，长沙治眩，亦以痰饮为先也。头重则属湿者多，火盛者用清凉以降之。经云：邪之所在，皆为不足，上气不足，脑为之不满，耳为之苦鸣，是言邪乘虚客之，非竟言虚也。景岳于二证，皆主上虚，清阳不升，亦万中一二耳。盖头项、脊背、腰臀、臂腿诸疼，有内伤、外感之别，内伤多虚，亦属气不宣行，外感多实，总由客邪阻气也。

二便

余师尝曰，切脉不如验舌，验舌不如验便。因人身后天以食饮为本，食饮有来路，必有去路，无去则亦无来。二便为一身之门户，故关系最为重大，无论外感内伤，举凡病情之虚实寒热，俱可由此测知。盖前阴通膀胱之道，而其利与不利，热与不热，可察气化之强弱。凡患伤寒而小水利者，此太阳之气未剧，佳兆也。后阴为大肠之门，而其通与不能，结与不结，可察阳明之虚实，若大便热结而腹中坚满者，此属有余，通之可也。若得解而不干结，或旬日不解而全无胀意，或先便后溏，皆非阳明实邪，不宜妄攻矣。

凡大便秘结，干燥难解，多属实热；大便稀薄，泄泻不止，多属虚寒。又清稀腥臭，大多属寒；稠粘酸臭，大多属热。色黑如胶，是瘀血；色紫如酱，是湿热。便秘兼见实热脉证而能食者为阳结，便秘兼见阴寒脉证而不能食者为阴结。久病或老人、产妇，经常大便困难，为血枯肠津燥。先便后溏，为中气不足。大便常稀，为脾虚阳弱。便泻而殚泄清冷，完谷不化，兼见虚寒脉证者，是为寒泻；便泻而暴注下迫，肛门灼痛，兼见实热脉证者，是为热泻。便时里急后重，腹痛不舒，解后觉舒者，为实证；便时自然泻下，腹无痛苦，解后反觉不舒者，为虚证。热结旁流之泻，必见心下或脐腹硬满而痛；中气下陷之泄则时欲溲便，不能自制。每逢五更天明泄泻者，为肾虚；泄泻腹痛，泻下臭秽者，为伤食。痛一阵，泻一阵，所泻粘秽赤白，里急后重者，为痢疾。骤然水泻，兼呕吐不止，肢麻头汗者，为霍乱。

小便黄赤属热，清白为寒。黄赤混浊，甚至溲涩不利为湿热。清白频数，甚至小溲自遗为气虚。又泻利病人，小便必少而黄，如便渐长渐清，则泄泻将愈。发热而小便清长，邪未传里；热病而溲转清长，病趋将愈。溲多渴饮，身渐羸瘦者，为消渴。小便淋沥，黄中刺痛者，为淋病。溲血而痛，为血淋。溲闭腹胀，为癃闭。

王秉衡曰：中气不足，溲便为之变，不可因溺黄而谓之火，

　　　　　　　　　　　　　　　　　　　　　　中医薪传

强逼枯汁以毙人。劳倦焦思，酒色泻利为虚火；若暑热下痢，小溲淋痛，乃邪火，当分别而治，不可云无火而用温补以误人。大便亦要调和，若固结在老年，防有噎膈之患，不可云弥固弥良。若溏而频解而腹中始快者，非痰饮内阻，则气郁不宣。若泄泻在温热暑疫诸病，正是邪之去路，故不可一闻溏泻，辄以为虚寒而妄投温补止涩也。须问其解之热与不热，色之正与不正，须不觉其热而稀溏色正者，始可断为中气不足也。更有痛疽、痘疹将发而吐泻先作者，前辈皆未之说及也。

五问饮食六胸腹。

饮食

食欲之旺衰，脾胃之强弱可测，饮食之寒热，脏腑之阴阳可辨，故甚为重要。

胃主受纳，脾主消化。能食易饥为胃强，食入难消为脾弱。能食善胀，为胃强脾弱。病而饮食如常者，胃气未伤；病而兼见倦食者，胃气已困。饮食喜冷，为胃热内热；饮食喜温，为胃寒内寒。食入即吐为热证，朝食暮吐为寒证。得食稍安，多属于虚；得食更剧，多属于实。饥不能食，胃中嘈杂，为痰火内阻；易饥多食，形肉反瘦，为胃火内炽。食入胀闷，为气滞食阻。不欲食而大便闭结，或频频嗳气，为胃肠有滞。小儿恣食，腹痛形瘦，多为虫积。孕妇见食恶心，是为恶阻。口苦者，肝胆有火。口淡多清水，胃之虚寒。口中甘腻，脾蕴湿热。吞酸嗳腐，内有宿食。口酸为肝胃不和，口咸为肾虚水泛。

王秉衡曰：谓得食稍安者，必是虚证，未尽然也。痰火证、虫证，皆得食稍安，而痰火证更有初服温补极相安者。其中消善食属火者，是实证矣，亦有火盛反不能食者，胃热不杀谷也。更有阴液久耗，胃阳陡越之除中证，能食善饥，俨如消证，但脉必虚大，按之细软无神，纵与大剂填阴，亦不救也。虽不多见，不可不知。至于热证喜饮，寒证恶饮，人皆知之，而热证挟食挟痰者，亦不喜饮或喜沸饮，皆不可误指为寒也。喜饮而不多者，古人但以为阴虚，而不知亦有挟痰饮者。

胸腹

胸膈脘腹，内连心、肺、肝、胆、脾、胃、肾、肠等而言，非仅指胸乳之部也。尤其咳嗽一端，内应肺脏，乃问胸之所必及者，而诸书皆未言之，显系千虑之一失也。

胸膈满闷，多为气滞；懊侬嘈杂，多为热郁。胸满胀痛为结胸，不痛而胀连心下为痞气（痛有处，痞无形）。胸痛彻背，背痛彻心为胸痹。胸内隐痛，多为肺伤，胁肋刺痛，有关瘀血。咳嗽肺病，痰多挟湿，痰少邪郁或津伤。脘痛胃痛，食剧为实，食减属虚及阴枯。胁胀闷痛，为肝气不舒，暴痛在气，久痛入络。脘痛急暴，多胃寒所致，冷沫恶寒，遇冷益剧。脘痛痞硬拒按、吞酸嗳腐，得食更甚者，为食饮积聚。脘痛时时发作，胀闷嗳气，郁怒增剧者，为肝胃不和。

腹痛属肠，拒按属实，喜按为虚。腹痛肠鸣，身热心烦，呕吐泄泻者，为湿热实证；腹痛绵绵，肢冷恶寒，大便泄泻者，为寒湿虚证。腹痛硬满，身热口渴，心烦不寐者，为实热燥结。腹痛有块，痛在一处，入夜更甚者，为瘀血凝聚。腹痛胀坠，痛入睾丸，犹如物挺者，为膀胱疝气。饥则痛甚，时吐清水，肚大胀急，或吐下蛔虫者，为虫积腹痛。

凡胸腹胀满，不可用补，不胀不满，不可用攻，此中又分轻重。若胀塞中满，此实邪也，不得不攻。若但不欲饮食，不知饥饱，似胀非胀，中空无物，此痞气耳。由邪陷胸中，或脾虚不运而成，则或攻或补，孰先孰后，或疏补兼施，用药宜详酌也。

叶氏云：胸腹胀满，固不可补，不知饥饱，似胀非胀，是浊气不清，但当理滞气，不宜骤用参、术，补住浊气而为胀满。经云：浊气不降而生䐜胀。即宜补者，须分气血，虚而兼滞者，疏补宜兼，俗云虚不受补者，未知疏补兼行之法耳。盖胸须如天，天空则生气流行不息，然虚痞可补之证，间亦有之。气虚者宜温补，阴虚者宜滋填。若痰饮凝聚，饮食停滞，及温热疫症，邪踞募原者，皆宜开泄为先，不但补药忌投，即凉润之品，亦在所禁，恐病人言之未确，医者必手按其胸腹，有无坚鞭拒按，始可断邪之聚散，最为诊要。更有肉痈一证（肺、胃、肝、肠等痈证），尤当留意。

七聋八渴俱当辨。

聋

暴聋多实，为肝胆之火上逆；久聋属虚，为肝肾阴分内亏。耳聋初起，往往先有耳鸣、如潮声风声，兼见便秘、胸闷、纳减呕吐者，为风热实症；如蝉声联唱，兼见头眩心悸者，为阴虚之证。流脓作胀，似鸣似聋者，为肝经实热。伤寒暴聋，多系邪在少阳，经气闭塞所致；温病耳聋，多为阴伤，阴精不能上达，邪火蒙蔽清窍。亦有暴感风温，鼻塞头重，转致耳聋者，此均易治。如耳聋出现于气虚精脱之人，则病情危险。昔人云：聋分轻重，聋轻病轻，聋重病重，在伤寒温病过程中，由聋之轻重，可知病之进退，聋渐重者病进，聋渐轻者病退。

又聋在伤寒，以辨病在少阳与厥阴；若在杂病，则以聋为重，不聋为轻。程氏曰：《中藏经》云：肾者精神之舍，性命之根，外通于耳，然足厥阴肝、足少阳胆，二经皆络于耳。凡伤邪热耳聋者，属少阳证，小柴胡汤主之。若病非外感，有暴发耳聋者，乃气火上冲，名曰气闭耳聋，宜用"逍遥散"加蔓荆子、石菖蒲、香附主之。若久患耳聋，则属肾虚精气不足，不能上通于耳，宜用六味地黄丸加枸杞人参、石菖蒲、远志之类。其患耳如蝉声，如钟鼓声，皆以前法治之。若风热相搏，津液凝聚，变为停豆抵耳之患或脓水淋漓，或痒极疼痛，此皆厥阴肝经风热所致，宜用加味逍遥散去白术，加荷叶、苍耳、贝母、香附、菖蒲之属，外以药末吹之。若耳内生疮，并用煎药加金银花主之。

又考古有耳聋治肺之法。一瓢先生云：金之结穴，在耳中，名曰茏葱，专主乎听，故热证耳聋，皆为金受火烁，治当清肺，不可泥定少阳一经，而再以小柴胡汤益其病也。王潜斋曰：友人沈辛车患耳聋，四明医人胡士阳用柴胡多剂，其聋日甚，胡谓进则病进，经投补剂，后服清解病愈，而聋成痼疾，是肺络之热为补药补壅塞，竟无出路也。

（八）渴

口干能饮为真渴，胃中有火。不能饮，饮亦不多为假渴，胃中有湿。大渴饮冷为里热（胃热），渴喜热汤为内寒。渴而不欲饮曰口干，乃真阴内亏，并无火邪。无病而口中和不渴，是为津足。若有病而口中和不渴，则或为表病，邪未传里；或为里病而阳虚寒盛。又有温病挟湿，热为湿遏，虽热不渴。温病热在血分，亦不口渴。

寒热虚实皆有渴，以口中和，索水不欲饮者为寒；口中热，引饮不休者为热。大渴谵语，不大便者为实；时欲饮水，饮亦不多，二便通利者为虚。又凡实热之渴，则大渴引饮；湿热之渴，渴不引饮；虚热之渴，渴喜热饮；火热之渴，渴喜冷饮。口干消渴者，肝胃热病；口燥不渴者，脾胃湿病，先渴后呕者，水停心下；先呕后渴者，火烁胃液。大抵热证燥证多渴，寒证湿证不渴，亦有因痰饮阻遏气机而渴者，惟渴喜热饮，渴不多饮为异耳。

九问旧病十问因。

新病暴感，轻浅易治；旧病复发，根深难治。致病之远因近因，用药尤当以之为根本，否则茫泛无准，其或杂药乱投，以冀侥幸中病者，不可得矣。

总之，问不厌详，除上所举而外，如睡眠好坏，记忆力如何？性欲如何？有无梦遗滑泄等。举凡与症有关者，俱应一一问及也。

再兼服药参机变。

既用药矣，观其反应如何，而病之所在，可无遁情矣。盖表里寒热补泻之中，自有神机变化之妙，传心者自知之耳。

妇人尤必问经期，迟速闭崩皆可见。

妇人生理不同，故须问经期是否准确。经色经量，是否正常？经期及其前后，是否腹痛？带下有无？胎产远近等。

如经期超前，色鲜红或紫，大都属热；超前而色淡量少，或经后反觉腹痛，大都是虚。经期落后，色泽瘀紫不鲜，或经前腹痛，大都属寒。经量失常，腹痛拒按，大都属实；经行量少，或经少带多，色淡腰痠，大都是虚。经前腹痛涩，量少挟瘀者，多属气滞。月经停闭，病见潮热咳嗽，形瘦自汗，是血海枯竭（此病胃纳未减，尚可救治，若胃纳日衰，便难为力）。经行感冒发热，或发热中经水来潮，神识不清，为热入血室。素昔月经正常，忽然月经停止，已婚者须考虑是否受孕，若有呕吐择食等症，更应注意。产后须注意有无寒热，是否腹痛，一般见寒热头痛者，是为外感；恶露不畅而腹痛者，是有瘀血。

王秉衡曰：女子病首须问带，盖带者女子生而即有，故越人称妇科为带下医也。下多即为病矣。十二岁以外者，问其月事行否？未行而肤色淖泽者，虽逾笄不为病，若肤色憔悴，人不成长，是劳损也。已行之女与妇人，则询其汛之迟速，血之紫淡，虽患外感，亦当问明汛期远近，然后审证用药，庶无碍血伤胎之患。

盖姅期有禁用之药，胎孕有难凭之脉也。产后则恶露之多少，腹块之有无，首先究诘，然胎产诸证，笔难尽罄，总宜审问详明，处方灵活，不可稍有固执，庶不误人。

王大昌曰：天地生机，皆在灵空，女子之象，离中虚也，故能孕育。若脂满胞中者，不能有妊，此理之常也。况胎元初结，月事即停，气有余为火，血有余为水，火盛搏水则成痰，呕吐肿满诸病，由此而生，补药最宜慎用。古云胎前无滞，产后无虚是已。然有极虚之妇，受胎即须培补，始能长养者，分娩时必须峻补，始能诞育者。既产之后，血气必虚矣。丹溪先生垂大补气血之训，而竟不尽然者，以张景岳之论尚温补，犹知其非，可见治胎产病之难也。

王潜斋曰：姅期有禁用之药，世俗惟知禁用寒剂，而不知血分有火或有伏暑者，不但禁用热药，即温动之品亦禁，宜寒宜凉，对证者并不禁也，第一必取其有流利之性而无凝滞之偏者为良药耳。粗工泥于经产之禁，而不详审证因，且古书每于方后论云，妇人加当归，不知变通者，胶柱鼓瑟，遂致变症蜂起，杀人如麻而不知所以，可慨也。

胎前最忌渗利，无湿者，虽茯苓亦须避之。室女服药，禁用虎骨，恐分娩时交骨难开也。

陆士谔曰：潜斋宜寒宜凉，对证并不禁也之论，真高明之见。民国戊午夏，上海书商葛某令正产后气喘，额汗如豆，两脉虚浮，脱在顷刻，不及处方，急令磨沉香灌之，汗收喘定。次日，手足忽均木麻，不能举动，脉弱如无。余曰：此血虚生风也，砂糖、益母草皆为禁剂，令以生藕、鲜竹茹、丝瓜络，少加红枣煮汤，调下六一散一分，日三服，并以鲜藕、生竹茹煮汤代茶。葛求另与药方，余曰：脉弱如此，胃口最宜顾及，药多偏性，秉有异味，即以芍药、甘草之和平，余尚虑其碍胃也。服三日而病若失，惟

中医薪传

中脘微闷，以金橘饼煮汤饮之，胸闷即舒。是年秋，松江城内名医金省三君之侄女，产后患感，金与老医韩半池诊治月余，病日以增，甚至气逆神昏。邀余往视，余曰：此寻常感症也，深秋暴感，症同春月风温，第春温当冬令固密之余，秋感值夏令发泄之后，虚实之不同，一也；况产后阴大亏，孤阳独旺，诸君恐其痰（疑瘀误）阻，大事温运，阴液遭烁，冲阳不为任制，此气逆神昏之所由来也。犹幸舌苔腻滑，胃液尚未尽枯，犹得足以自救，否则燎原莫救矣。与以旋覆花、生牡蛎、天花粉、白芍药、生竹茹、梗通草、飞滑石等。金君虑凉药有阻恶露，余曰：腹不见疼，又无癥块，此乃无瘀铁证，不必顾虑可也。又令以粳米一升，泡汤代水煎药，取谷气生津意也。一剂而气逆平，神不昏矣。去旋覆，减牡蛎，加玉竹、沙参，再剂而胃口开，能进粥矣。为之清养而愈。

再添片语告儿科，天花麻疹全占验。

小儿古称哑科，因病孩不能直接主诉所苦也。但亦不能放松问诊，必须详询其家长保姆，如饮食冷暖、起居情况、发病时间、病情经过，以至曾否患过麻疹、种过牛痘等，不能丝毫马虎也。

第四节　切诊

切诊为中医诊病四法之一，乃利用手指或手掌之触觉以诊查病人之脉搏及全身应予抚触之部位者，故切诊一般分为脉诊与触诊之二。此后分述之。

一　脉诊

脉诊即切脉，乃四诊中之最难体会运用者。因其全赖医者之触觉以辨析种种脉象，判断病情，颇非易事。故不特局外人认为神奇，即在局内人中，亦有"心中了了，指下难明"之叹！尤其过去社会，无知之辈，为图招来，妄语浮夸，比比皆是。故李濒湖云："脉者脏腑之气，非脏腑所居之地也。余每见时医，于两手六部中按之又按，曰，某脏腑如此，某脏腑如此又如彼，俨若脏腑居于两手之间，可扪而得，种种欺人之丑态，实则自欺之甚也。"徐洄溪亦云："至云诊脉即知何病，又云人之生死无不能先知，则又非也。盖脉变迁无定，或有卒中之邪，未即通于经络，而脉一时未变者，或病轻而不能现于脉者，或有沉痼之疾，久而与气血相并，一时难辨其轻重者，或有依经传变，流动无常，不可执一时之脉而定其是非者。况病之名有万，而脉之象不过数十种，且一病而数十种之脉无不可见，何能诊脉而即知其何病？此皆推测偶中，以此欺人也。若夫真藏之脉，临死而终不现者，则何以决之？"然则脉竟不可凭乎？曰：此道千真万真，确确可凭，惟必须博学深思，先将脉象之种种内容，真假疑似，与乎所主之病，烂熟于胸，然后于平日临症之际，细心体察，并与望、闻、问三者合参，初虽指下模糊，久则渐清，又久，则指下了了，洞若观火，而于测病候判吉凶，亦自能百不失一矣。

（一）脉象要解

脉象至为复杂，经历代医家整理，定为二十八脉，即"浮沉迟数，滑涩虚实，长短洪微，紧缓芤弦，革牢濡弱，细散伏动，促结代疾"是也。脉象若何？主病为何？此后依次缕释之。

浮——浮脉，又名毛脉，下指即得（轻手着于皮肤之上即见），按之稍减而不空，举之泛泛而流利（即按之不足，举之有余），不似芤脉寻之中空，弱脉按之绵软无力也。

主表。属腑属阳。瘦人得浮脉，三部相得，曰肌薄，肥人得之，未有不病者。

浮为表证，属身体自然机能集于体表，抵抗外邪之象。初期感冒，恶寒严重之时，脉象未必能浮，惟发热至相当时期，或热甚、烦躁、出汗之际，脉象必浮。

表病（外感初中之候）脉浮，属体温机能抵抗外邪之象，为顺证；若内伤虚性久病，一见浮脉，属体温外散，便是脏气外脱，为逆证，有失汗而死之虞，徐洄溪所谓内虚阳见者是已。凡脉症相反者，皆可本此例推之。

浮脉主表，有力表实，无力表虚，浮紧伤寒，浮缓伤风，浮数风热，浮迟风湿，浮芤失血，浮短气病，浮洪虚热，浮虚伤暑，浮涩伤血，浮濡气败。

沉——沉脉，又名石脉。须于肌肉下得之。王叔和曰：沉者举之不足，按之有余也。

主里，属脏，属阴。

沉为里证，属身体自然机能集于体内以排泄里滞，故脉搏多为沉象。若高热无汗者，则其脉不沉。体温低降，中气衰弱之候，脉搏必沉。惟其中有虚实之分，虚证宜用温补（四逆汤），实证宜用通下（承气汤）。

在表病发热之际，反见沉脉者，乃神经及心脏衰弱，不能向外抵抗也。里证反见脉浮者，乃神经虚极，不能约束血管也。二者皆为危候，临证时宜注意及之。

通一子曰：沉必察其有力无力以辨虚实，沉而有力为实，多是气停积滞，沉而无力为虚，多是阳虚气陷。实者宜消宜攻，虚者宜温宜补。

沉脉主里，有力里实，无力里虚，沉紧冷痛，沉缓寒湿，沉迟痼冷，沉数内热。沉滑痰饮宿食，沉涩气郁血结。沉弱虚衰，沉实积滞。沉细少气，沉牢坚积。沉伏霍乱吐泻，沉弦心腹冷痛。

伤寒阳证两寸沉曰难治。平人两寸沉曰无阳，必艰于寿。

迟——一息三至以下曰迟（一息脉来不足四至），心脏收缩力低减也。

主寒。主脏病。

体温低降，血行缓慢，故脉见迟，此心脏衰弱之象也。迟脉属寒，但亦有邪聚热结，腹满便秘，而见沉滞有力之象者（脉迟而滞，宜大承气汤）。又有湿浊内壅，肚腹满闷，脉象模糊有类沉迟者，亦不可误认为寒，必参合全身症状诊断之。

交感神经麻痹则脉迟，迷走神经兴奋脉亦迟。迷走兴奋，交感必然麻痹，二者常互相牵制，此寒证通例也。若热而脉迟，多与神昏谵语，闷乱烦躁等脑病症状并发，须参合全身症状细察之。

尺脉属寒。有力积冷，无力虚寒。浮迟表寒，沉迟里寒。迟涩血少，迟缓湿寒，迟滑胀满，迟微难安，迟微可治，迟甚难生。乍迟乍数曰虚火。

数——一息六至七至曰数，心脏收缩力加速，每分钟跳动七十二次以上也。

主热。主腑病。

数为热，缘交感神经兴奋故。此种现象，多与热病不恶寒，但发热，心烦口渴等症并见，此数脉为热之确证也。然太阳病脉浮数，有用麻桂等汤辛温发汗者，是数脉未必皆是热病也。虚热病多脉数。又虚寒病数大无力或数小无力，宜用温补。以血压高，乃心脏麻痹前期之虚性兴奋，宜用参、芪强心益气之品，如已至麻痹则必需桂、附兴奋回阳之剂矣。

虚热外浮之数脉，其脉管必不宽，其波动必不圆滑，有涩滞无神，甚至豁然而空之象，外症多见舌干津少，喉痛面赤，身热无汗，两脚冰冷，舌质胖大，苔色娇嫩等象，可以征之。数脉属热。有力实热，无力虚热。浮数表热，又主痰热上壅；沉数里热，又主气郁于内。数而有力为实热，如肺痈；数而无力为虚热，如肺痿。数而滑实，为痰火壅滞，数而洪大，为疮疡肿痛。数而兼大，内热上亢，数而兼小，阴虚火盛，数小而细，阴虚劳热，肺结核末期多见之；数大无力，按之豁然而空，为阳虚外浮之象，治宜温中回阳，数小无力，按之涩者，为中寒之象，治宜温补。

滑——往来流利也。亦云数而往来流利如盘滚珠也。

主痰滞食积，若指下清，则主气和。

滑主中气郁结，痰食停滞。伤寒以滑为实热以小承气汤下之。又曰：脉浮滑，此表有热，白虎汤主之。曰脉滑而厥，里有热也，脉滑而数者，有宿食也，皆是阳盛实热之象，然虚弱之人，亦有反见滑脉者，平满而无鼓动力，稍按即无，此元气外泄之危候，见此不出旬日多死，不能以一般滑脉视之矣。

滑而有力为实，无力为虚。浮滑风痰，沉滑痰食。滑迟腹胀，滑数痰火。滑短气壅，滑而浮散，中风瘫痪。滑而疾强如弹石，谓之肾绝。

妇人经断脉滑，或尺内滑，则为有孕也。

涩——往来涩滞也。亦云迟而往来艰涩，不能流利圆滑也。

主血瘀气滞，或精血俱伤。

涩为血少津伤，或多汗亡阳，噎膈反胃。表病为筋骨疲劳，里病为精神萎靡。《内经》曰：脉弱以涩，是为久病。又凡痰食壅滞，七情郁结，或过服补剂，或久坐久卧，气血不舒，皆有涩脉。又涩有寒热枯之不同：若吐泻肢厥，汗出恶寒，苔白不渴而涩者，寒也；若身热自汗，心烦口渴，舌赤少津，便闭腹胀而涩者，热也；至于津亏液枯，骨蒸潮热，盗汗失眠，而见涩脉，则属津枯矣。

浮涩表虚，沉涩里虚，涩而坚大为实热，涩而虚软为虚火。

此上六脉，皆是明显对待，故多有以之辨六变者，即浮为表，沉为里，迟为寒，数为热，滑为实，涩为虚也。此浮沉候按法，迟数候至数，滑涩候形状，乃滑伯仁统脉之纲也。

又仲景为执简驭繁，分脉象为阴阳两大类，即浮大滑动数为阳，沉弱涩弦迟为阴，乃纲中之纲也。

虚——浮中沉三候俱无力也。凡指下无神，便是虚脉，虚者无力也。一云浮而软大无力为虚，终以前说为是。

主正虚，诸虚，气血虚弱。

凡洪大无神者，即阴虚也。阴虚则真水亏残，龙雷易炽，而五液神魂之病生，或盗汗，或遗精，或上下失血，或惊忡不宁，或咳嗽劳热，宜壮水之主以制阳光；凡细小无神者，即阳虚也。阳虚即火土受伤，真气日损，而君相化源之病生，或头目昏眩，或膈塞胀满，或呕恶亡阳，或泻利疼痛，宜益火之源以消阴翳。此生死之关也。医不识此，何望其他。浮虚自汗，沉虚便泻。兼迟虚寒，兼数虚热。兼大气虚不敛，兼细气弱血亏。虚而涩为心脏衰弱，虚而小为中阳不振。尺虚兼涩者必艰于嗣。

实——浮中沉三候俱有力也。一云沉而长大，举按有力者为实。

主邪实，诸实。

三候有力曰实。有胃有神，则为元气充实之象；无胃无神，则为邪气壅滞之象。凡见此脉，皆邪正相争之候。表邪盛者，浮大有力；里邪盛者，沉实有力。火邪盛者，洪滑有力；寒邪盛者，沉紧有力。

凡汗后，泄泻后，失血后，新产后，及一切虚弱症，而见实脉者，为血管变硬，无治法矣。

邪实为瘀血，实热积滞所致。右脉实，中满气滞；左脉实，瘀热内积（多见便秘腹胀，高热烦躁等症）。实而兼紧，腹有积滞，复感寒邪；实而兼滑，顽痰凝结。

近代多数学者，主张以浮、沉、迟、数、虚、实六脉为纲，以统各脉，即浮（洪、芤、革、濡、弦）、沉（伏、牢）、迟（缓、涩、结、代）、数（促、动、紧、疾）、虚（散、细、短、弱、微）、实（长、滑）。此亦初学入门，由浅入深之一法也。

长——脉来迢迢，直上直下，过于本位。亦即首尾相称，往来端直也。

长乃有余之象，若长而涌沸，主阳邪气逆火盛。若长中带缓，或长而清圆，则主正气充沛，素强长寿之征。

脉搏应指上下超过三指范围，是为长。盖由血管充实（实），血管神经紧张（弦），血管变硬（牢），血管扩大（洪）而来，可见实、弦、牢、洪四脉，皆兼长形。若长而和缓，乃健旺之象；惟长而紧硬，即为病脉矣。

凡意志不遂，及肝郁忿怒，有弦长出于寸口者。寒湿入里，脉搏细长，跳动无力，非辛热之剂无效。若长而跳动有力，又宜清解之剂。惟老人两尺沉长滑利，神气充足，乃高寿之征。

短——指下首尾似无（首尾俱俯），中间突起，不能满部也。一作沉而首尾俯缩，中突稍起；一作涩小不能满布，不足三指之部位。

短乃不及之象，主元气虚衰，所谓长则气治，短则气病也。亦主血阻气塞，痰积食滞。若关中沉取得之，上不通寸，下不通尺，必死。

寸短头痛，尺短腹痛。短迟寒积，短涩血少，短沉痞积，短数而促，心脏有麻痹之可能，脚气病多此脉。

又短脉头痛，属脑贫血，与风寒外感迥别。

洪——脉来洪大，满于指下，来盛去衰也。一云浮而有力；一云既大且数，鼓指如波涛汹涌，浮中二候有力者是也。与实脉之三候有力者别。

主热盛。洪而有力为实火，主热证阳盛阴衰，邪盛火亢，如高热烦躁，口渴汗出，失眠失血，目赤头胀，或疮疡便秘等病。若洪而无力为虚火，则主火浮水涸。

《素问》以来盛去衰为钩，指为夏令平脉，即洪也。若久病虚弱，失血新产而见洪脉者，多为败症，不可不知。

微——脉来模糊，极细极软，似有似无，欲绝非绝也（即极细而软，按之欲绝，似有似无也）。《金鉴》曰：浮中沉三部极无力，按之且小，似有似无曰微，与散脉之三部极无力，按之且大，涣漫不收者别。一云细不显明。一云浮而轻诊即见，脉形依稀微薄，脉势跳动轻微。

主阴阳气绝。亡阳，少气，中虚。

久病见微脉，近死之候也；卒病得之，邪气不太深重，或可得生。微脉见于亡阳之证，主气血大衰，精枯髓竭，故轻取纤微，重按如无，非急救不能挽回。

紧——往来有力，左右弹射，如牵绳转索，似弦而无端直挺长之象也。多由寒束，脉管收缩使然。一云数而脉管绷急，左右牵弹如转索，乃热为寒束也。

主寒，主痛。多为实邪。

浮紧太阳伤寒。沉紧寒积腹痛。紧而实，积滞感寒。紧而小，寒邪深入。

若中恶浮紧，咳嗽沉紧，皆主不起。

缓——缓乃专主形状而言，与迟以至数之少言者有别。此中有二义：如呼吸四至，从容和缓，不大不小，不快不慢，不过分有力无力，此乃平人有胃气之缓脉也；若放纵不振，脉管宽弛。收缩无力，与紧脉之收缩太过为对待，乃有病之缓脉也。

主湿病。脾虚湿胜。

浮缓风湿，沉缓湿痹。缓滑痰滞，缓迟湿伤，缓涩血虚，缓弱气虚。

扎——形如葱管，浮候、沉候俱有，中候空虚无脉也。一云中空两边实。

主失血，遗精盗汗，新失血后，往往见之。

失血过多，阴虚于内，阳浮于外，故见芤象。

芤脉如见一部独弦或兼涩，可能兼有瘀血，乃虚中挟实之象。

弦——一名强脉。端直以长，挺然指下，如按琴瑟弦也。一作浮而从中直达，挺然指下，按之不移，绰绰如按琴瑟弦。一云如弓弦之端直而紧。

主肝病，诸痛、痰饮、疟疾。亦主虚劳内伤（中气不足，土受木克），消化不良，食少脘闷，症瘕积块。

弦数肝火上炎，弦迟痼冷停积，弦滑郁怒停痰，弦大肝郁邪滞，浮弦忿怒夹表，沉弦里气不舒。

革——浮而极有力也。脉来大而弦急，浮取即得，按之便空。一云浮而坚强如按鼓，外强中空（外绷急而内空虚），较芤尤甚。芤弦相搏为革，乃浮兼实大长弦之象也。

主表寒极盛，或精血大亏，阴阳欲离。

凡革脉多主虚寒，厥阴肠鸣下利，脉浮革，当归四逆主之是也。女子半产漏下，男子亡血失精，多由色欲伤肾而起，宜大补肝肾，兼用鹿茸血肉之品。

牢——沉取大而弦实（沉按独强），浮中二候，了不可得。（与革相似，但革浮牢沉）。

牢脉多是病气牢固，证属阴寒坚积内着，虚证无此脉象。

牢脉主实，有气血之分。实在气分，瘕疝小腹痛，引腰控睾；实在血分，积聚有形痞块。

牢而数为积热，牢而迟是痼冷，实证见牢脉，可用疏通消导。如失血阴虚见此，多半不治。

濡——浮而极无力（此与革对者），轻取即得，重按即无，即浮而细软也。

《金鉴》曰：浮而无力曰濡，沉而无力曰弱（此濡、弱相对者，盖革、濡同为浮脉，而一为极有力，一为极无力之相对，濡、弱同为细软无力之脉，而一浮一沉，亦相对也）。

主虚极。乃精血亏虚而气欲浮越，如自汗虚脱，崩漏虚热，古谓阴虚阳浮之候是也。亦主阳虚湿蕴。

一云，见此气虽不充，血犹未败，尚可峻补。峻温，是犹胜于细数弦强及虚散之脉也。

弱——沉而无力，重按乃得，轻按如无，即沉而细软也。

主怯极，气血不足，亦主阳衰，乃精液亏而元气亦微，如筋痿神索，虚怯畏冷，古谓阴阳俱微之候也。但若久病而见弱脉，并非危险之候。

细——此脉如发之细，指下显然，不似微脉之易断。一云沉而脉形细小，指下显明，如蛛丝状也。

主气血两虚，诸虚劳损，湿气下侵。亦有暴受寒冷，极痛，壅塞经络，致脉沉细，不得宣达者，是细不得概言虚也。

散——浮而无力甚，轻取散乱，如吹毛，散叶，羹上肥，而中候沉候皆无（一云中候渐空，重取则无），绝无根底也。即浮大散漫，与细脉之沉细收束，是为对待。

《金鉴》谓：浮中沉三部极无力，按之且小，似有似无曰微，若三部极无力，按之且大，涣漫不收，谓之散脉。亦是一说。

主神散，气血散，肾气衰败，为元气外散，浮无胃气，故多死候。实则心肺机能障碍，气血俱败，顷刻告危之候也。

伏——沉而推筋着骨，始见隐隐如丝发。一云真伏无脉，乃闭塞阻隔之候，火闭、寒闭、气闭皆有之。

主邪闭，厥证，亦主痛极。

如两手脉伏不见，太溪与趺阳脉亦不见者，主死。

暴病全身动脉皆伏，乃心脏麻痹之证，可于十指尖放血少许，或以艾灸关元穴，脉自复出。

动——脉形如豆，无头无尾，厥厥动摇而滑数有力也（在诸脉中最为搏击有力）。

主痛证，惊证。崩中脱血，阴阳相搏。

如妇人少阴脉动甚者，女妊子也。

促——脉来急促，数中时有一止，止无常数也。

主阳邪内陷，胸满下利，喘咳厥逆，痰食停滞，暴怒气逆，亦有血瘀发狂者。

新病得此无碍，久病虚损，见此垂危。

结——脉来徐徐，迟中时见一止，止无定数也。主气郁痰滞，内为寒凝积聚，外为痈肿疝瘕。多见于大惊恐惧时，久病衰弱，或大病后亡血伤精亦有之。

代——脉来中止，不能自还，良久复动，止有定数。

主脏气衰微。又主风证，痛证，七情惊恐，跌扑损伤。又妊娠二三月恶阻呕逆最剧者，气血骤损元气不续者，亦有此脉。

若脏气衰微，五脏中一脏无气所致之代脉，多见于大病之后，元气不续，多死。

又古人每以此脉决生死。凡杂病脏气衰败者：四十动一止，四岁死；三十动一止，三岁死；二十动一止，二岁死；十动一止，一岁死。若五十动无止者，身无病。

若系暴病危候：两动一止者，三四日死；三动一止者，六七日死；四动一止者，八日死。以此类推。

此上促、结、代三者，皆有止之脉。促者急促，多因心脏瓣膜闭锁不全而起；结者壅滞，多因血液瘀结而起；代为衰弱，多是心脏衰弱而起也。

疾——脉来躁急，一息七至八至也。

主阳邪亢盛，真阴欲竭。伤寒温病热极时及劳瘵重症，皆有此脉，乃旦夕间性命危险之象也。又疾脉有阴阳偏盛之别：凡脉疾而按之益坚者，是元阳无制，真阳垂绝之候；若脉急而按之不鼓指者，又是阴邪暴虐，虚阳外越之征。二者皆无冲和胃气，故多病危。若疾而不大不小，则胃气尚存，病仍可治。

又小孩脉较成人为数，一息七至，不作疾论。

此上论脉象，俱就相对而言，其中如浮、沉就升降言，迟、数就缓急言，滑、涩就通滞言，虚、实就刚柔言，长、短就盈缩言，洪、微就盛衰言，紧、缓就弛张言，尤为明显。亦有谓革、牢、芤、弦、濡、弱、细代八脉不可以对举言者。此外尚有近似分析法，亦甚重要，兹特附后：

迟与缓相似。

迟脉一息三至，形小而衰；缓脉则一息四至，形大而徐。

沉与伏相似。

沉脉轻举似无，重按乃得；伏则重按亦无，推筋乃见。

数与紧滑近似。

数脉往来急迫，一息六至；紧脉左右弹指，状如转绳；滑脉往来流利，如珠圆滑。

浮与虚芤近似。

浮脉举之有余，按之不足；虚脉大而无力，按举皆然；芤脉浮沉可见，中按则无。

濡与弱近似。

濡脉细软而浮；弱脉细微而沉。

微与细近似。

微脉不及于细，若有若无，状类蛛丝；细则稍胜于微，应指极细，状如一线。

弦与长近似。

弦脉状如弓弦，端直挺然，而不搏指；长脉状如长竿，过于本位而不搏指。

短与动近似。

短为阴脉，无头无尾，其来迟滞；动为阳脉，无头无尾，其来数滑。

洪与实近似。

洪脉状如洪水，盛大满指，重按则稍减；实乃充实，应指有力，举按皆然。

牢与革近似。

牢脉沉大而弦，牢守其位；革脉虚大而浮弦，内虚外急。

促与结涩代近似。

促脉急促，数时暂止；结为凝结，迟时暂止；涩则迟短涩滞，至而带止，三五不调；代则动而中止，不能自还，止数有常，非暂之比。

（二）辨脉梯航

此处专述初学入门，凭脉辨证之方法及运用次第。

1. 熟脉象

初学切脉，第一步必须将脉象之内容、性质、主病及其疑似异同等，一一烂熟胸中。盖切为巧工之事，而一切技艺，惟熟能生巧。尤其脉之内容既繁，若不平素细读，一一罗列胸中，达至烂熟境界，则临证之际，不特巧无所施，而且必至茫茫泛泛，一筹莫展也。

2. 分部位

切脉分部，说法多端。《内经》三部九候，上指头面，用诊头面五官，中指腕关节，用诊心肺胸部，下指下肢，用诊肝肾脾胃，尤以中三部最为重要。一云汉以前之诊法，大多以手上之太渊为寸，项间之人迎为关，足下之趺阳为尺。自秦越人著《难经》，始专诊手腕部掌后桡骨动脉三寸之地。以掌后高骨正对部为关，关前为寸，关后为尺，左右分司，共为六部，以之分候脏气。左寸属心与心胞络，左关属肝与胆，左尺属肾、膀胱与小肠；右寸属肺与胸中，右关属脾与胃，右尺属肾、命门与大肠。此李时珍之分部法，最为通行。

此外亦有不分六部，而以寸主上焦头面之病，关主中焦胸腹之病，尺主下焦腰足之病；或以浮中沉三候定浮候为心肺之气，中候为脾胃之气，沉候为肝肾之气者，皆可互相参考，灵活使用，不可拘执胶固。

3. 练触觉

切脉全凭触觉用事，故两手十指前节指腹之部，宜有极端灵敏之感觉，方可济事。而人体之触觉，机感程度，各人不同，若触觉欠灵者，宜加以养练之法。养者，平日加以保护，务使末梢神经之机感，不受损伤；练者，每早晚于清静之处，缓缓挥动两臂，使十指与空气接触相摩，一心专注于兹，约挥三五十度为准，并于暇时，以左右手互换，切诊自己之脉，体认其平脉、变脉等等，此为最要之基础功法。

4. 辨平脉

平脉即平人无病之脉，一般以平静时之一呼一吸为一息，若不缓不急，恰恰一息四至，是为平脉。然必细审对方之形气，以性急之人，脉多带数，须五至方算平脉；性缓之人，脉多迟缓，三至或微过即算平脉；四至已作热论。而春多带弦，夏洪、秋毛（即涩）、冬石（即沉），及四季之末和缓，皆不可不知者。又肥人脉多微沉，瘦人脉多微浮，北人每见实强，南人恒多软弱，少壮多大，衰老多虚，醉后多数，饮后常洪，室女多濡弱，婴儿常七至，体力劳动多大而有力，脑力劳动多细而无力，运动及浴后较快，安静或睡眠较慢，此皆一般情况，而亦有不尽然者，故必详察形气，随人随时而变通，方能得其真正之平脉也。

5. 审病脉

此即实际临床诊病。使病者前臂平放，先以中指取定关位，再下食指与无名指，如病者身长，三指宜疏；身短，三指宜密。于是用轻、重、不轻不重三种指力，以浮取、沉取、中取病者之脉搏，如有必要，亦可一指单切，或二指别用。同时于三指之下，细细分析，于二十八脉之中，具有何脉？有否合脉（二十八脉中有本为数脉合成者，如弱为虚、沉、小三脉合成，牢由沉、实、大、弦、长五脉合成。此不具论，此外尚有二合、三合、四合等，如浮、数与沉、迟为二合脉，浮、数而虚为三合脉，浮、数、滑、实为四合脉等），以定病情（二十八脉各有主症，已如前述，如是合脉，则等于其合成之脉数，所主病之总和），以知吉凶。此中共有五要。

（1）识诸独——独者，显露特殊之义。此中有部位、脏气、脉体之辨。部位者，如六部中诸部无恙，惟一稍乖；三候中二候和平，一候异常，此乖处与异常之部，正奸邪之所在也。脏气者，不拘部位，如诸脉见洪者，皆是心病，推之肝弦、脾缓、肺涩、肾沉皆然。如五脉互见，独乖者病。乖而强者，本脏有余；乖而弱者，本脏不足。脉体者，如经云：独小、独大、独疾、独迟、独热、独寒、独陷下之类，皆病情显露之征。此乃诊家一以贯之之诀，所谓须知偏胜皆成病也。是为第一要。

（2）别阴阳——凡病不出外感内伤，凡脉象亦不外阴阳两类。仲景以浮、大、滑、动、数为阳，沉、微、涩、弦、迟为阴，其实二十八脉，皆不出阴阳两类。至于病症，亦不过新病、久病、外感、内伤，其中亦各有阴阳寒热之辨。分类既析，此中约有二较：

甲、较顺逆。如新病外感寒热，应见浮、洪、紧、数等脉，此为阳证见阳脉，表示正气未伤，能与邪战；又如内伤脱血失精，应见沉、细、涩、弱等脉，此为阴证见阴脉，表示反应正常，机能无伤，皆为相顺，多吉。若寒热而见细弱之脉，是正不胜邪，真气将陷；内虚而呈洪实之象，是机能已敝，气欲外脱，皆阴阳乖戾之象，为相逆，多凶。

乙、较真假。如病人外见身热面红，气促烦躁，似为热证，若切脉而见沉细微弱，或浮大而按之空豁者，是真寒假热。反之，如四肢厥逆，周身冰冷，但切脉而见沉滑，或沉而有力者，则又属于真热假寒，热深厥深之候矣。此为第二要。

（3）查胃气、神、根——胃气者，脉来安徐而和，隐含一段充和之生气，此示心脏正常，不致发生变故也。神者，无论浮、沉、迟、数、滑、涩、大、小等，凡按之有条理，先后秩然不乱，或应指有力，来去从容，上下贯通（来去指脉搏之升降，自骨肉之分而出于皮肤之际曰来，自皮肤之际而还于骨肉之分曰去；上下指三部脉气之贯通，上者自尺而上于寸口，阳生于阴也，下者自寸口下于尺部，阴生于阳也。吴鹤皋曰：脉有上下，是阴阳相生，病虽重不死，脉有来去，是表里交泰，病虽重必起，脉无上下来去，死无日矣），无怠缓模糊，亦无迫急不安，非涣漫不收，亦无应指即散者皆是也。根者，下部有脉（指趺阳不绝），尺部有脉，沉取不绝，皆是。此犹树之有根，本元尚固，虽枝叶枯槁，局部不和，无伤大体也。

此上三者，有之则吉，无之则凶，乃决生死寿夭之秘诀也。是为第三要。

（4）推脏气生克——如心病见洪，肝病见弦，脾病见缓，肺病见涩，肾病见沉，此脉病相应，虽病无碍。若又兼见一段冲和之气，为有胃气，更是吉征。若心病见沉，肝病见涩，脾病见弦，肺病见洪，肾病见缓等，是为脏气被克，预后多属不良，此为第四要。

（5）验天运逆从——天人相应，春气宜弦，夏气宜洪，秋气宜涩，冬气宜沉，四季之末宜缓。若虽有病候，而脉气与天时相应，为从，虽病无妨；若春见涩，夏见沉，秋见洪，冬见缓。四季之末见弦者，此与天气不相应，为逆，病势多有转变恶化之可能，后果堪虞。是为第五要。

此间所谓春夏秋冬，系以节气计算，即立春以后为春，立夏以后为夏，立秋以后为秋，立冬以后为冬，各占七十三日，是为正令。而在每一正令之后，亦即四立之前，当中有十八又四分之一日，即是四季之末而属土者，合四个十八又四分之一日，仍是七十三日也。

6. 决死生

此处专论以脉象决死生之法。然其他三诊，亦有决法，必须共同参详，方无失误，注意注意！

（1）此中最通用者为七怪脉。

①雀啄脉，主肝绝。

雀啄连连，止而又作。

脉连来三五下，如鸟啄食，坚而且锐，一息跳动七八次以上，跳后停止，止又复作。

主口唇色青，四肢挛急而肝绝。

②屋漏脉，主胃绝。

屋漏水流，半时一落。

脉来良久一滴，如雨后檐溜，久时一落，一息只跳一次，且溅起无力。

主不能纳谷而胃绝。

③弹石脉，主肾绝。

弹石沉弦，按之指搏。

脉在筋骨间，劈劈然而至，如石之弹提。一云沉弦如石之坚硬，按之搏指。

主溲便遗失，狂言而肾绝。

④解索脉，主脾绝。

乍密乍疏，乱如解索。

解索一云夺索，脉来如乱索初解，乍疏乍密，散乱无绪。

主环口黧黑，柔汗发黄，而脾绝。

⑤鱼翔脉，主心绝。

本息末摇，鱼翔相若。

脉来浮中间一沉，泛泛欲浮，如鱼之出没，头定而尾摇。

主无故下恶血而心绝。

⑥虾游脉，主大肠绝。

虾游冉冉，忽然一跃。

脉来沉中间一浮，冉冉而来，倏然一跃，乃失魂丧魄之象，如虾之动静。

主泄利不禁而大肠绝。

⑦釜沸脉，主肺绝。

釜沸空浮，绝无根脚。

一名涌泉。脉在筋骨间，汹涌而至，如釜中沸水，一无根脚。

主汗出发润，喘急而肺绝。

七怪一形，医休下药。

此上七怪脉，乃五脏二腑之生机断绝，阴阳乖离，反常不治。

六腑中独举胃与大肠者，以其为仓廪与传导之官，乃人身之最重者故。

（2）真脏脉。

真脏脉见，亦多主死，古传并有依之决定死日与死时之法。此虽不可拘执，然相传已久，为存一说，故亦列下备考。

心病则脉洪，洪而鼓噪，如操带钩，来盛去衰。

一曰本息而末摇，如豆之转，此洪无胃气也。

主壬笃癸死。一云一日死，死于亥子时。

肝病则脉弦，弦而劲急过度，如循刀刃，此弦无胃气也。

主庚笃辛死。一曰八日死，死于申酉时。

脾病则脉奕，如屋漏水流，介然不鼓，此缓无胃气也。

主甲笃乙死。一云四日死，死于寅卯时。

肺病则脉涩，涩而轻短，如风吹毛（浮而无力甚也），此浮无胃气也。

主丙笃丁死。一云三日死，死于巳午时。

肾病则脉石，石而搏激，如夺索弹石者，此沉无胃气，血管变硬也。

主戊日笃己日死。一云四日死，死于辰戌丑未时。

依上推测，如其能食，则期限多相应延长，以胃气尚未尽绝故。此仓公之诀也。

按此中所举，心脾肾与七怪同（脾同七怪之胃），惟肝肺有别，其无胃气则一也。

（3）测死时。

关于决定死之时间，尚有三说。

①阳虚或阴盛者，多死于冬日夜间；阴虚或阳盛者，多死于夏日昼间。

②肺病多死于午，心病多死于亥，脾病多死于卯，肝病多死于酉，肾病多死于戌。

③心病冬夜半，夏日中，肝病冬日入（酉），夏早晨（卯），脾病冬人定（亥），夏晏食（戌），肺病冬日入（酉），夏日出（卯），肾病冬大晨（辰），夏晏晡（戌）。

三说不及春秋，岂春秋即不死人乎？故亦姑妄听之而已。

此外脉象方面，尚有偃刀、麻促、泥丸、浮合、火薪、散叶、省客、交漆、横格、弦缕、麦土、悬雍、如丸、如春、如喘、霹雳、关格、覆溢等脉名，皆是死候。一言以蔽之，总不外胃气、神根之反面推演耳。

又临床之际，若见全身机能虽停，疑是一时气闭，死而非真，可用拇指甲重掐男左女右中指外端，爪甲尽根，甲肉交界横缘处之老龙穴（其穴与其内端之中冲穴正对），若面目微现异状者，假死也。若毫不变色者，真死无疑矣。

7. 妇人脉

妇人脉一般与男子无别，不过有经候、胎孕、产育之异耳。兹就其异者言之。

妇人平脉，有尺脉常盛而右手脉大之说法，然亦当根据个人形气、性质与时令等而变通，不可一概而论。

若尺脉涩、微，或弱，兼见小腹冷，身恶寒者，虽系年少，受孕良难。若尺滑而断绝不匀，或左尺脉沉，或左关沉急，皆属经闭不调之候。总之，凡脉见沉、细、软、弱、涩、滞者，虽月断非孕也。

若月事不行，然三部如常，脉来流利，均匀和平而无其他病象者，孕也（此月断而身脉如常无病之义）。若月事不行，身病（如头痛、晕眩、呕吐、喜食异物、或倦食疲软等）而六脉不病者，亦孕也。若月事不行，身无病征，而有病脉，如手少阴脉动甚者（即左寸动甚）；或尺中脉滑而旺者；或体弱之妇，尺内按之不绝者，皆孕也。吾师尝曰：以大指抵脐，有脉应手而动入产门者，乃验孕最为可靠之法。

若推月份，关上一动一止者，一月也。脉和滑而代者，二月也。中冲脉来滑疾，或脉滑而疾，重手按之散者，三月也。重手按之，但疾而不散者，五月也。

若有孕而尺内虚大弦数者，血崩也。现革脉者，半产也。脉形候变，名曰离经，孕将产也。

妊娠五月，始分男女。左尺滑疾而实为男，右尺滑疾而实为女。左尺浮洪为男，右尺沉实为女。左寸脉大为男，右寸沉细为女。诸阳脉皆为男，诸阴脉皆为女。阴中见阳为男，阳中见阴为女。两尺俱洪者为两男。两尺俱沉实者为两女。左手脉逆为三男，右手脉顺为三女。寸关尺连疾相应，是一男一女。

8. 小儿脉

小儿以望诊颜面、山根、指纹为主，须三至五岁，始可诊脉。以一指候三关。大约以七至为平，加则为热，减则为寒。傅山亦曰：小儿之脉，但看其数不数而已，热甚则数，不数则寒也。数之中，浮者风也，沉者寒也，缓者湿也，涩者邪也，滑者痰也，有止歇者痛也。如此而已，不必过谈也。

二　触诊

触诊乃利用指掌以抚触病人之诸部，而测病候之法。通分四肢、肌表、虚里、胸膈、胁肋、中脘、脐腹七部。其胸腹二部，乃五脏六腑之宫城，阴阳气血之发源，尤为重要，小儿有病，亦必诊此，不可忽也。

触诊亦有浮、中、沉三候。浮者，以轻手循抚胸膈少腹，细辨皮肤之寒热润燥也；中者，以中手寻扪，问其痛与不痛，以察食滞之有无也；沉者，重手推按，更问痛苦，以测脏腑之虚实或有无沉积也。此为通诊之法。

（一）触四肢

四肢为诸阳之本。触其寒温，可测阳气之存亡，在诊断预后上，极为重要。凡手背热为外感，手心热与少腹热为内伤或阴虚，手背、手心俱热则为两感。手心热甚于额热者为虚热，额热甚于手心之热者为表热。手背冷者为感寒，不冷者为伤风，清者为体虚。殰泄，脉小者，手足寒为泄难已，手足温则泄易已。手足温者病轻，手足冷者病重。足肿，按之窅然不起者为水。趺阳脉按之有力者为有根，若微细者为后天生气衰弱。

小儿高热，指尖发冷者，当防惊厥。小儿手指尖冷，兼见发热，咳嗽，清涕，目红流泪者，将出麻疹。

（二）触肌表

以手轻抚肌表，润者有汗，燥者无汗。身肿胀，重手扪按，按之随手而起如裹水，为水肿；陷而不起，肤色不变者，为肤胀。在外科方面，以手按患处，热而软为有脓；不热而坚硬为无脓。轻按便痛，脓在浅表；重按方痛，脓在深部。按之陷而不起为脓未成，陷而即起为脓已成。

（三）触虚里

虚里即左乳下三寸处应手之动脉。以按之应手，动而不紧，缓而不急者，乃宗气积于包络膻中，为平人无病之象。视之不见，按之渐动，如应如不应者吉。若浅按即得，深按不得者，气虚也。轻按洪大，重按虚细者，血虚也。有形而动属积聚，数而时绝者，胃有食滞及实热也。动而结涩者内有癥瘕也。若动高逾乳，至中府（乳上三肋间）、云门（中府上一寸肩尖端锁骨下窝部）者，乃胸中气衰，宗气外泄也，凶。动而洪大弹手者，为元气将脱也（但惊恐、忿怒、大醉、暴奔等例外）。按而绝然不应者，胃气已绝也（但痰饮、食积、疝瘕、每动欲绝而不死，注意）。劳病逐日动高者死。其初先动而后病者亦死。

凡虚里动甚者，为先天不足，虽积热不可攻伐。小儿脉候难凭，诊虚里最为可靠。凡虚里动跃，多属血虚风动，或阴虚火旺，宜甘润镇摄，切忌辛苦消克。若心下动而其热烙手者，尤不可忽。其有风动、痰闭、火闭等证，虽治之如法，而虚里躁急鼓搏者，多不可救。前贤所谓风从火出，立拔根荄者是也。

（四）触胸膈

胸为心肺之外廓，故胸上肌肤润泽，举按充实者，心肺壮实。胸上肌肉枯涩，举按松浮者，心肺虚弱。胸高起，按之气喘者为肺胀，或肺包膜积水，或肺气管停痰。膈间高起者名龟胸，俗名"心突"，又名"鸡胸"。胀非气聚即积水。胸上生年如镜者，真阳外浮，为难治。膻中大动，壮热者痰火壅盛或吐衄。大人虚劳，肋骨露而胸上光亮者，必死。小儿疳劳，肋骨见而岐骨绉襞者将亡。中府、云门内陷者为肺痿，红肿为肺痈。此触诊胸膈之大法也。

（五）触胁肋

胁肋为肝胆之部。按之胀痛者，痰热与肝气互结也。痞塞者，伏邪与胆火盘踞也。男子结在左胁下者为疝气，女子块在右胁下者为瘀血。两胁空虚，按之无力者为肝虚。两胁胀痛，手不可按者为肝痈，此大法也。

（六）触中脘

以手抚按中脘，平满有根力而润者，脾胃实而无病。紧硬有根力而涩者，胃中实而有滞。按之如弦，动而有声且润者，是痰饮留恋。自觉心下满，按之濡软不痛者为痞气。按之如泥，软而无力不润者，是脾胃大虚。按之动悸，热而色黄者胃热。按之不动，寒而软弱者胃寒。中脘筑筑有动而腹弱者，脾胃虚弱。按之有形而胀痛，推之漉者，水结胸也。按之有形而满痛，摩之嗳腐者，食结胸也。按之有形而痛甚，甚则昏厥者，血结胸也。按之有形而痛，热而烙手者为胃痈，按之有形而坚，痛而拒按者为胃癌。小儿中脘若痛而拒按，必挟食积，虽热甚神昏，必先苦辛开泄，切忌苦寒直降也。

（七）触脐腹

大腹与脐属脾，脐四围属小肠，脐后两腰属肾，两肾之旁及脐下又属大肠。膀胱亦当脐下，故脐下又属膀胱。小腹两旁谓之少腹，乃血室之边而属肝，少腹上达季胁亦属肝。

先按脐部，如脐之上下左右，胀大如著，动跃震手者，冲任脉动也。凡温病、热病伤阴，阴虚火动之证，多有此候，病最难治。见于泄泻痢疾后者，病多不治。若小儿素禀母体气郁，一病挟食，肠中必有积热，热盛则冲任脉动，动而低者，热毒轻；动而高者，热毒重，兼虚里亦动甚者死。惟积热渐下，冲任脉动渐微，及下净而冲任脉不动者可生。

次诊大腹，如喜温抚者属寒，喜冷按者属热，候腹热重者，内热亦重，候腹热轻者，内热亦轻。脉候有热而腹候无热者是表热，而其热易去也。按腹热而灼手，愈按愈甚者为伏热，而其热不易去也。按腹而其热灼手，痛不可忍者，当防内痛。外候热浮，而腹候冷者，是内真寒而外假热也。外候肢冷身凉，而腹候久按灼手者，是内真热而外假寒也。小儿病脉候有疑难者，诊腹自无遁情矣。

若腹满，按之痛者属实，不痛属虚。如腹满痛，痛在心脐上，硬痛拒按，按之则痛益甚者，食积也。痛在脐旁小腹，按之则有块应手者，血瘀痛也（于病者左右直腹筋平等齐按，如右侧下痛，或其痛轻，左侧痛甚，而脐之周围及脐下有块状物者，瘀血也）。腹痛牵引两胁，按之则软，漉漉有声，吐水则痛减者，积水痛也。绕脐而痛，按之磊磊者，乃燥粪结于肠中，欲出不出之候也。

如腹有凝结，如筋而硬痛，以指久按，则硬移他处，又就所移者按之，其硬又移他处，或大腹或脐旁，或小腹而无定处者，或以右手轻轻按腹，为时稍久。潜心候之，有物如蚯蚓蠢动，隐隐然应手者，或高低凸凹如畎亩状，起伏聚散，上下往来，浮沉出没者，皆为腹虫之候。

若水肿胀满证，由腹按之至脐，脐随手移左右，重手按之近乎脊，失脐根者必死。脐大突出者亦死。

1968 年 12 月 21 日夜 11 点

戊申古冬月初二日

第五章　药性捷诀

　　古称医有将相之材，以医病如治国，用药如用兵，二者事虽不同，理实相通故。以用兵言，知彼知己，百战百胜。"基本理论章"所述之生理，"辨证论治章"所述之病理，以及"四诊要旨"等，即犹如分清敌我，权衡强弱，侦察敌情，洞悉幽隐，然后相机作战，消灭敌人耳。作战必用兵，治病必资药。纵能深知敌我之一切，若无兵可用，或兵弱而不堪用，或不了解兵种性质而用不得法，不能发挥其特殊才智，皆不免多少影响整个战斗之圆满胜利，用药亦犹斯也。

　　中医专论药性之书，通称《本草》，自汉以来，代有著述，要以明代李时珍所著《本草纲目》和清赵学敏之《本草纲目拾遗》，最为丰富完备，乃药学方面之重要参考书，至一般通用，则以《本草备要》或《本草从新》，最为合适。因中药总数在三千种左右，而常用之药，随医者之习惯，少者不满百种，最多亦不过五百种左右，此二书已足当之也。至新出《药物学》诸书，于科属形态之记载，化学成分之药理等，虽可补前此之缺，然就中医理论结合实际、方便运用等方面而言，实尚无较好之标准读物能超过二书者。至本章所述，不过说明中药之研究方法、基本知识、常用药名、特效配合等，用作专攻本草之阶梯耳。

第一节　中药研究法

过去中医学药性，大都读《药性赋》、《药性歌括》之类，但所述过略，无裨实用。个人经验，研究中药最简捷之法，莫若即于方剂之中体会之。因中药十九为生药，成分复杂，效用多端，《药性歌》等限于文体，每不能概括全面。并且即能熟读《本草》，了解药性之全面，但中医之运用，多是数药配合，于配合之后，性效又非单味时之可比。故为接受过去经验，掌握药味配合，并发挥其特别功效计，当就古今有名方剂之中，分析其药味之组成与疗效，方药同研，一举两全，此研究中药最捷之口诀。例如仲景麻黄汤一方，为麻黄三两，杏仁七十个，桂枝二两，甘草一两，四药所组成。主治伤寒，头身疼痛，喘而无汗。方中麻黄性温，味辛苦，能通毛窍骨节，为发汗逐邪主药；桂枝性温，味辛甘，能入心化液，温通经络，解散风寒，以帮助麻黄发汗；杏仁苦温，功专下气定喘；甘草甘平，和气血，调诸药。四者之分量主治既明，若病者自汗出，则麻黄宜酌；若寒不甚重，兼见口渴，则桂枝当酌；若虽有头身疼痛，而不喘，则杏仁亦当考虑矣。又如《局方》四君子汤一方，为人参、白术、茯苓、甘草四味所组成，为气分之总方，方中人参，甘微苦温，补肺气；白术，甘苦微温，培脾土；茯苓，甘平渗湿，清治节；甘草，甘平，调五脏。若兼痰饮气逆，则加半夏辛温燥湿，陈皮辛苦温，利气，是为六君子汤。若更见贲郁不舒，再加木香辛苦温以行气滞，砂仁辛温以通脾肾，是为香砂六君子汤，中药基本方剂，通用者不过四五十方，最多亦不过一百左右，俱可依此类推之，不难收事半功倍之效也。

其次，比较正规捷要之研究法，第一步当先了解其基本知识，与一般规律，则任何草木、动、矿，纵素所不识，只需观形察色，嗅其气，尝其味，其性效主治与所入等，已了然于吾之胸中矣。

然后实际辨认药物，与《本草》记载对勘（如有不合，当求其故，不可马虎），并审真假，识优劣，深悉其炮制用法等，则于药学无余韵矣。

第二节　中药之基本知识

一　分类研究

中药俱是生药、原药，成分复杂，治效不一，世之以性味分或治能分者，总不免顾此失彼，反不若《本草纲目》之分法，较为合理而便利，故本处从之。

按《本草纲目》分药品为矿、植、动三大类。矿物是金石之品，每取其镇定作用，然偏性最大，多系生用，亦有利用简单化学方法制炼者。其治病之效能特高，若用之得当，往往能起沉疴痼疾，有非动植二类之所能企及者。植物分草木二类，占中药内容百分之九十左右，中国药物学以《本草》名，即以其比重最大故。此类药品，介于矿动之中，但药性和平，无金石躁烈之弊，故应用特多。动物为血肉有情之品，于人身有同类相亲之关系，故疗效甚捷，通分昆虫、禽兽二类，前者多用于攻破，后者多用于补养，但亦有不尽然者，此须根据每一药品之特性以辨析之。

二　真假优劣

中药同一名目，往往货品不一，并有上中下之等级，即此中不能无真假优劣之辨。孰为真，孰为假？如何辨识？颇非易事。然若不知此，尽管诊断明确，处方得当，而疗效有不可获致者矣，此乃医者必究之事也。但此乃专门学识，牵扯甚宽，此间不过提出注意，无法俱及。

至于优劣之辨，亦甚重要。以虽是真药，而优劣不等，疗效亦相差悬殊也。如何而有优劣？此与产地、年龄、采药时节、制药技术、保存当否等有密切关系。例如同一人参，辽东产、高丽产，不特有优劣之别，甚至性质阴阳，亦有所不同；同一党参名目，真真上党产品，则补性特强。中药有道地药材一词，即含有产地不可轻易假借之意。年龄即药物成长年龄。如人参、黄连，俱以年岁愈长，则药效愈高，此宜于老，不宜于嫩者。如鹿茸、鹿角，则以初生气足，愈老则作用愈弱，此又宜于嫩，不宜于老者。又如陈皮、枳壳等药，新出性劣，久放则驯；挥发性高之药，则又新用力足，置久力减，此又新陈有关。采药时节，随药物之性质而有所不同。约略言之，植物之根，如花粉、丹皮等，宜采于初春或深秋，已枯未萌，精华蕴蓄之时；茎叶部如薄荷、苏叶、荆芥等，宜采于生长最盛时；花类如银花、菊花、辛荑等，宜采于含苞待放，或初放时；果实如豆蔻、青皮等，宜采于初熟未老时；瓜蒌、香橼等，又宜采于充分成熟之后时；种子核仁，如茺蔚、杏仁，亦须于完全老熟后采取；动物昆虫类药，必须掌握一定季节，过时即效弱无用。制药技术，即火制、水制、水火合制、盐制、酒制等，各有所宜，不可太过不及。保存之法，亦随药品而不同，如芳香辛散药，宜密闭保存。一般植物药，宜通风干燥保存，严防霉烂、虫蛀、褪色、变质等，此皆医者之所应深知而不可忽视也。

三　形色分辨

形指外表形状，色指五色，中医分辨药物性效时，对此非常注意。其一般规律如下。

（一）诸根皆升。如升麻根空升气，葛根根实升津，黄芪虚松，升而能补等。但此中亦有例外者，如牛膝、大黄之下行，则以气味之关系也。

（二）诸子皆降。如：枳实、槟榔、郁金、橘核、山楂、荔仁、丑牛、前仁等。但亦须与气味同参。凡味苦质实者，其降必沉；味辛气香者，降必兼散；味淡气薄者，降必渗利。

（三）诸花与叶皆散。如：菊花、银花、辛荑花、蜜蒙花、苏叶、桑叶、薄荷叶、枇杷叶之类，此其常也。亦有例外者，如旋覆之降，则以味兼微咸之故，此其变也。

（四）心以入心。如：竹叶心、桂心，皆能入心，但一凉一热有异。

（五）身以入身。凡植物之茎，皆能入于身干，能升能降。

（六）枝以入肢。如：桂枝、桑枝之类。

（七）筋以入筋。如：鹿筋、杜仲之类。

（八）络以治络。如：橘络、丝瓜络之类。

（九）皮以治皮。如：五加皮、茯苓皮、大腹皮之类。

（十）藤走经络四肢。如络石藤、海风藤之类。

（十一）仁取润下。如：杏仁、麻仁、柏子仁之类。

（十二）节取利关节。如：松节、牛膝节之类。

（十三）中空者皆能疏气。如：枳壳、青皮之类。

（十四）芒刺者皆能息风与攻破。如：蒺藜、苍耳与皂刺、猬刺之类。

（十五）有芽者皆能透发。如：麦芽、谷芽之类。

（十六）多汁者皆能增液。如：生地、玄参、天冬、麦冬、苁蓉、玉竹之类。

（十七）中空者皆能发表。

（十八）内实者善于攻里。

（十九）枯燥者多入气分。

（二十）润泽者多入血分。

他如连翘入心，故纸入肾，马兰花入睾丸等，则又取其外形相肖。此皆由形体之映入吾眼，而即知其性能者。

色有五色。即青入肝、白入肺、赤入心、黑入肾、黄入脾之义。此其常也。若有相违者，必是气味之关系转化，乃其变也。

四　气味阴阳

阴阳学说，贯串整个中医之理论与实际。在《本草》中，气味乃其最著者也。气指寒、热、温、凉、平，味指甘、苦、酸、辛、咸。气为阳，味为阴。而气味俱有厚薄之不同。气厚者阳中之阳，气薄者阳中之阴；气厚则发热，薄则发泄（表散）；味厚者阴中之阴，味薄者阴中之阳。味厚则泄（降泻），薄则通（利窍渗湿）。又气味尚有清浊之各异，轻清升浮为阳，重浊沉降为阴，阳气出上窍，阴气出下窍，清阳发腠理，浊阴走五脏，清阳实四肢，浊阴归六腑。

五气之中，寒与热对，凉为次寒，温为次热。平乃寒热温凉之不显著者；然若细细考查，其本身亦必有所偏，绝无四性不分之真平。故五气实只四气，四气又不外寒热之二气。此寒属于阴，热属于阳，亦即四气不外一阴阳耳。人身既病，非寒即热，以寒胜热，以热胜寒，乃治疗上之两大规律，用之适当，效如桴鼓，否则阴阳不明，寒寒热热，未有不加剧病势者。

至于五味，在药学中，最为重要。以味为人身物质基础之具体反映，所喜所恶，皆病机症结之所在也，此后分论之。

（一）五味阴阳。辛甘发散为阳，淡味渗泄为阳；酸苦涌泄为阴，咸味涌泄为阴。

（二）五味所属。酸入肝，辛入肺，苦入心，咸入肾，甘入脾。

（三）五味所能。凡辛能散，具有发汗、理气、散结等作用。酸能收，具有收敛止涩作用。苦能坚，具有燥湿泻降作用。咸能软，具有软坚润下作用。甘能缓，具有缓和调补作用。淡附于甘

（《本草》往往甘淡并称，不另立味），有渗泄利尿作用。

（四）五味应五行，子母相生。人身五脏应五行，金、木、水、火、土，子母相生。经曰："虚则补其母。"例肝虚宜补肾，因肝属木，肾属水，水能生木，故肝为肾子，肾为肝母，肾虚若不补肾，不特化源堪虞，尤恐肾脏既虚，反求肝助，是为"母盗子气"。经又曰："实则泻其子。"例肝实宜泻心，因肝木心火，木能生火，故心为肝子，肝为心母，肝实若不泻心，恐心火壅塞，愈使肝木不得疏泄，是为"子能令母实"。五脏补泻，俱可依此例推。此乃用药上最宜留意之规律也。勿忽！

又以肾为肝母（水生木），心为肝子（木生火），故入肝之品（如味酸、色青、气臊等），并入肾与心。他如苦并入肝与脾，甘并入心与肺，辛并入脾与肾，咸并入肺与肝，皆准上例知。

（五）五味应五行，辗转相克。

酸伤筋（敛则筋缩），辛胜酸（金克木）。苦伤气（苦能泻气），咸胜苦（水克火）。甘伤肉，酸胜甘（木克土）。辛伤皮毛（疏散腠理），苦胜辛（火克金）。咸伤血（咸能渗泄），甘胜咸（土克水）。

（六）五味五病之所禁。

酸走筋，筋病勿多食酸，筋得酸则拘挛收引益甚也。

苦走骨，骨病勿多食苦，骨得苦，则阴益甚，重而难举也。

甘走肉，肉病勿多食甘，肉得甘则壅气，胕肿益甚也。

辛走气，气病勿多良辛，气得辛则散而益虚也。

咸走血，血病勿多食咸，血得咸则凝涩而口渴也（咸能渗泄津液）。

（七）五味过甚之所伤。

多食咸，则脉凝泣（涩）而变色（脉即血也，心合脉，水克火）。

多食苦，则皮槁而毛拔（肺合皮毛，火克金）。

多食辛，则筋急而爪枯（肝合筋，爪者筋之余，为金克木。按肝喜条达，故辛散能补，惟多则为害耳）。

多食酸，则肉胝皱而唇揭（脾合肉，其华在唇，木克土）。

多食甘，则骨痛而发落（肾合骨，其华在发，土克水）。

（八）五味应五脏，补泻关系。

肝苦急（血燥若急），急食甘以缓之；肝欲散（木喜条达），急食辛以散之。以辛补之，以酸泻之（以散为补，以敛为泻）。

心苦缓（缓则散逸），急食酸以收之；心欲软，急食咸以软之。以咸补之（按水能克火，然心以下交于肾为补，取既济之义也），以甘泻之。

脾苦湿，急食苦以燥之；脾欲缓（舒和），急食甘以缓之。以甘补之，以苦泻之。

肺苦气上逆（火旺克金），急食苦以泻之；肺欲收，急食酸以收之。以酸补之，以辛泄之。

肾苦燥，急食辛以润之；肾欲坚（坚固则无狂荡之患），急食苦以坚之。以苦补之，以咸泻之。

（九）五味对于六淫之主治。

风淫于内，治以辛凉，佐以苦甘，以甘缓之，以辛散之。

风属木，辛属金，金能胜木，故治以辛凉。过辛恐伤真气，故佐以苦甘。苦胜辛，甘益气也。木性急，故以甘缓之。木喜条达，故以辛散之。

热淫于内，治以咸寒，佐以苦甘，以酸收之，以苦发之。

水胜火，故治以咸寒。甘胜咸佐之，所以防其过。必甘苦者，防咸之过，而又以泻热。热淫气实，故以酸收之。热结，故以苦发之。

湿淫于内，治以苦热，佐以酸淡，以苦燥之，以淡泄之。

湿为土气，苦热皆能燥湿，淡能利窍渗湿。用酸者，木能制土也。

火淫于内，治以咸冷，佐以苦辛，以酸收之，以苦发之。

火淫故治以咸冷，辛能滋润，酸能收敛，苦能泄热，从其性而升发之。

燥淫于内，治以苦温，佐以甘辛，以辛润之，以苦下之。

燥属金，苦属火，火能胜金，故治以苦温。甘能缓，辛能润，苦能下，故以为佐也。

寒淫于内，治以甘热，佐以苦辛，以咸泻之，以辛润之，以苦坚之。

土能制水，热能胜寒，故治以甘热，苦而辛，亦热品也。伤寒内热者，以咸泻之；内燥者，以辛润之，苦能泻热而坚肾，泻中有补也。

总之，临证之际，寒热固属天渊，五味亦分畛域，若不明上述之种种规律，则畏恶不明，补泻无据，如中满用甘以助湿，津伤益苦以增燥，不特无助于病症之轻减，而且适足以加剧病势之发展耳。

五　升降浮沉

升降浮沉，专指药物之趋向，乃根据药物之形质轻重与气味厚薄等而决定。升者升提，降者降坠，浮者上行发散，沉者下行泄利，其一般规律如下。

（一）轻虚者浮而升，重实者沉而降。

（二）质轻者上入心肺，质重者下入肝肾。

（三）药根之在土中者，半身以上则上升，半身以下则下降。又根亦有头身梢（即末尾之义）之分别，上焦用头，中焦用身，下焦足部用梢。

（四）味薄者升而生（像春），气薄者降而收（像秋），气厚者浮而长（像夏），味厚者沉而藏（像冬），味平者化而成（像土）。

（五）气厚味薄者浮而升，味厚气薄者沉而降。

（六）气味俱厚者，能浮能沉，气味俱薄者，可升可降。

（七）酸咸苦属阴无升，甘辛属阳无降。

（八）寒凉属阴无浮，热温属阳无沉。

（九）凡升浮有向上、向外，如发汗、催吐、升阳等作用。凡降沉有向下、向内，如降气、平喘、止吐、敛汗、泻下等作用。

人体病变，有上下表里之不同，病势亦有上逆下陷之各异，在上、在表者宜升浮，不宜沉降，如伤寒表病之用麻桂可证。在下、在里者，宜沉降，不宜升浮，如里实便秘之用大黄、枳实可证。病势上逆者，宜降不宜升，如肝阳上逆头痛，用石决、牡蛎之潜降。病势下陷者，宜升不宜降，如久痢脱肛、子宫下坠之用升麻、柴胡以升提。若不洞悉此点，肝阳头痛而发散，必致痉厥；久痢脱肛而降泄，必致洞泄不禁矣。慎之哉！

六　转制作用

药物之升降浮沉与所入，虽各有一定之规律，然亦可随吾人之需要而加以制作转变。此为中医用药最要之秘诀，若不知此点或轻视此点者，只足以证明其技艺之粗疏不精耳。转制与炮制不同，炮制为必经之制作；转制乃随医者之使用而特殊加工。按转制之法，道家最为擅长。如升打灵砂，各种丹法，俱动云九转，后人用于治疗，如七制香附，九制硫黄等，俱为利用转制方法之著例也。余曾治一孕妇，患严重胃病，脘中痛胀，呕吐不食，久治无效，病已垂危，后服余药，痛减而胀呕不已，余重用草果，童便浸制一剂而大效，亦是此意。故李时珍曰："升者引之以咸寒，则沉而直达下焦；沉者引之以酒醴，则浮而上至巅顶。"

《本草》中指出转制一般通则如下。

（一）酒制者取其升提。

（二）姜制者取其温散。

（三）盐制者走肾而软坚。

（四）醋制者注肝而收敛。

（五）童便制除劣性而降下。

（六）米泔制去燥性而和中。

（七）乳制者润枯生血。

（八）蜜制者甘缓益元。

（九）陈壁土制，藉土气以补中州。

（十）面裹曲制，抑酷性勿伤上膈。

（十一）黑豆、甘草汤渍，并解毒，致气平和。

（十二）羊酥猪脂涂烧，或渗骨，容易脆断。

在方剂中，如正元丹之人参制以附子、黄芪制以川芎、山药制以干姜、白术制以陈皮、茯苓制以肉桂、甘草制以乌药。验方大力丸，以滋补强壮之药，慢火煎煮，滤渣取汁，用煮黑豆至干，以豆为丸。补屋修墙诀，以参煮米喂鸡而服其蛋等。皆善识转制之秘，而能独出心裁以资疗病补损之用者，此中不过略举一二，藉作隅反，神而明之，存乎其人矣。

七　偏性探讨

人身有病，或为脏气所偏胜，或为寒热不调，总之不出一偏。药物亦偏性也，偏性愈著者，则治验愈彰。

前面已言及形色气味、升降阴阳等规律，然每一药物，俱各有其气与味，而药与药间，有气同而味异者，如同一温性，生姜温辛，厚朴温苦，黄芪温甘，五味温酸，蛤蚧温咸，因而所入与所主治，皆大不相同。有气异而味同者，如石膏性寒，薄荷性凉，半夏性温，附子性热，而味辛则同，则功效用途，亦自有别。又有一药一气而兼两种以上之味者，如桂枝之辛甘而温，生地之甘苦而寒等。

又药虽气味兼具，然用于治疗，有专用其气者，有专用其味者，有兼用其气味者。并且每一药中，有气厚味薄，气薄味厚，以及气味俱厚或气味俱薄之不同，因而有专升浮者，有专沉降者，有既能升浮，又能沉降者。综上种种之关系，故药品虽多，各有专长，尽管一药而具多样之治能，但终必有其特效之主治，是谓偏性，此须吾人平日熟究《本草》而一一默记者。李东垣之《药性赋》，颇能掌握此点，《药性四百味歌括》亦好，初学应熟读背诵之，用作入门之基石。

其次，药物有归经之说，即将药物之作用于五脏六腑、十二经脉之关系，加以归纳分类，如桔梗、杏仁，能治喘咳而归入肺经；柴胡、青蒿，能治寒热胁痛口苦而归入肝经等。此归经之说，与阴阳五行、形色气味有密切关系，依《本草》指示：

（一）凡色青味酸、气臊、性属木者，皆入足厥阴肝、足少阳胆经（肝与胆相表里，胆为甲木，肝为乙木）。

（二）凡色赤味苦、气焦、性属火者，皆入手少阴心、手太阳小肠经（心与小肠相表里，小肠为丙火、心为丁火）。

又火分君相，心与小肠属君火，而相火则在手少阳三焦与手厥阴心包。少阳主气，故诸药入胆经气分者，并入三焦命门；厥阴主血，故诸药入肝经血分者，并入心包。

（三）凡色黄、味甘、气香、性属土者，皆入足太阴脾、足阳明胃经（脾与胃相表里，胃为戊土，脾为己土）。

（四）凡色白、味辛、气腥、性属金者，皆入手太阴肺、手阳明大肠经（肺与大肠相表里，大肠为庚金，肺为辛金）。

（五）凡色黑、味咸、气腐、性属水者，皆入足少阴肾、足太阳膀胱经（肾与膀胱相表里，膀胱为壬水，肾为癸水）。

此分经之法，一面能依经络所示之病候而适当选药，一面又能执简驭繁，处理复杂病变。如同一腹痛，痛在大腹而绕脐者，知病在足太阴脾经，当用入脾经之药；若病在小腹而牵引睾丸者，知病在足厥阴肝经，当用入肝经之药。知此而用药益精，不致有杂药乱投，侥幸冀中之陋矣。

此外，又有所谓引经药者，乃古人在归经之基础上，进而认识某类药物，不但能自入某经，并能作为他药之向导，处方时可依据需要，适当配合他药，以使药行有方，治病必中。其药如下。

（一）手少阴心经：黄连、细辛。

（二）手太阳小肠经：蒿本、黄柏。

（三）足少阴肾经：独活、肉桂、知母、细辛。

（四）足太阳膀胱经：羌活。

（五）手太阴肺经：桔梗、升麻、葱白、白芷。

（六）手阳明大肠经：白芷、升麻、石膏。

（七）足太阴脾经：升麻、苍术、葛根、白芍。

（八）足阳明胃经：白芷、升麻、石膏、葛根。

（九）手厥阴心包经：柴胡、丹皮。

（十）足少阳胆经：柴胡、青皮。

（十一）足厥阴肝经：青皮、吴萸、川芎、柴胡。

（十二）手少阳三焦经：连翘、柴胡。

又，上焦：地骨皮。

中焦：青皮。

下焦：附子。

八　使用宜忌

实际运用药物之时，专使其长，而药物单用甚少，配合使用，则有宜有忌。宜者可加强药效，忌者反减低治能，《神农本草经》所述之"七情合和"，专明此事。何谓七情？

（一）单行：专用一药，不假他助，使能单独发挥作用，如独参汤、独肤汤之类。

（二）相须：二种功用相同之药物配合，能加强其疗效，如知母与黄柏配合，能加强滋阴降火之力量。

（三）相使：两种功用不同之药物配合，能直达病所，发挥疗效，如黄芪使以茯苓，能增强补气利水之功能；附子使以茯苓，能增加驱寒镇水之功能。

（四）相畏：一种药受另一种药之抑制，而能减低其药效，如硫黄畏朴硝，人参畏灵脂。但畏药并用，有时反可减其毒性，如半夏畏生姜。

（五）相恶：一种药能牵制另一种药之性能，如生姜恶黄芩，以黄芩能减低生姜之温性故。

（六）相杀：一药能消除另一药之中毒反应，如防风杀砒毒，绿豆杀巴豆毒。

（七）相反：二药合用，能发生剧烈之副作用，如甘草与甘遂，人参与藜芦。

此七情之中，相反与相畏最为重要，古人特作歌诀，以资熟记，今附于下。

十八反歌

本草明言十八反，半蒌贝蔹芨攻乌，
藻戟遂芫俱战草，诸参辛芍叛藜芦。

十九畏歌

硫黄原是火中精，朴硝一见便相争。
水银莫与砒霜见，狼毒最怕蜜陀僧。
巴豆性烈最为上，偏与牵牛不顺情。
丁香莫与郁金见，牙硝难合京三棱。
川乌草乌不顺犀，人参最怕五灵脂。
官桂善能调冷气，若逢石脂便相欺。
大凡修合看顺逆，炮温炙煿莫相依。

又妊娠有禁药，意在防止流产堕胎，一般分禁用与慎用两类。禁用药乃毒性较强或为药性猛烈之药，如巴豆、牵牛、大戟、斑蝥、商陆、麝香、三棱、莪术、水蛭、虻虫等；慎用药包括通经去瘀，行气破滞，以及辛热滑利等药，如桃仁、红花、大黄、积实、附子、肉桂、半夏、冬葵子等。凡禁药绝对禁用，慎用药可根据病情，慎重使用。然经验证明，如妊娠有病，惟寒寒热热、虚虚实实等与病情相反之药，最易致堕。如果能恰中病情，对证用药，则不特不致流堕，而且适以安固，《内经》所谓"有故无殒，亦无殒也"。但若认证不明，病无必需之时，仍当尽量避免，以杜事故之发生，古传有《妊娠服药禁忌歌》，今附于下。

　　　　班蝥水蛭及虻虫，乌头附子配天雄。

　　　　野葛水银并巴豆，牛膝薏苡与蜈蚣。

　　　　三棱莞花代赭射，大戟蝉蜕黄雌雄。

　　　　牙硝芒硝牡丹桂，槐花牵牛皂角同。

　　　　半夏南星与通草，瞿麦干姜桃仁通。

　　　　卤砂干漆蟹爪甲，地胆茅根皆失中。

此外尚有服药禁忌，亦称忌口。

（一）甘草、黄连、桔梗、乌梅，忌猪肉。

（二）薄荷忌鳖肉。

（三）茯苓忌醋。

（四）鳖甲忌苋菜。

（五）鸡肉忌黄蜡。

（六）蜂蜜忌葱。

（七）凡在服药期间，举凡生冷、粘腻、腥臭等不易消化之品，以及有特殊刺激之品，俱宜禁忌为是也。

九　药量标准

药量标准之决定，可依下列之数者而衡量之。

（一）依药物性质而定。

凡药物气味雄厚峻烈，如乌头、肉桂、干姜、巴豆等，用量宜小；气味平淡，如淮山、茯苓、苡仁、扁豆等，用量宜重。又质重者，如鳖甲、牡蛎、磁石、代赭之类，用量宜大。质轻松者，如桑叶、蝉衣、通草、薄荷之类，用量宜小。

（二）依方剂组成而定。

凡主药用量宜重，如白虎汤中之石膏；助药量宜较轻，如在上汤中之知母、甘草。一方而药数多者，量宜较轻；药数少者，量宜较重。又在特殊方剂中，如左金丸之黄连、吴萸，前者宜重，后者宜轻，方符治效。

（三）依病情轻重而定。

凡病情严重，需急救处理者，量宜从重，如回阳之用四逆汤，存阴之用大承气汤。若病势不剧，或宜长期调养之慢性病，量宜从轻，如春温轻病之用桑菊饮，体虚缓补之用人参养荣汤。

（四）依体质强弱而定。

凡体质坚实，宜用重量；体质娇弱，宜用轻量。西北与东南，每用药轻重各别者，盖以此故。

（五）依年龄老幼而定。

凡成年之量宜重，老年与小儿之量，均宜酌减。

（六）每一药物之常用量，自有其一定之标准，此上所示之大小轻重，皆指依标准量而增减出入，并非随意妄定，不可不知。

（七）病情体质宜兼顾。

凡病重体实，用量宜重；病重体虚，便当酌减；病轻体实，不需重量；病轻体虚，便不容许重量。

（八）配合成方，疗效每随方中药量之转变而不同，如藏红花，少用和血，多用则破血。桂枝与白芍，能和营卫，桂重则偏于卫，芍重则偏于营。

（九）古代衡量制度不同，据近人考证，汉制一两，合现代市秤四钱八分强；汉制一升，约合今制二合左右（按林亿谓古三两，约当今之一两；古三升，约当今之一升。李时珍谓古一两，今用一钱，古之一升，即今之二合半。徐灵胎谓古制虽有异同，以今较之，不过十之二；王朴庄谓古一两，准今之七分六厘，古一升，准今六勺七秒，可见结论不一也）。故研究应用古方之时，分量宜知变通，一般采用比例折合，如麻黄汤中之麻黄三两，为甘草一两之三倍；桂枝二两，为甘草之二倍。若依近例，甘草只用一钱，则桂枝二钱，麻黄三钱，自无大误，此法最为灵活。

总之，药量之抉择，关系一方之好坏及疗效之高低，医者宜精思熟虑，慎重裁决，切不可信手随笔，潦草塞责也。

第三节　常用要药

此节专为便利临证之际选用药物而设，此中又分二目。

一　常药分类

此乃将一般常用之药，依其性能与治病范围而分类者，通分解表、涌吐、止吐、泻下、利水、除湿、祛寒、清热、止咳、调气、理血、补养、消化、开窍、镇静、固涩、驱虫、外用之十八类。但中药性质，治效复杂，如防风、二活，可用于风寒，亦可用于风湿；郁金、槟榔，既能行气，又可破瘀等，似此尚多。故虽曰分类，不过便查耳，非可限制一药之作用也。又同一类中，标举多药，而每一药品，亦各有其特点，此当详读《本草》，并于著名方剂之中，加以研究辨析之。

（一）解表药

此为发散表邪之药物，其中亦有如下之区别。

1. 辛温解表药。

功主发散风寒。如：麻黄、桂枝、紫苏、细辛、荆芥、防风、羌活、独活、香薷、白芷等。

2. 辛凉解表药。

功主发散风热。如：葛根、柴胡、薄荷、豆豉、桑叶、菊花、升麻、浮萍等。

3. 驱逐风湿药。

功专驱逐风湿。如：灵仙、加皮、虎骨、秦艽、苍术（二活、防风、白芷）、络石藤、海风藤等。

（二）涌吐药

专主涌吐食物或痰涎，用以清除咽喉或胸膈胃脘部分之有害物质，防止阻碍呼吸或产生中毒等。

如：瓜蒂、藜芦、常山、胆矾等。

（三）止吐药

如由宿食、毒物，或痰涎引起之呕吐，则以吐为邪之出路，绝不可止。若因脏气不和，或精神刺激而引起之呕吐，则必须止吐，用以安神进食，保存体力与津液为目的。

如：半夏、生姜、代赭石、旋覆花、鲜竹茹、伏龙肝、丁香、柿蒂等。

（四）泻下药

功专引起腹泻，或滑利大肠，促使排除蓄食凝滞者，此中亦可分寒下、热下、润下之三种。

寒泻如：大黄、朴硝、番泻叶。

热下如：巴豆、硫黄。

润下如：火麻仁、郁李仁、瓜蒌仁（蓖麻仁）、（桃仁、杏仁、大云）蜂蜜等。

（五）利水药

功专通利小便、驱逐水湿。此有两种。

1. 利尿药

性较缓和，专主利小便，通淋浊。

如木通、车前子、萆薢、茯苓、泽泻、通草、滑石等。

2. 逐水药

性较猛烈，多用于水肿痰饮等症。

如大戟、芫花、甘遂、牵牛、商陆、葶苈等。

（六）除湿药

功专除湿渗利。

1. 芳香化湿。如藿香、佩兰、佛手、苍术、厚朴、草果等。

2. 淡渗除湿。如茯苓、通草、苡仁、扁豆等。

3. 利水逐湿。如前仁、泽泻、木通、防己、瞿麦、萹蓄、猪苓、草薢等。

（七）祛寒药

具热性或温性，功专祛除寒邪。寒分表里，表寒宜散，应用辛温解表药，已见前。里寒宜温，应用本处之药，其中又分为二。

1. 温中散寒。用于吐泻腹痛，颜面苍白，脉象沉迟等症。

如吴萸、丁香、干姜、茴香、艾叶、乌头等。

2. 回阳壮火。用于救逆补火，专主肾阳不足，脾阳不振、大汗亡阳等症。

如附子、肉桂、益智、肉果、巴戟天等。

（八）清热药

具寒性或凉性，功专清热降火，凉血解毒。此中又分。

1. 苦寒清热。专主清热降火。

如黄连、黄芩、黄柏、知母、山栀、龙胆、连翘、银花、青蒿、丹皮、苦参、鸦胆子、茵陈蒿、白头翁、夏枯草等。

2. 甘寒清热。兼具凉血养阴作用。

如鲜生地、天花粉、白茅根、地骨皮、芦根、竹茹、石膏、银柴、丹皮、决明子、夜明砂、白薇等。

3. 清热解毒。

如银花、连翘、犀角、玄参、花粉、青黛、射干、马勃、山豆根、蒲公英、大青叶、板蓝根、地丁草、马齿苋、紫草、土茯苓、红藤等。

（九）止咳药

此中包括化痰平喘，又分三种：

1. 清肺止咳。

如前胡、牛蒡子、杏仁、贝母、桔梗、百合、百部、马兜铃、桑白皮、枇杷叶、胖大海、瓜蒌仁等。

2. 温肺止咳。

如白前，旋覆、紫苑、冬花等。

3. 化痰平喘。

此中又有清温之辨：

（1）清化热痰。

如杏仁、白果、川贝、瓜蒌、牛黄、竹沥、天竺黄、海浮石、昆布、海藻、海蜇、礞石、海蛤壳等。

（2）温化寒痰及湿痰。如半夏、南星、白附子、白芥子、苏子、皂荚、鹅管石等。

（十）调气药

功专调和气分，舒畅气机、兼有芳香健胃、消胀解郁等作用。

1. 行气。

如陈皮、乌药、木香、郁金、香附、金铃子、香橼、砂仁、白蔻等。

2. 破气。

如枳实、青皮、沉香、厚朴、槟榔、三棱、柿蒂等。

（十一）理血药

功专活血、破瘀与止血。因气血相连，气行则血行，故活血破瘀之时，常与理气之药同用。又当病在气分，未入血分之时，忌用血药，以免引邪深入。

1. 活血。

如当归、川芎、红花、鸡血藤、五灵脂、玄胡、乳香、没药、益母草等。

2. 破瘀。

如桃仁、红花、赤芍、郁金、败酱草、益母草、丹参、姜黄、刘寄奴、土鳖、水蛭、虻虫、血竭、红牛膝、蒲黄、山甲、皂刺、刺蒺藜等。

3. 止血。

如：仙鹤草、三七、蒲黄、白芨、槐花、地榆、侧柏叶、茜草根、血余炭、栀子炭、大小蓟、棕榈、藕节、莲房、乌贼骨、旱莲草等。

（十二）补养药

包括补气、补血、温补（助阳）、清补（养阴）。

1. 补气药。

如：人参、党参、黄芪、白术、山药、甘草、大枣等。

2. 补血药。

如：熟地、首乌、阿胶、当归、白芍、龙眼肉、紫河车等。

3. 温补助阳药。

如：鹿茸、苁蓉、菟丝、蛤蚧、五味、狗脊、补骨脂、淫洋藿、杜仲、续断、海狗肾、鹿角胶、雄蚕蛾、阳起石、冬虫草、沙苑、蒺藜、益智仁、黄附片、巴戟天、葫芦巴、仙茅、虎骨胶等。

4. 清补养阴药。

如：西洋参、北沙参、玄参、天冬、麦冬、石斛、女贞子、枸杞子、鳖甲、龟板、龟胶等。

（十三）消化药

功专健胃消食、每酌情与健脾、理气、温中等药并用。

如苍术、白术、神曲、红曲、山楂、鸡内金、谷芽、麦芽、江子、莱菔子、阿魏等（温中如干姜、砂仁、白蔻、草果、肉蔻；理气如，厚朴、香附、枳壳、木香、二皮）。

（十四）开窍药

此类药大都芳香气厚，功专醒脑辟秽，开窍逐浊，救急强心，宜用于实证闭证。若因大汗大吐、大下、大失血，以及高年体弱而晕倒者，绝对禁止使用。

如麝香、冰片、苏合香、安息香、菖蒲、樟脑、薄荷冰、牛黄、蟾酥、牙皂等。

（十五）镇静药

具重镇作用，包括安神定志，镇惊息风之二种：

1. 安神定志药。

主用于惊悸健忘、虚烦失眠等心经症状。如远志、枣仁、柏子仁、龙齿、朱砂、茯神、珍珠粉、合欢皮、石菖蒲、琥珀、磁石、铁落、代赭石等。

2. 镇惊息风药。

功能平肝潜阳、镇痉息风，主用于惊痫癫狂、痉厥、抽搐等肝经症状。

如天麻、钩藤、石决明、牡蛎、羚羊角、玳瑁、蜈蚣、全蝎、僵蚕、白花蛇、乌梢蛇、蝉蜕等。

（十六）固涩药

具收敛作用，包括止汗、固精、止泻之三种、大多用于脱肛、子宫下脱、脱血崩漏、遗精带下、自汗盗汗、二便不禁等虚弱病候，同时斟酌情况，与补气助阳与补血养阴等药同用。

1. 止汗药。

如麻黄根、浮小麦、糯稻根、五味子、山茱萸等。

2. 固精药。

亦称涩精药。如金樱子，芡实、莲须、莲肉、龙骨、牡蛎、桑螵蛸等。

3. 止泻药。

即涩肠药。如御米壳、赤石脂、诃子、石榴皮、肉豆蔻、五倍子、禹余粮、乌梅、木瓜等。

（十七）驱虫药

具有驱逐或杀灭体内寄生虫之作用。

如使君子、芜荑、雷丸、鹤虱、榧子、槟榔、雄黄、苦楝根及子、芦荟、阿魏等。

（十八）外用药

为使用于人体外部之外科用药。

如雄黄、硫黄、水银、轻粉、硼砂、卤砂、明矾、绿矾、蛇床子、大枫子、蜜陀僧、炉甘石、孩儿茶、蟾酥、樟脑、冰片、黄丹、红粉、铅粉、银朱、青黛、石膏、麝香等。

二 要药分类

按药物作用于人身，不外加强体力与驱除病邪之二者，此即《内经》所谓"虚则补之，实则泻之"也。兹为临床便利，再将日常最为繁用之药，结合常见证候，按扶正与祛邪二大类归纳分述如后。

（一）扶正类

此又分七：

1. 肺脏。

分肺气虚、肺阴虚。

补肺气：生晒参、生黄芪、冬虫草、淮山药。

补肺阴：北沙参、川百合、麦冬。

2. 心脏。

分心血虚、神不安。

补心血：细生地、麦冬、酸枣仁、柏子仁、龙眼肉、红枣、五味子、浮小麦。

安神：龙齿、云茯神（用朱砂拌者为朱茯神）、珍珠粉。

3. 肝脏。

分肝血虚、肝阳上升。

补肝血：当归身、白芍、制首乌、驴皮胶、潼沙苑。

潜阳息风：生牡蛎、生石决、钩藤、天麻、杭菊、羚羊尖、炙全蝎。

4. 脾脏。

分中气虚、中气下陷。

补中气：党参、白术、山药、炙草、扁豆、饴糖、黄芪。

升提中气：炙升麻、柴胡、煨葛根。

5. 肾脏。

分阴虚、阳虚、精关不固、筋骨无力。

补阴：熟地、山萸肉、天冬、枸杞子、桑葚子、熟女贞、炙鳖甲、制黄精、龟板、紫河车、核桃肉、驴皮胶。

补阳：鹿茸、海狗肾、益智仁、菟丝子、鹿角胶、熟附片、肉桂、锁阳、巴戟、芦巴。

固精：金樱子、煅龙骨、煅牡蛎、莲须、芡实、桑螵蛸。

壮筋骨：炒杜仲、续断、炙虎骨、淮牛膝、炙狗脊、补骨脂、五加皮、木瓜。

6. 肠胃。

分津液虚，消化弱、滑肠、便闭。

养津液：金石斛（用鲜者为鲜石斛）、天花粉、玉竹。

助消化：鸡内金、春砂仁、白蔻仁、炒谷芽。

涩大肠：诃子、御米壳、赤石脂、煨肉果。

通大便：生大黄（亦可用炒大黄）、玄明粉、芦荟、枳实。

润肠：麻仁、瓜蒌仁、郁李仁、肉苁蓉、蜂蜜。

7. 膀胱。

分小便短涩、遗尿不禁。

利尿：云苓、猪苓、赤苓、前仁、泽泻、冬瓜皮、通草、木通、大腹皮。

通淋：石苇、瞿麦穗、萹蓄、海金砂、土茯苓。

止遗溺：覆盆子、五味子、蚕茧。

（二）祛邪类

此亦分七。

1. 外邪

分风热、风寒、暑邪、中寒、风湿痛。

散风热：桑叶、杭菊、薄荷、清豆卷、淡豆豉、荆芥、防风、葛根、蝉衣、柴胡、蔓荆子、桔梗。

散风寒：生麻黄（亦可用炙麻黄）、桂枝、紫苏、羌活、独活、葱白、生姜、白芷、细辛、蒿本、辛荑花。

清暑邪：香薷、藿香、佩兰、荷叶（端午后、中秋节前、一般皆用鲜藿香、鲜佩兰、鲜荷叶）、青蒿。

温中祛寒：吴萸、肉桂、干姜、煨姜、炮姜、丁香、川椒、小茴、乌头。

祛风湿痛：威灵仙、海风藤、络石藤、川乌、草乌、秦艽、桑枝、防己、加皮、千年健、丝瓜络。

2. 热

分热邪，火邪、血热。

清热：银花、连翘、生石膏、滑石、知母、茅根、芦根（亦可用鲜茅根、鲜芦根）、黑山栀、黄芩、淡竹叶、炒竹茹（亦可用鲜竹叶、鲜竹茹）。

泻火：黄连、黄柏、胆草、豆根、甘草。

清血热：鲜生地、丹皮、白薇、玄参、犀角、地骨皮、大青叶、板蓝根。

3. 湿

分湿浊、湿热。

化湿：制苍术、厚朴、菖蒲、煨草果、白蔻仁、炒苡仁。

清湿热：萆薢、苦参、赤小豆、茵陈、白藓皮、防己。

4. 痰

分热痰、风痰、寒痰、水饮、痰核。

化热痰：炙兜铃、淡竹沥、川贝母、天竺黄、炙桑皮、甜杏仁、地枯萝、枇杷叶（亦可用清炙枇杷叶）、胆星、射干、荸荠、海蜇。

化风痰：炒牛蒡、前胡、苦杏仁、象贝母、苦桔梗、胖大海。

化寒痰：姜半夏、陈皮、煅鹅管石、炙苏子、炙百部、炙紫苑、炙冬花。

逐水饮：葶苈子、制甘遂、黑丑、商陆、蝼蛄、蟋蟀。

消痰核：淡昆布、淡海藻、山慈姑、炙姜蚕、蒲公英。

5. 气

分气郁、气逆。

舒气郁：广郁金、制香附、白蒺藜、金铃子、香橼、佛手、枳壳、青皮、乌药、煨木香、制乳香、炙没药、檀香、砂仁、肉蔻、丁香、玫瑰花、路路通、苏罗子。

平气逆：沉香、旋覆花、代赭石、煅磁石、蛤蚧尾。

6. 血

分血滞、瘀血、出血。

活血：当归、川芎、红花、鸡血藤、苏木、灵脂、丹参。

破瘀血：泽兰、益母草、三棱、莪术、王不留行、败酱草、桃仁、地鳖虫。

止血：三七、茜草、仙鹤草、侧柏叶、墨旱莲、槐花炭、地榆炭、血余炭、棕榈炭、蒲黄炭、灯芯炭、藕节。

7. 积

分虫积、食积。

杀虫：使君肉、芜荑、鹤虱、雷丸、炙百部、槟榔、苦楝根、榧子。

消食：六神曲、山楂炭、焦麦芽、焦谷芽、炒莱菔子。

第四节　特效配合

每二药配合，或为寒热结合，或为补泻结合，或上下、表里、气血相结合，用之得当，能增加疗效，古方中此例甚多，殊堪重视。兹特摘出一二示范，以便隅反，亦处方用药之一助也。

1. 肉桂、黄连。名"交泰丸"，能治心肾不交。

2. 吴萸、黄连。名"左金丸"，能平肝制酸。

3. 干姜、黄连。能除胸中寒热邪结。

4. 半夏、黄连。能化痰浊、湿热、郁结，宽胸止呕。

5. 厚朴、黄芩。能化脾胃湿热。

6. 桂枝、白芍。能调和营卫。

7. 当归、白芍。能养血。

8. 当归、川芎。名"佛手散"，能行血活血。

9. 蒲黄、灵脂。名"失笑散"，能祛瘀止痛。

10. 桃仁、红花。能行血通经。

11. 柴胡、黄芩。能清肝胆之热。

12. 柴胡、白芍。能疏肝和肝。

13. 桑叶、菊花。能清头目风热。

14. 良姜、香附。名"良附丸"能止胃痛。

15. 玄胡、川楝子。名"金铃子散"，能治腹痛。

16. 附子、肉桂。能温下元。

17. 黄柏、知母。能清下焦湿热。

18. 苍术、黄柏。能治湿热成痿。

19. 杏仁、贝母。能化痰止咳。

20. 半夏、陈皮。能化湿痰。

21. 神曲、山楂。能消肉食积滞。

22. 豆蔻、砂仁。能健脾胃。

23. 常山、草果。能止疟疾。

24. 龙骨、牡蛎。能涩精气。

25. 杜仲、续断。能治腰膝酸疼。

26. 天冬、麦冬。能清养肺肾。

27. 半夏、硫黄。名"半硫丸"，治虚冷便闭。

28. 女贞、旱莲。名"二至丸"，能补肾阴。

29. 桑叶、黑芝麻。名"桑麻丸"，能治肝阳头晕。

30. 山药、扁豆。能补脾止泻。

31. 升麻、柴胡。能升提中气下陷。

32. 鳖甲、青蒿。能滋阴退蒸热。

33. 乌梅、甘草。能生津止渴。

34. 苍术、厚朴。能逐湿浊。

35. 豆豉、葱白。名"葱豉汤"，能通阳发汗。

36. 皂角、白矾。名"稀涎散"，能吐风痰。

37. 木香、槟榔。能疏肠止痛。

38. 三棱、莪术。能消坚化痞。

39. 枳实、竹茹。能和胃止呕。

40. 丹皮、山栀。能清血热。

41. 旋覆、代赭。能平噫气。

42. 丁香、柿蒂。能止呃逆。

43. 补骨脂、肉蔻。名"二神丸"，能止脾肾泄泻。

44. 桑皮、地骨皮。能泻肺火。

45. 知母、贝母。名"二母散"，能清肺热。

46. 木香、黄连。名"香连丸"，能止赤白痢疾。

47. 白矾、郁金。名"白金丸"，能治癫狂。

48. 枳实、白术。名"枳术丸"，能健胃消痞。

49. 赤石脂、禹余粮。名"赤石脂禹余粮汤"，能涩大肠。

50. 金樱子、芡实。名"水陆二仙丹"，能止遗精。

51. 枸杞子、菊花。能明目。

52. 生姜、红枣。能和气血。

53. 黄芩、白芍。名二仙汤，能治麻疹内陷，下痢腹痛。

54. 犀角、羚羊。能镇痉清神。

55. 紫苑、冬花。能止咳嗽。

56. 半夏、秫米。能治失眠。

57. 常山、鳖甲。能解疟热。

58. 全虫、蜈蚣。能缓抽搐。

59. 石决明、决明子。能治目疾。

60. 枳壳、厚朴。能除胀满。

61. 干姜、附子。名"干姜附子汤"，能治中焦虚寒。

62. 大黄、黄连。名"大黄黄连泻心汤"，能治诸热止血。

63. 巴豆、杏仁。名"走马汤"，能治食物中毒，干霍乱，心腹绞痛，欲泻不得。

64. 大黄、甘草。名"大黄甘草汤"，能治便秘引起之呕吐。

65. 芍药、甘草。名"芍药甘草汤"，能治直腹肌及四肢挛急。

66. 苡仁、附子。名"薏苡附子散"，能治浮肿麻痹。

67. 泽泻、白术。名"泽泻汤"，能利尿止晕眩。

68. 半夏、生姜。名"小半夏汤"，能治呕吐不渴。

69. 枳实、白芍。名"枳实芍药散"，能治痛满。

70. 陈皮、生姜。名"橘皮汤"，能治心源性呕逆。

71. 桔梗、甘草。名"桔梗汤"，能治咽喉痛，肺痈。

72. 半夏、麻黄。名"半夏麻黄丸"，能治喘呕。

1968 年 12 月 27 日深夜，古冬月初八日

第六章　处方须知

处方亦称立方，为医家画龙点睛手段。任尔学识如何渊博，诊断如何精细，若此步一有差池，则治验不彰，前功尽弃，喻以战事，此正行军布阵之阶段，乃关系战局胜负之最要措施也。

兵不可执法，医亦不可执方，故处方之际，应活活泼泼看风使法。吾师尝曰："处方之道，一如作文。善作文者，起承转合，层次分明，纪事状物，有条不紊；善立方者，亦是病之与药，吻合无间，君臣佐使，秩然有序。至于剂量之大小，品味之繁简等，犹是末事也。"

经方派每以用药精简自诩，此犹兵家之出奇制敌，以少胜众也。后世方用药每多繁杂，此犹兵家之运用大兵团外缘包围作战，彻底消灭敌人也。兵以歼敌为上，医以愈病称能。果能治验昭彰，即是医中能手，何必拘拘于用药之形式乎？更有进者，法由理生，方对证立，病简药简，病繁药繁，五积散或防风通圣散所治之病，必非简单之麻黄汤或桂枝汤所能胜任也。若医者能用小方，不能用大方，或者能用大方，不能用小方，以此临证，不特凿枘难投，犹恐削足就履，乌乎可？

处方与方剂不同，处方乃研究如何立方，偏重于对证之活泼运用；方剂乃泛指一切成方，偏重于古今已有方剂之分析。研究处方，当详读《伤寒论》、《金匮要略》、《温病条辨》、《温热经纬》等古今有名之著作，及历代名家医案，虚心体会其认证论治，处方用药之精神及实质。由斯理论日深，经验日富，临证之际，自然胸有成竹，尽管病变万端，亦不难从容应付。至于研究方剂，则专以从古至今，效验昭著之一切成方为主，如汪讱庵之《汤头歌诀》、《医方集解》，吴仪洛之《成方切用》，陈修园之《伤寒方歌括》、《时方歌括》，王子接之《古方选注》，徐灵胎之《伤寒论类方》、《兰台轨范》等，皆可供参考。而方论尤为重要，一面可明方剂之组成，一面又可以结合回溯理论。旧著如柯韵伯之《伤寒附翼》，《医宗金鉴》之《删补名医方论》，张石顽之《张氏医通》，新著如张锡纯之《医学衷中参西录》，蔡陆仙之《中国医药汇海·方剂部》等，皆其要者也。

第一节　处方规律

一　处方程序

处方既为医家治病最后程序，故处方之前，必有至为周密之诊断，作为处方之依据，如何诊断，关系理论、生理、病理等，此皆前此诸章之已述及者。但必特别注意，四诊务必精细、透彻，不可少有含糊，以人试药。若临证一有疏忽，虚虚实实，则草菅人命矣。慎之哉！

二　处方方式

处方方式，有繁简之别。繁者，方前必详记病因症状，四诊案语（中含病名确定，病症分析），治法（中含论断），然后条列方药（或横排或竖排，可随医者之习惯而定），亦即正式处方。至于病者之姓名、性别、年龄、住址、职业、诊病日期（有时兼标旧历节气），每列方首。如有关调护，必须标出者，则附方尾。最后，医师签名盖章。如此处方，优点有四：（一）表示慎重负责。（二）便于复诊研究，作为斟损进退之根据。（三）便于积累经验，有利中医之发扬与整理。（四）万一发生事故，亦责任易明，减少麻烦。

处方简式，程度不一。略而言之，则专纪重点，对于病因、症状、四诊、案语、治法等，每不详及，或只记症状，或只写病名，或只列治法。此种方式虽简，然由症状，可知病名及治法，由病名，亦可测知症状及治法，由治法亦可逆知症状与病名。至于方之首尾事项，大体略同也。

他如只列药品，无头无尾，既无病者姓名，亦无医生签字，则太属草草，不足为法。

三　处方方法

处方时，首先当予考虑之事项，即是如何方能切合病情，《内经》上所说七方，此时正为针锋相对而应萦于心怀者。"七方"，即大、小、缓、急、奇、偶、复。大，指病邪强盛，非大不制；小，指邪气轻浅，无需牛刀；缓，指虚性病候，可以和平缓解；急，指病势危急，应当量重力专；奇，是单刀直入；偶，宜双方兼顾；复，则面面周到，层层围困，务使病邪全面清除，无有遗余。病势虽复杂万端，总不出重、轻、缓、急、奇、偶、复之范围。医者此时如能针对病势，适宜决策，无使重轻倒置，单复错认，则纵不能一举全歼，亦万不至贻误将来矣，此正《内经》提出七方之本旨。后人不知运用时机，仅之作为方剂分类之一据，大失经意也。又有所谓加减变化者，亦是七方中之内容。因药量加减，药味加减，即是大小缓急之属（大而急者宜量重药专，小而缓者可量轻药繁）。数方相合之加减，即是奇偶与复之属（病因较多，病情复杂、而非一方之所能取效者。《内经》云："奇之不去则偶之，偶之不去则反佐以去之。"此无异一方不济用二方，二方不济用三方，以至更多之方合并取效也。例如五积散一方，其中即有麻黄汤、桂枝汤、平胃散、二陈汤四方之成分。又如清瘟败毒散一方，即是白虎汤、犀角地黄汤、黄连解毒汤三方之组合），岂有他哉！

其次，处方如布阵。为使阵势巩固，能发挥高度之攻击力，则必使队伍整齐，配备充实。并且谁为主攻，谁为辅攻，孰为声援，孰为后备，或正或奇，或实或虚，或为埋伏，或为遥应等等，皆必根据敌我强弱、地理形势等种种客观条件拟定整个作战计划，而作适当相应之调度，于克敌制胜，方有把握。处方当中之君、臣、佐、使，亦此意耳。《内经》云："主病之谓君，佐君之谓臣，应臣之谓使。"故君药犹如兵家制胜之主力，而主病之谓君，更含有君药之确定，当依病情为转移之意，不一定猛烈者方为君药，亦不限一方只有一君。如李东垣云："治风则用防风为君，治寒则用附子为君，治湿则用防己为君，清上焦则用黄连为君，清中焦则用黄芩为君。"可为君随病变之明显注脚。若病因非一，则君亦随增，此亦自然之势也。"佐君之谓臣"，指能协助君药，或加强君药效力之药物。佐为次于臣药之协助君药，或加强君药效力之药。有时亦指解除次要症状或对主药起监制作用之药。"应臣之谓使"，此明指使药为辅助臣药之药，亦有谓使药即引经药者。每一处方之形成，不管药味多少，总不越此君臣佐使之范围。例如桔梗汤一方，主治咽痛，为桔梗、甘草二味组成。桔梗能清利咽喉为君，甘草甘润生津为臣，同时甘草能清热解毒，又为佐药。桔梗又能载药上行，亦是使药。又如麻黄汤一方，为麻黄、桂枝、杏仁、甘草四味组成，主治表寒不解，麻黄发汗解表为君，桂枝辛温，助麻黄发汗为臣，杏仁助麻黄平喘为佐，甘草协和诸药为使。又如香苏葱豉汤一方，为香附、紫苏、葱白、豆豉、陈皮、甘草六味组成，主治气郁表寒。香附、紫苏，功能理气发汗为君，葱白、豆豉，助紫苏发汗为臣，陈皮助香附理气为佐，甘草和诸药为使。举凡所有一切处方，俱可如是分析理解之。

又其次为剂型之决定。中药一般以汤剂为主，取其易于吸收，作用强大而迅速。此外为预先合成，便于急救，或宜缓缓图效，便于常服，则有丸剂。为图效力较丸为速，或外敷疮疡，或嚭鼻取效，则有散剂；为内病外治，或疮疡外贴；又或为慢性虚弱症状，须煎药取汁浓缩，多次分服，则有膏剂；为部分顽固疾病，必用矿物药品，加以升华提炼制成使用，是为丹剂；为风寒湿痹，气滞血凝，筋络不利，须藉冲动刺激之品相助以取效，则有酒剂；他如烟熏、水熏、药线、药条、蒸、熨、洗、浸、导药、坐药等，皆各有其一定之作用，随医者斟酌病情而取舍之，切不可死板硬套，千篇一律也。

最后为调护措施。如服药忌口事例，病家必遵事例，凡有必须明确指出，使病家切实遵守，或为可以缩短疗程，或为可以避免病情恶化等事项，均有必须加以考虑，特别明显提出，并且批注方尾，以昭郑重之必要。

第二节　处方基础

中医成方，广若渊海，无有边际。然每病必有主方，每方必有主药，其他皆不过随症加减，出入变化而已。此种主要方剂，是为基本方剂，亦即中医治病所根据之祖方。学者若能初步掌握此点，再由之进究《伤寒论》、《金匮要略》与《温病条辨》之论治，旁及历代名家，穷原竟委，则庶几矣。今根据秦伯未氏所提出之基本方剂，略加扩充，列举如后。

1. 四君子汤，补气主方。

用于脾胃薄弱，食少泄泻等症。

治面色痿白，言语轻微（即发声音低），四肢无力，脉来虚弱等。若内伤虚热，或饮食难化作酸（运化力弱，腹胀食少，肠鸣泄泻，皆由脾胃气虚），须加炮姜。

人参、白术、茯苓、炙甘草，各二钱。煎服。《医宗金鉴》加姜、枣、水煎服。

四君子汤加减变化方有：五味异功散、六君子汤、六神散、香砂六君子汤二、七味白术散、参苓白术散、集解香砂六君子汤、十味人参散、四兽饮、又六君子汤、三白汤、四顺汤。

加陈皮，为五味异功散。治呕吐泻下，不思饮食。

加陈皮、半夏，为六君子汤，治脾胃不健，或胸膈不利，肚腹膨胀，大便不实等。

加黄芪、扁豆，名六神散。治脾胃虚弱，津枯食少，虚热。

加藿香、砂仁于六君中，为香砂六君子汤。主开胃健脾，止呕吐泄泻。

又加木香、砂仁于六君中，亦为香砂六君子汤（《医宗金鉴》方为：人参一钱、白术二钱、茯苓二钱、甘草七分、陈皮八分、半夏一钱、砂仁八钱、木香七分，生姜二钱、水煎服）治气虚，痰饮，呕吐痞闷，脾胃不和，变生诸症等。

加木香、藿香、葛根，为七味白术散。治脾虚肌热，泄泻，虚热作渴。

又参苓白术散，即本方各二钱，加淮山二钱，扁豆钱半，莲米、苡仁、砂仁、桔梗各一钱、大枣二枚煎服。治脾胃虚弱，饮食不消，或吐或泻，形体虚羸，四肢无力，胸脘不宽，脉象虚弱。

又《医方集解》加香附、砂仁，亦名香砂六君子汤。治虚寒胃痛，或腹痛泄泻。

六君子加麦冬、竹沥，治四肢不举。

六君子加柴胡、葛根、黄芩、白芍，名十味人参散，治虚热，潮热，身体倦怠。

六君子加乌梅、草果等分，姜枣煎，名四兽饮，治五脏气虚，七情兼并，结聚痰饮与卫气相搏，发为疟疾。亦治瘴疟。

又本方加黄芪、淮山，亦名六君子汤。为病后调理助脾进食之剂。

本方加生姜、炒枣仁，治振悸不得眠。

本方加竹沥、姜汁，治半身不遂（在右者属气虚）。亦治痰厥暴死。

本方除人参加白芍，名三白汤。治虚烦，或泄或渴，为调理内伤外感之奇方。

本方除茯苓加干姜，名四顺汤，亦可蜜丸。治阴证脉沉无热，不欲见光，腹痛不和，即理中汤。

《中医方剂学》按语曰：四君子为补气要方。补气必从脾胃着手。因脾胃为后天之本，脾胃健强，消化旺盛，五脏六腑，四肢百骸亦得以营养，身体自然强壮矣。方中人参，养心，益脾肺，大补元气；白术健脾益气；茯苓安神益气，健脾渗湿；甘草和中补土。四者相合，补气养心而益脾胃，凡因脾胃气虚，健运失职而产生上述诸证者，均可将本方加减使用。

张璐曰：气虚者，补之以甘，参、术、苓、草，甘温益胃，有健运之功，具冲和之法，故为君子。盖人之一身，以胃气为本，胃气旺则五藏受荫，胃气伤则百病丛生。故凡病久虚不愈，诸药不效者，唯有益胃补肾两途。故用四君子随症加减，无论寒热补泻，先培中土，使药气四达，则周身之机运流通，水谷之精微敷布，何患其药之不效哉！是知四君子为司命之本也。

吴琨曰：夫面色痿白，则望而知其气虚矣。言语轻微，则闻而知其气虚矣。四肢无力，则问而知其气虚矣。脉来虚弱，则切而知其气虚矣。如是则宜补气。是方也，四药皆甘温，甘得中之味，温得中之气，犹之不偏不倚之人，故名君子。本方加木香、藿香、葛根，名七味白术散，治小儿脾虚肌热，泄泻作渴。以木、藿之芳香，佐四君入脾，其功更捷；以葛根甘寒，直走阳明，解肌热而除渴也。

本方加陈皮，治气虚而兼气滞者；再加半夏，治气虚而兼痰饮者；再加砂仁、藿香，治气虚而兼呕吐者，皆补中有消导之意也。

2. 四物汤，养血主方。

用于肝血虚滞，妇人经水不调。治一切血虚，血热、血燥诸证，及妇人经水不调，脐腹作痛，及崩中漏下，血瘕块硬等症，偏于阴分不足者。

熟地、白芍、当归、川芎、各等分《和剂局方》，煎热服。《医宗金鉴》作：熟地、当归，各三钱。（酒炒）白芍二钱，川芎钱半、煎服。

四物汤加减变化方有：圣愈汤、八珍汤、十全大补汤、人参养荣汤、泰山磐石散、增损四物汤、妊娠六合汤（加减十八法）。

加人参、黄芪，名圣愈汤。

治一切失血，或血虚烦渴燥热，睡卧不宁，五心烦热作渴等症。陈修园谓本方疑有神助，非制方人识力所到也（一方去白芍）。

本方合四君子汤，名八珍汤。治失血过多，恶寒发热，烦躁作渴等症。又主心肺虚损，气血两虚。

八珍汤加黄芪、肉桂，名十全大补汤。助阳固卫，治虚劳喘嗽，遗精失血，妇女崩漏，经候不调等。

十全大补汤去川芎，加五味子、陈皮、远志、姜、枣，煎服，为人参养荣汤。治积劳虚损，呼吸少气，心虚惊悸，咽干唇燥等症。《医宗金鉴》治脾肺俱虚，发热恶寒，肢体疲倦，食少作泻等症。若气血虚而变见诸症，弗论其病其脉，但用此汤，诸证悉退。

十全大补汤去肉桂、茯苓，加川断、黄芩、砂仁、糯米，名泰山磐石散。治妇人气血两虚，倦怠少食，屡有堕胎之患者。

本方去地黄，加人参、干姜、甘草，名增损四物汤，治妇人气血不足，四肢怠惰，乏力少气，兼治产后下血过多，营卫虚损，阴阳不和，乍寒乍热，并皆服之。

王海藏"妊娠六合汤"，即以本方为君，治妊娠伤寒。表虚，加桂枝、地骨皮；表寒，加细辛、麻黄；少阳寒热胁痛，心烦喜呕，口苦脉弦，加柴胡、黄芩；阳明大热烦渴，加石膏、知母；小便不利，加茯苓、泽泻；汗下后不得眠，加黄芩、栀子；兼风兼湿、肢节烦痛、身热脉浮，加防风、苍术；温毒发斑，加升麻、连翘：胎动血漏，加阿胶、艾叶；胸满痞胀，加厚朴、枳实；身冷拘急，腹痛脉沉，加附子、肉桂；便秘溲赤，或膀胱蓄血，加桃仁、大黄。后人用治经水不调，如：过多先期，加黄芩、白术；色黑后期，加黄连、香附；血热妄行，加栀子、黄连；血海虚寒，加炮姜、附子；气郁经阻，加陈皮、厚朴；血虚风痹，加秦艽、羌活。此皆经产通用之法也。

《中医方剂学》按语曰：四物汤是从《金匮要略》胶艾汤化裁而来。方中地黄滋阴补血，当归养血和血，芍药和营活血，川芎行血中之气而活血。以配伍言，地芍是血中之血药，芎归是血中之气药。两者配伍，可使补而不滞，营血调和。不仅血虚之证可补，即一切血分不和之证，亦多以此加减和活。妇女月经不调，尤为常用。不过，就补血言，血之生成，源于气化，如出血过多而气息衰微时，应重用补气药，益气以生血。古人说："有形之血，不能速生，无形之气，所当急固。"如单用本方补血，不能挽救"气脱"之危也。此外，如平素脾胃阳衰而有脉弱便溏、食少等症者，地芍阴药，亦非所宜。

柯韵伯曰：四物乃肝经调血之专剂，非心经生血之主方也。当归甘温和血，川芎辛温活血，芍药酸寒敛血，地黄甘平补血，四物具生长收藏之用，故能使营气安行经隧也。若气虚加参芪；血结加桃仁红花；血闭加大黄芒硝；血寒加桂附；血热加芩连；欲行血去芍；欲止血去芎；则又不必拘拘于四矣。

3. 六味地黄丸，养阴主方。

用于肾水亏乏，腰痛遗精等症。

治肾阴不足（精不足），虚火炎上，腰膝痿软，骨热痠痛，足跟痛，小便淋秘或不禁，遗精梦泄，水泛为痰，自汗盗汗，亡血消渴，头目眩晕，耳聋齿摇，尺脉虚大等。

熟地八钱、淮山四钱、山萸四钱、茯苓三钱、丹皮三钱、泽泻三钱。

此汤剂煎服。改钱为两，共末，炼蜜丸如梧子大，空心淡盐汤下。

六味地黄丸加减变化方有：八味地黄丸、知柏地黄丸、七味地黄丸、七味都气丸、八仙长寿丸、资生肾气丸、十味地黄丸、左归丸、杞菊地黄丸。

本方加肉桂、附子各一两，名八味地黄丸。治命门火衰（相火不足），不能生土，以致脾胃虚寒，饮食少思，大便不实，或下元衰惫，脐腹疼痛，夜多遗溺等症（虚羸少气）。王冰所谓"益火之源以消阴翳"也。尺脉弱者宜之。

金匮肾气丸：干地黄一两，山药、山萸各二两，茯苓、丹皮、泽泻各三两，桂枝、附子炮各一两。桂枝温通并附子以微微生发肾气，不在补火也。故其治有五：虚寒腰痛，少腹拘急，小便不行，此一也；脚气上入，少腹不仁，此二也；短气有微饮而不去，此三也；男子消渴，小便反多，此四也；妇人病，饮食如故，烦热不得卧而反倚息者，为转胞不得溺也，此五也。

《千金要方》以桂心、附子各二两，易桂枝、附子各一两，则纯为温补下元、阴阳双虚而设。治虚劳不足。

崔氏八味丸：如《千金要方》而只用肉桂、附子各一两。治命门火衰。

济生肾气丸：即八味方加牛膝、前仁。

本方加黄柏、知母各二两，名知柏地黄丸。治阴虚火动，骨痿髓枯。王冰所谓"壮水之主以制阳光"也。尺脉强者宜之。

本方加肉桂一两，名七味地黄丸。能引无根之火降而归元。

本方加五味子三两，名七味都气丸。能治劳嗽。

本方加五味二两，麦冬三两，名八仙长寿丸。再加紫河车一具，并治虚损劳热。

本方加杜仲、牛膝各二两。治肾虚，腰膝疼痛。

本方去泽泻，加益智仁三两。治小便频数。

桂附八味丸加车前、牛膝（熟地四两、白茯苓三两、淮山一两、山萸一两、丹皮一两、泽泻一两、肉桂一两、附子五钱、牛膝一两、车前一两），名资生肾气丸。治肾虚脾弱，腰重脚浮，小便不利，腹胀喘急，痰盛，已成鼓证，其效如神。

桂附地黄丸倍用桂附，加白芍、人参各四两，名十味地黄丸。乃孙真人《千金翼方》，治下寒上热，面红耳赤，口舌生疮，齿牙浮动，服凉药而更甚者。此为秘法。

本方去丹皮、茯苓、泽泻，加枸杞子四两、淮牛膝三两（精滑者不用）、（制）菟丝子四两、龟胶（切碎，炒珠）四两、鹿胶（敲碎，炒珠）四两（龟胶无火者不必用），蜜丸梧子大，用滚汤或淡盐汤送下百余丸。名左归丸。治肾水不足，不能滋养营卫，渐至衰弱，或虚热往来，自汗盗汗，或神不守舍，血不归元，或虚损伤阴，或遗淋不禁，或气虚昏晕，或眼花耳聋，或口燥舌干，或腰酸腿软等症。

本方加枸杞子、菊花，名杞菊地黄丸。

治肝肾不足，眼花歧视，或枯涩眼痛等。

《中医方剂学》按语曰：本方是钱仲阳从肾气丸减去桂附而成。方中熟地养血补肾，益阴填精；萸肉补肾滋肝，固涩精气；山药健脾补肺，兼能涩精，此补之一面。茯苓、泽泻，渗利湿热；丹皮清泻胆火，凉血退蒸。此泻之一面。补中有泻，则补而不滞，故本方非专事蛮补者可比。对阴虚火亢所导致之消渴，遗精，及小儿行迟，齿迟，脚软囟开，阴虚发热诸症，均为要方。

（左归饮：熟地一至二两，山药二两、山萸一两、茯苓一两、枸杞二两、炙草一至二两。右归饮：熟地一至二两，山药二两、山萸一两，肉桂二两、附子二至三两枸杞二两、杜仲二两、炙草一到二两。）

《医方论》曰：此方非但治肝肾不足，实三阴并治之剂，有熟地之腻补肾水，即有泽泻之宣泄肾浊以济之，有萸肉之温涩肝经，即有丹皮之清泻肝火以佐；有山药之收摄脾经，即有茯苓之淡渗脾湿以和之。药止六味，而大开大合，三阴并治，洵补方之正鹄也。

汪昂曰：熟地温而丹皮凉，山药涩而茯苓渗，山萸收而泽泻泻，补肾而兼补脾，有补而必有泻，相和相济，以成平补之功，乃平淡之精奇，所以为古今不易之良方也。即有加减，不过一二味，极三四味而止。今人多拣《神农本草经》补药，任意加入，有补无泻，且客倍于主，责成不专，而六味之功反退处于虚位，失制方之本旨矣。此后世庸师之误也。又曰：或谓肾气丸为补水之剂，以熟地大补精血故也，不知精血足则真阳自生，况山药、茱萸，皆能涩精固气。气者火也，水中之火，乃为真阳。此剂水火兼补，不寒不燥，至平淡、至神奇也。或曰肾气丸实补肝药也，肾为肝母，子虚则补母之义。古云：肝肾之病，同一治也。

4. 四逆汤，回阳主方。

用于寒盛阳微，四肢厥冷，水泻不止。

治少阴病（少阴为主，三阴通治），四肢厥逆，恶寒踡卧，下利清谷，或呕吐腹痛，口不渴，脉沉细无力或伏者。又表证误下，遂下利清谷不止，而身体疼痛者。

附子一枚（生用，去皮破八片），干姜一两半，（炙）甘草二两。以水三升，煮取一升二合，去滓，分温再服。强人可大附子一枚，干姜三两。（回阳救逆）

四逆汤加减变化方有：干姜附子汤、通脉四逆汤、通脉四逆加猪胆汁汤、白通汤、白通加猪胆汁汤、术附汤、当归四逆汤别方、姜附归桂汤、四逆加人参汤、芍药甘草附子汤、甘草干姜汤、芍药汤、茱萸四逆汤。

附子（生用）一枚，去皮破八片，干姜一两。水三升，煮取一升，去滓，顿服。治下后复发汗，昼日烦躁不得眠，夜而安静，不呕不渴，无表证，脉沉微，身无大热者，为干姜附子汤。（壮阳以配阴）

附子生用，去皮，大者一枚，干姜三两（强人可四两），炙草二两，名通脉四逆汤，药同四逆，惟分两有别，主少阴病下利清谷，里寒外热，手足厥逆，脉微欲绝，身不恶寒，其人面赤色，或腹痛或干呕，或咽痛，或利止脉不出者。厥阴下利清谷，里寒外热，汗出而厥者主之。面色赤者，加葱、九茎；腹中痛者，加芍药二两；呕者加生姜二两；咽痛（去芍），加桔梗一两；利止脉不出，加人参二两。（回阳通脉）

通脉四逆加猪胆汁汤，即就上加猪胆汁半合，主回阳益阴通脉。治吐利止后，汗出而厥，四肢拘急不解，脉微欲绝。

附子生用，去皮，破八片一枚，干姜一两，葱白四茎，即白通汤。水三升，煮取一升，去滓，分温再服。主救逆通阳，主下利厥逆，脉微，面色赤者。

白通加猪胆汁汤。即就上方加猪胆汁一合，人尿五合。主救逆通阳，除烦止呕，治利不止，厥逆无脉，干呕烦者（胆汁人尿兑和，不入煎，无胆汁亦可）。

本方加白术、大枣，名术附汤（《金匮要略》）。治风湿相搏，身体烦疼，及中寒发厥心痛。

本方加当归、木通，亦名当归四逆汤。治感寒手足厥冷，脉细欲绝，及男女寒疝，脐下冷引腰胯而痛。

干姜附子汤，加当归、肉桂，入蜜和服，名姜附归桂汤；再加人参、甘草，名姜附归桂参甘汤，加生姜煎。喻嘉言曰：服姜附汤后，当服此二汤，以逐营邪而补气血。

本方加人参一两，名四逆加人参汤（仲景方）。主复阳养阴，治恶寒，脉微复利，利止亡血；再加茯苓六两，名茯苓四逆汤。主回阳利水。治汗下后，病不解而烦躁（仲景方）。

本方除干姜加芍药三两，名芍药甘草附子汤（仲景方），治伤寒发汗不解，反恶寒者，虚故也。

本方除附子，用甘草四两，干姜二两，名甘草干姜汤。治伤寒脉浮，自汗，小便数，心烦，微恶寒，脚挛急，用桂枝汤误攻其表，得之便厥，咽中干，烦躁吐逆，与此汤以复其阳。若厥愈足温者，更做芍药汤（芍药、甘草，各四两），以和其阴，其脚即伸（皆仲景方）。

本方加吴茱萸，名茱萸四逆汤。治厥阴少阴腹痛。

《医宗金鉴》曰：方名四逆者，主治少阴中外皆寒，四肢厥逆也。君以炙草之甘温，温养阳气。臣以姜附之辛温，助阳胜寒。甘草得姜附，鼓肾阳温中寒，有水中暖土之功：姜附得甘草，通关节走四肢，有逐阴回阳之力。肾阳鼓寒，阴消则阳气外达，而脉升手足温矣。

《中医方剂学》按语曰：四逆为回阳救逆主方。方中姜附大辛大热，为回阳救逆要药。更重用炙草和中缓急，温养阳气，一则可以缓和姜附之燥热，一则寓有补正安中之功能。《内经》谓："寒淫于内，治以甘热，"本方正合。凡寒邪深入于里，脾肾阳衰，而有下利清谷，腹痛，恶寒踡卧，神衰欲寐，四肢厥冷，脉微欲绝等症时，换以本方，能回垂绝之阳于俄顷。但如真热假寒者，则绝对禁止使用。

5. 桂枝汤，调和营卫主方。亦治伤风。

治风寒在表，脉浮弱（苔白滑，不渴）自汗出，头痛发热，恶风恶寒，鼻鸣干呕等症。又杂证自汗、盗汗、虚损、虚疟亦可用。

桂枝三两、芍药三两、生姜三两、炙甘草二两、大枣十二枚。水七升，煮取三升，服一升，覆令微汗，不可令如水流漓，病必不除。若服一升，汗出病瘥，不必尽剂。服已，更啜稀粥一盏，以助药力。

桂枝汤加减变化方有：桂枝加附子汤、桂枝附子汤、小建中汤、桂枝五物汤、桂枝加龙骨牡蛎汤、葛根汤。

本方加附子，名桂枝加附子汤，治太阳病发汗，遂漏不止，恶风，小便难，四肢微急。

本方去芍药加附子，名桂枝附子汤，治伤寒八九日，风湿相搏，身体痛烦，不能转侧，不呕不渴，脉浮虚而涩。

本方倍白芍，加饴糖一升，名小建中汤，治腹中急痛心中悸烦，虚劳里急，梦遗失精，四肢酸疼，手足烦热，咽干口燥等症。再加黄芪，名黄芪建中汤，治虚劳里急（中气虚寒腹痛）诸不足。除饴糖，名桂枝加黄芪汤，治黄汗发热，两胫自冷，身痛身重，腰上有汗，腰下无汗，小便不利。小建中加当归，名当归建中汤，治妇人产后虚羸不足，腹中痛引腰背，小腹拘急。若崩伤不止，加地黄、阿胶。

本方除甘草加黄芪三两，名桂枝五物汤（《金匮要略》）。治血痹，身体不仁。

本方加龙骨、牡蛎，名桂枝加龙骨牡蛎汤，治男子失精，女子梦交。

本方加葛根、麻黄，名葛根汤。治太阳病，项背几几，无汗恶风（葛根四两，麻黄三两，生姜三两，桂枝二两，芍药二两，炙草二两，大枣十二枚）。

《中医方剂学》按语曰：桂枝为《伤寒论》第一方。方中君桂枝，发汗解肌；臣芍药，敛阴和营；佐姜枣，调和营卫；甘草协和诸药，滋养津液。凡外恶风寒，及杂病表虚自汗，见症如上述者，操以本方，最为恰当。

《医宗金鉴》注曰：凡风寒在表，脉浮弱自汗出者，皆属表虚，宜桂枝汤主之。名曰桂枝汤者，君以桂枝也。桂枝辛温，辛能散邪，温从阳而扶卫。芍药酸寒，酸能敛汗，寒走阴而益营。桂枝君芍药，是于发散中寓敛汗之意；芍药臣桂枝，是于固表中有微汗之道焉。生姜之辛，佐桂枝以解肌表；大枣之甘，佐芍药以和营里。甘草甘平，有安内攘外之能，用以调和中气，即以调和表里，且以调和诸药矣。以桂芍之相需，姜枣之相得，借甘草之调和阳表阴里，气卫血营，并行而不悖，是刚柔相济以为和也。而精义在服后须臾啜热稀粥以助药力。盖谷气内充，不但易为酿汗，更使已入之邪不能少留，将来之邪不得复入也。又妙在温服令一时许，漐漐微似有汗，是授人以微汗之法。不可令如水流漓，病必不除，禁人以不可过汗之意也。此方为仲景群方之冠，及解肌发汗、调和营卫之第一方也。凡中风伤寒，脉浮弱，汗自出而里不解者，皆得而主之，其他但见一二证即是，不必悉具。

6. 麻黄汤，发散风寒主方。

用于寒热无汗，脉象浮紧。治太阳风寒在表，头项强痛，发热，身疼，腰痛，骨节痛，恶风寒，无汗，胸闷而喘，其脉浮紧或浮数者，用此发汗（虽有是证，若脉浮而弱，汗自出，或尺中脉微与迟者，俱不可用）。风寒湿成痹，肺经壅塞，昏乱不语，冷风哮吼最宜。

麻黄去节三两，桂枝二两，杏仁去皮尖七十个，炙甘草一两。以水九升，先煮麻黄，减二升，去上沫，内诸药，煮取二升半，去滓温服八合。温服取微汗，不须啜粥，一服汗出，停后服。汗出多者，温粉扑之。

麻黄汤加减变化方有：麻黄加术汤、甘草麻黄汤、三拗汤、麻黄杏仁薏苡甘草汤、还魂汤、麻杏甘石汤。

本方加白术四两，名麻黄加术汤。治湿寒，身烦疼者。

本方除桂枝、杏仁，名甘草麻黄汤（《金匮要略》）。治里水，一身面目黄肿，脉沉，小便不利，重覆取汗。

本方去桂枝，麻黄不去节，杏仁不去皮尖，为粗末，每服五分水一盏半，姜五片，同煎至一盏，去渣服，以衣被覆睡去微汗。名三拗汤（局方），治感冒风邪，鼻塞声重，语音不出，或伤风伤冷，头痛目眩，四肢拘倦，咳嗽多痰，胸满气短。

麻黄杏仁薏苡甘草汤（麻黄去节五钱，汤泡，杏仁十个，去皮尖炒，甘草一两炙，薏苡仁五钱。上锉麻豆大，每服四钱，水一盏半，煮八分，去渣温服。有微汗避风）。治风湿一身尽疼，发热，日晡所剧者。

《千金方》以本方桂枝易肉桂，名还魂汤。治邪在太阴，卒中暴厥，口噤气绝，下咽奏效。

本方去桂枝加石膏，即麻杏甘石汤（麻黄去节四两，杏仁去皮尖五十枚，甘草炙二两，石膏碎半斤），又为辛凉解表之重剂矣。

《内台方议》：麻黄味苦辛，专主发汗，故用之为君；桂枝味辛热，佐之散寒邪为臣；杏仁散气解表为佐；甘草安中为使，经曰："寒淫于内，治以甘热，佐以苦辛"是也。但必伤寒，脉浮紧，恶寒无汗者用之方妥。

《医宗金鉴》注曰：名麻黄汤者，君麻黄也。麻黄性温，味辛而苦，其用在迅升；桂枝性温，味辛而甘，其能在固表。证属有余，故主以麻黄必胜之算也，监以桂枝制节之妙。杏仁苦温，佐麻黄逐邪降逆；甘草甘平，佐桂枝和内拒外。饮入于胃，行气于元府，输精于皮毛，斯毛脉合精，溱溱汗出，在表之邪，必尽去而不留，痛止喘平，寒热顿解，不须啜粥而借汗于谷也。其不用姜枣者，以生姜之性横散于肌，碍麻黄之迅升，大枣之性泥滞于膈，碍杏仁之速降也。然此方为仲景开表逐邪发汗之第一峻剂，用之必当，而其所以峻，制在温覆取汗，否则不峻也。

7. 银翘散，风温初起主方。

用于发热口渴，脉象浮数。

治温病初起，但热不恶寒而渴者（发热口渴，是温病总纲，如体疼骨楚而兼发热汗出等症，乃伏气温病，温邪内郁之征，不可误认伤寒。注意，又温病初起，亦有恶寒者，但发热必重于恶寒，此其辨也）。辛凉平剂银翘散主之。

银花一两，连翘一两带心，薄荷六钱，桔梗六钱，牛蒡子六钱，竹叶四钱，芥穗四钱，生草五钱，豆豉五钱，炒香。

上杵为散，每服六钱，鲜芦根汤煎，香气大出即取服，勿过煮。

胸膈闷者，加藿香三钱，郁金三钱，护膻中。

渴甚者，加花粉。

项肿咽痛者，加马勃、元参。

衄者去芥穗、豆豉，加白茅根三钱，侧柏炭三钱，栀子炭三钱。

咳者加杏仁，利肺气。二三日，病犹在肺，热渐入里，加细生地，麦冬保津液。

再不解或小便短赤者，加知母、黄芩、栀子之苦寒，与麦地之甘寒合化阴气，而治热淫所胜。

又张子培曰：此病初起，于是方加麻黄一二钱，功效倍捷，但三四日后，舌变红黄，即不可用。

又有汗，宜减荆薄一半。汗多不用。

温度高者，加青蒿、黄芩，一至三钱。

烦躁口渴，高热苔黄，已不恶寒者，加生石膏三至六钱，知母三钱。

咳加杏仁、浙贝各三钱、蒌壳二钱、前胡二钱，开肺气，苔厚，消化差，恶心呕吐，加法夏三钱、竹茹三钱、木香一钱。

衄或咳血，去桔、豉，加侧柏三钱、蒲黄一钱。

又秦伯未氏曰：咳嗽加杏仁、象贝，宣肺化痰。热重加山栀、黄芩清气。

《中医方剂学》按语曰：银花、连翘，清热解毒，芦根清热生津，竹叶清热，此清热解毒之一面也。豆豉宣郁解表，荆芥、薄荷辛散解表，此疏散解表之一面也。桔梗、甘草、牛蒡子，乃祛风痰，利咽喉之一面也。总三面而成本方，为温病初起，但热不恶寒而口渴之主要方剂。

《温病条辨》原注曰：方遵《内经》"风淫于内，治以辛凉，佐以苦甘，热淫于内，治以咸寒，佐以甘苦"之训，又宗嘉言"芳香逐秽"之说。银花甘寒，散热解毒，连翘味苦微寒，泻火解凝，薄荷辛凉芳香，消散风热，荆芥辛苦芳香，发散风湿，竹叶辛淡甘寒，苇根甘寒，皆最养阴，桔梗苦辛而平，开利胸膈咽喉，牛蒡辛平润肺，解热散结，豆豉苦寒，发汗解肌，调中下气。此方之妙，纯然清肃上焦，不犯中下，无开门揖盗之弊，有轻以去实之能，用之得法，自然奏效。

8. 六一散，清暑主方。

用于身热烦渴，小便短赤。

治伤寒中暑，表里俱热，烦躁口渴，小便不通，泻痢热疟，霍乱吐泻，下乳滑胎，解酒石毒，偏主石淋。

滑石水飞六两，甘草一两，为末，冷水或灯芯汤下。丹溪曰：泄泻及呕吐，生姜汤下。

六一散加减变化方有：益元散、鸡苏散、碧玉散、清六丸、温六丸、三生益元散、茱萸六一散、黄芪六一散。

本方加辰砂三钱，名益元散，清热宁心。

本方加薄荷末三钱，名鸡苏散，兼清肺热。

本方加青黛少许，名碧玉散，兼清肝热。

本方加红曲五钱，名清六丸，治赤痢。

本方加干姜五钱，名温六丸，治白痢。

本方加生柏叶、生车前，生藕节，名三生益元散，治血淋。

本方加牛黄，治虚烦不得眠。

本方除甘草，加吴萸一两，名茱萸六一散，治湿热吞酸。

本方除滑石，加黄芪六两，大枣煎热服，名黄芪六一散，治诸虚不足，盗汗消渴。

完素以此方治七十余症，称为凡间仙药。惟小溲清长者勿服。

《中医方剂学》按语曰：暑多兼湿，故当利其小便，使暑湿从下排泄，则热退，渴解利止矣。若不兼湿，则不宜用，免耗伤津液，继增烦渴，勿以药物平淡而忽之也。

汪昂曰：此足太阳、手太阴药也，滑石气轻能解肌，质重能清降，寒能泻热，滑能通窍，淡能引水，使肺气降而下通膀胱，故能祛暑住泻，止烦渴而行小便也。加甘草者，和其中气，又以缓滑石之寒滑也。加辰砂者，镇心神而泻丙丁之邪热也。

9. 平胃散，化湿主方。

用于满闷呕恶，舌苔白腻。

治湿淫于内，脾胃不能克制，有积饮痞膈中满者。苍术二钱、厚朴（姜汁炒）一钱、陈皮去白一钱，甘草（炙）一钱。加生姜二片，枣二枚，煎服。

小便赤涩，加茯苓，泽泻。遇雨水湿润时亦同。

米谷不化，饮食伤多，加枳壳。胃中气不快，心下痞气，加枳壳、木香。

心下痞闷腹胀者，加厚朴，甘草减半。

遇夏加炒黄芩。

如有痰涎，加半夏、陈皮。

咳嗽，饮食减少，脉细，加当归、黄芪。

脉洪大缓，加黄芩、黄连。

大便结，加大黄、芒硝，各三钱，先嚼麸炒桃仁烂以药送下。

平胃散加减变化方有：皂矾平胃丸、平陈汤、柴平汤、胃苓汤、不换金正气散、人参养胃汤、除湿汤、和解散、对金饮子、厚朴温中汤。

本方加皂矾、即皂矾平胃丸，主消食积虫痞。

伤食加神曲、麦芽或枳实。

伤寒头痛，加葱鼓，取微汗。

痰多，加半夏，或与二陈汤合，名平陈汤。

本方与小柴胡汤合，名柴平汤，治疟。

本方与五苓散合，名胃苓汤，治泻。

本方加参芪，治脾倦不思食。

本方加藿香、半夏，名藿香平胃散，又名不换金正气散。治胃寒、腹痛、呕吐，及瘴疫湿疟；再加人参、茯苓、草果、乌梅、生姜，名人参养胃汤，治外感风寒，内伤生冷，夹食停痰，岚瘴瘟疫，或饮食伤脾，发为痎疟。

本方合二陈，加藿香，名除湿汤。治伤湿腹痛，身重足软，大便溏泻。

本方加藁本、枳壳、桔梗，名和解散。治四时伤寒头痛，烦躁自汗，咳嗽吐利。

本方一两，加桑白皮一两，名对金饮子，治脾胃受湿，腹胀身重，饮食不进，肢疲肤肿。

本方除苍术，加木香、草蔻、干姜、茯苓，名厚朴温中汤。治脾胃虚寒，心腹胀满，及秋冬客寒犯胃，时作疼痛。

《中医方剂学》按语曰：本方为去痰湿积滞之芳香健胃剂，苍术燥湿健脾，厚朴除满宽胸。陈皮理气化痰，甘草姜枣，和中补土。凡痰湿积滞，阻于中焦，脘腹胀满，呕吐恶心，噫气吞酸，不思饮食，怠惰嗜卧，体重节痛，大便溏薄，舌苔白腻而厚者，均可应用。若舌腻而黄，口苦咽干，不甚欲饮，是为湿热留恋之征，则当与芩连等苦寒化湿药同用方可。若脾虚不足，孕妇、老弱、阴虚之人，皆非所宜。

《医宗金鉴》曰：苍术猛悍，长于发汗，迅于除湿为君。厚朴色赤苦温，能助少火以生气为佐；湿因于气之不行，气行则愈，故更以陈皮佐之；甘先入脾，脾得补而健运，故以炙草为使。名曰平胃，实调脾承气之剂欤！

10. 五苓散，利湿主方。

用于小便不利，饮水吐逆。

治脉浮，小便不利，热微消渴者；发汗已，脉浮数烦渴者。中风发热，六七日不解而烦，有表里证，渴欲饮水，水入则吐者。

茯苓十八铢，猪苓十八铢，白术十八铢，泽泻一两。

桂枝半两（杂病当用肉桂）。

为散，白饮和服方寸匕，日三服，多服暖水，汗出愈。

五苓散加减变化方有：四苓散、辰砂五苓散、双术五苓散、茵陈五苓散、元戎五苓散、桂苓甘露饮、猪苓散、桂苓丸、泽泻汤、茯苓白术汤、白茯苓汤、春泽汤、二术四苓汤、节庵导赤散、茯苓琥珀汤、胃苓汤（一名对金饮子）、薷苓汤、柴苓汤、茯苓术散。

本方去桂枝，名四苓散，治无恶寒，但渴者。

本方加辰砂，名辰砂五苓散，治渴，小便不利。

本方加苍术，名双术五苓散，治寒湿。

本方加茵陈，名茵陈五苓散，治湿热发黄，便秘烦渴。

本方加羌活，名元戎五苓散，治中焦积热。

本方加石膏、滑石、寒水石，名桂苓甘露饮，清六腑之热。

本方去桂枝、泽泻，名猪苓散，治呕吐病在膈上，思饮水者。

本方单用肉桂、茯苓等分，蜜丸，名桂苓丸，治消暑烦渴，引饮过多，腹胀便赤。

本方单用泽泻五两，白术二两，名泽泻汤，治心下支饮，常苦眩冒。

本方单用茯苓、白术等分，名茯苓白术汤，治脾虚不能制水，湿盛泄泻，再加郁李仁，入姜汁服，名白茯苓汤，治水肿。

本方加川楝子，治水疝。

本方加人参，或再加甘草，并名春泽汤，治无病而渴，与病瘥后渴者。

本方去桂，加苍术、甘草、芍药、栀子、黄芩、羌活，名二术四苓汤。通治表里湿邪，兼清暑热。

本方倍桂，加黄芪如术之数，治伤暑大汗不止。

本方加甘草、滑石、栀子，入食盐，灯草煎，名节庵导赤散，治热蓄膀胱，便秘而渴。如中湿发黄加茵陈，水结胸加木通。

本方合益元散，治诸湿淋沥，再加琥珀，名茯苓琥珀汤，治小便数而欠（欠短也）。

本方合平胃散，名胃苓汤，一名对金饮子，治中暑伤湿，停饮夹食，腹痛泄泻，及口渴便秘。

本方合黄连香薷饮，名薷苓汤，治伤暑泄泻。

本方合小柴胡汤，名柴苓汤，治发热泄泻口渴。疟疾，热多寒少，口燥心烦。

此上三方，并加姜枣煎。

深师用本方治发白及秃落，术一斤，桂半斤，二苓泽泻各四两，更名茯苓术散。

《中医方剂学》按语曰：二苓泽泻，均为利水渗湿之品，白术健脾利水，桂枝能化膀胱之气，气化则水自行，且可外解太阳未尽之表邪，所以本方总作用是化气利水。凡伤寒，太阳表证未解，邪入于腑，膀胱气化不行，而见头痛发热，烦渴饮水，水入即吐，小便不利者，俱可用之。至于霍乱、泄泻、水肿等症，小便不利，外无表邪者，用本方时当以桂易桂枝，较为适宜，如由热邪熏灼，或汗下之后，内亡津液导致小便不利者，本方又当禁用。

《中国医学大辞典》曰：此为治水热、小便不利之主方。君泽泻之咸寒，走水府而泻热邪，臣二苓之淡渗，通水道而泻水热，佐白术之苦燥，健运脾土以输水，使桂之辛温，蒸化三焦以行水。泽泻得二苓，则下降利水之力足，白术得桂，则上升通阳之效捷，欲其发散表邪，则用桂枝，欲解膀胱虚寒，则用肉桂，惟不可误换于阴虚泉竭之虚征。（按此为《医宗金鉴》注之节录）

11. 十枣汤，泻水主方。

用于水饮内停，胸胁满痛。

治胁下有水气，咳唾引痛，心下痞硬，干呕短气，头痛目眩，或胸背掣痛不得息，舌苔滑，脉沉弦者。又水肿腹胀，胁下支满，按之痛甚，或痛引肩背者。

大枣十枚，芫花熬，甘遂、大戟各等分。

三药分别捣为散，以水一升半，先煮大枣，取八合，去滓，内药末，强人服一钱匕，羸人服半钱，平旦温服之。不下者，明日更服，加半钱，得快下利后，糜粥自养。

近代用法：每次以枣汤吞服药粉三至五分。

十枣汤加减变化方有：控涎丹（一名妙应丸、子龙丸）、三花神佑丸、舟车丸、小胃丹。

本方去大枣、芫花，加白芥子（甘遂去心，大戟去皮），等分为末，糊丸，梧子大，食后临卧，淡姜汤下五七丸至十丸（如痰猛气实，加数丸不妨），名控涎丹，一名妙应丸，一名子龙丸。治痰涎伏于心膈上下，或忽然胸背、手足、颈项、腰胯隐痛不可忍，筋骨牵引钩痛，走移不定，或令头痛不可忍，或神志昏倦多睡，或饮食无味，痰唾稠粘，夜间喉中如锯声，多流涎唾等症。

本方去大枣，除三药各半两，加牵牛二两，大黄一两，轻粉一钱，为末，滴水为丸，初服五丸，每服加五丸，温水下。每日三服，加至快利，利后却常服，病去为度，名三花神佑丸，治中满腹胀，咳嗽淋闭，一切水湿肿满。

本方去大枣，甘遂、大戟、芫花各一两，加青、陈皮各一两，木香五钱，大黄二两，牵牛四两，共末，水丸，梧子大，每服六、七、十丸，白汤下，随症加减，名舟车丸（此《丹溪心法》方）。《医方集解》方多轻粉一钱，《医学启蒙》更多槟榔一两，逐水之力更强。治水肿水胀，形气俱实，口渴面赤，气粗腹坚，大小便秘，脉来沉数有力者。

本方各五钱，加黄柏三两，煨大黄两半，粥丸，名小胃丹，治胸膈肠胃热痰、湿痰。

《中医方剂学》按语曰：本方芫、遂、大戟，均为荡涤水饮之峻药，并皆具有毒性，故重用大枣，以预培脾土之虚，并缓和诸药之毒，庶攻邪而不妨正。主治上述诸症，疗效极为显著，但必须表解乃可用，同时需注意患者正气，如有虚象，当与健脾剂交替使用。

12. 琼玉膏，润燥主方。

用于津液枯涸，气虚干咳者。

功能养阴润肺，治虚劳干咳，咽燥咯血者。地黄四斤，茯苓十二两，人参六两，白蜜二斤。

先将地黄熬汁去渣，入蜜炼稠，再将参苓为末，和入瓷罐封，水煮半日，白汤化服，臞仙（明王室传人朱权）加琥珀、沉香各五钱，取其宁心调气，奇妙。

《中医方剂学》按语曰：此为治阴虚火旺，干咳无痰，或兼咯血之常用方剂。地黄滋肾壮水，白蜜养肺润燥，二者相合，有金水相生之妙；更以人参、茯苓，益气补脾，脾旺则肺虚可复，即补土生金之义；且茯苓为淡渗之品，用于甘寒滋润药中，可使滋而不腻，药虽四味，配伍极佳，所以徐徊溪称为治血证之第一方。但有外感者忌用。

13. 五仁丸，润肠主方。

用于津枯、大便困难者。

桃仁、杏仁、柏子仁、松子仁、郁李仁、陈皮，等分为丸。

按：五仁皆多脂之品，功能润燥泽枯。陈皮行气，则润而不滞，便行自畅矣。若津枯甚者，可加苁蓉、当归、生地、火麻仁、蓖麻仁之属。若气秘气滞者，可加枳壳、槟榔、木香、青皮之属；若因上气郁闭者，尚可加桔梗、升麻之属。

14. 白虎汤，清热主方。

用于壮热、口渴、汗出、脉洪者。

功能清热生津。治阳明热盛，烦渴引饮，面赤恶热，汗出舌燥，脉洪大有力，或滑数者。

石膏，一斤碎，知母六两，甘草二两炙、粳米六合。

以水一斗，煮米熟，汤成，去滓，温服一升，日三服。

白虎汤加减变化方有：人参白虎汤、白虎加苍术汤、桂枝白虎汤、柴胡石膏汤、化斑汤。

本方加人参三两，名人参白虎汤。治伤寒渴欲饮水，无表证者。亦治伤寒无大热，口燥渴，心烦，微恶寒者。亦治太阳中暍，身热，汗出，恶寒足冷，脉微而渴。亦治火伤肺胃，传为膈消。

本方加苍术，名白虎加苍术汤，治湿温脉沉细者。

本方加桂枝，名桂枝白虎汤。治温疟，但热无寒，骨节疼痛，时呕。

本方加柴胡、黄芩、半夏，名柴胡石膏汤，治暑嗽喘渴。

本方除粳米，加人参，名化斑汤。治胃热发斑，脉虚者。

《中医方剂学》按语曰：石膏清胃火，兼能解肌；知母治阳明独胜之热，并善生津；甘草和中泻火；粳米益胃保津，有清热生津而不伤脾胃之妙。凡阳明热盛诸证投之，确有立竿见影之效；但若里热虽盛而表证未解，及血虚身热者，均当禁用。

《来苏集》曰：经曰："甘先入脾。"又曰："以甘泻之。"以是知甘寒之品，乃泻胃火生津液之上剂也。石膏甘寒，寒能胜热，味甘归脾，质刚主降，备中土生金之体，色白通肺，质重含脂，具金能生水之用，故以为君；知母气寒主降，苦泄肺火，辛润肺燥，故以为臣；甘草为中宫舟楫，能土中泻火，寒药得之缓其寒，用此为佐，使沉降之性得留连于胃矣；粳米气味温和，秉容平之德，秋穑作甘，得以为佐，阴寒之物，庶无伤损脾胃之虑也。煮汤入胃，输脾归肺，水津四布，大烦大渴可除矣。

《医方集解》曰：此足阳明手太阴药也。热淫于内，以苦发之，故以知母苦寒为君，热则伤气，必以甘寒为助，故以石膏为臣；津液内烁，故以甘草、粳米甘平益气缓之为使，不致伤胃也。又烦出于肺，躁出于肾，石膏清肺而泻胃火，知母清肺而泻肾火，甘草和中而泻心脾之火，或泻其子（肺），或泻其母（心），不专治阳明气分热也。

15. 黄连解毒汤，泻火主方。

用于三焦积热，狂躁烦心，迫血妄行等症。功主泻火解毒，治一切火热，表里俱盛，大热烦躁，甚则发狂，干呕溲赤，错语不眠，吐血衄血，热笃发斑，及疮疡疔毒等证。

黄连三两，黄芩、黄柏各二两，栀子十四枚擘。以水六升，煮取二升，分二服。《集解》作各等分。

黄连解毒汤加减变化方有：柏皮汤、三黄泻心汤、（三黄丸）、三黄石膏汤、栀子金花汤（丸）、二黄汤。

本方去栀子，名柏皮汤，治三焦实热。用粥丸，名三补丸，治三焦有火，嗌燥喉干，二便闭结，及湿痰夜热。

本方去黄柏、栀子，加酒浸大黄，名三黄泻心汤，治心下痞热，心气不足，吐血衄血。大黄用酒蒸晒九次，蜜丸，名三黄丸，治三焦积热，头项肿痛，目赤口疮，心膈烦躁，大便秘结，小便赤涩，及消渴羸瘦。

本方加石膏，淡豉麻黄，名三黄石膏汤（石膏两半、黄芩、黄连、黄柏、麻黄各七钱，淡豉二合，栀子三十个水煎，热服）。每服一两，加葱三根。气实者倍服。治伤寒阳证，表里大热而不得汗，或已经汗下，过经不解，六脉洪数，面赤鼻干，舌燥大渴，烦躁不眠，谵语鼻衄，发黄、发疹、发斑。

本方加大黄，名栀子金花丸。治火盛而兼便秘者。《医方集解》：三焦积热，邪火妄行，故用黄芩泻肺火于上焦，黄连泻脾火于中焦，黄柏泻肾火于下焦，栀子通泻三焦之火从膀胱出。盖阳盛则阴衰，火盛则水衰，故用大苦、大寒之药，抑阳而扶阴，泻其亢盛之火，而救其欲绝之水也。

又黄芩、黄连、甘草等分，名二黄汤。专治上焦火旺，头面大肿，目赤肿痛，心胸、咽喉、口舌、耳、鼻热盛，及生疮毒者。

16. 普济消毒饮，清温毒主方。

用于大头瘟，咽痛口渴等症。清热解毒，疏风散邪。治大头瘟，恶寒发热，头面漫肿焮红，触之疼痛，甚则目不能开，肢体竣楚，咽痛口渴，舌燥苔黄，脉象浮数有力。

酒芩、酒连各五钱，陈皮去白，甘草、玄参各三钱，连翘、板蓝根、马勃、鼠粘子、薄荷各一钱，僵蚕、升麻各七分，柴胡、桔梗各二钱（一方无薄荷，有人参三钱；亦有加大黄治便秘者）。

为末，汤调，时时服之。或拌蜜为丸，嚼化。

普济消毒饮加减变化方有：温病条辨增损方。

《温病条辨》以本方去柴胡、升麻，初起一二日再去芩、连，较本方更妥（连翘、玄参、银花、苦梗各一两，牛蒡子六钱、僵蚕、甘草、板蓝根各五钱，马勃四钱，芥穗、薄荷各三钱，其为粗末，每服六钱，重者八钱，鲜苇根汤煎服，去渣，约二时一服，重者一时许一服）。

《中医方剂学》按语曰：大头瘟是外感风热疫疠之气，蕴于上焦，攻冲头面而成，故本方以牛蒡、薄荷、僵蚕，升、柴等疏散风邪，芩、连、翘、草、马勃、板兰等泻火解毒，更以元参养阴清热，橘红理气疏滞，桔梗开泄上焦。若大便秘者，可加大黄。正气虚者，亦可酌加人参。近世用本方治痄腮，疗效甚好。

17. 清骨散，清虚热主方。

用于骨蒸劳热，阴虚，午后潮热，或夜间发热。

银柴胡钱半，胡黄连、秦艽、鳖甲（硬炙）、青蒿、知母、地骨皮各一钱、甘草炙五分。

《医方集解》：此足少阳厥阴药也。地骨皮、胡连、知母之苦寒，能除阴分之热而平之于内，银柴、青蒿、秦艽之辛寒，能除肝胆之热而散之于表，鳖阴类而甲属骨，能引诸药入骨而补阴。甘草甘平，能和诸药而退虚热也。

18. 三仁汤，清化湿热主方。

用于湿温身热，胸闷不饥，渴不欲饮。

治湿温头痛恶寒，身重疼痛，舌白不渴，脉弦细而濡，面色淡黄，胸闷不饥，午后身热，状若阴虚。

生薏仁六钱、杏仁五钱、白蔻仁二钱、飞滑石六钱、

白通草二钱、竹叶二钱、半夏五钱、厚朴二钱。

甘澜水八碗，煮取三碗，每服一碗，日三服。

（三仁、滑、通、竹、夏、朴）

此轻开上焦肺气，气化则湿自化也。

附胡安邦氏"辛苦香淡汤"，治湿温。

藿香三钱，佩兰三钱，法夏二钱，枳壳二钱，川朴钱半，黄芩二钱，黄连五分，滑石四钱，米仁四钱。水煎服。

19. 达原饮，治温疫主方。

功能达膜原，辟秽浊，治温疫初起，邪入募原，证见寒热往来，或一日三次，或一日一次，而无定时，胸闷发呕，头痛烦躁，脉象弦数，舌苔垢腻者。

槟榔二钱，厚朴一钱，草果五钱，知母一钱，黄芩一钱，芍药一钱，甘草五钱。

用水二盅，煎八分，午后温服。

达原饮加减变化方有：达原饮加减方、柴胡达原饮。

达原饮加减方，为治湿热温疟主方，用于湿浊挟热，阻滞中焦，寒热胸闷，舌苔厚腻等症。即本方去芍药，加菖蒲、常山、青皮（此秦伯未原举之方）。

柴胡达原饮，即本方去知母、芍药，加柴胡、枳壳、桔梗、青皮、荷叶梗（《通俗伤寒论》）。治痰湿阻于膜原，胸膈痞满，心烦懊侬，头眩口腻，咳痰不爽，间日发疟，舌苔粗如积粉，扪之糙涩等症。

《中医方剂学》按语曰：此温疫初起，邪入募原要方。凡温疫之邪，多挟秽浊，故本方以厚朴除湿散满，化痰下气；草果辛香辟秽，宣透伏邪；槟榔攻下破结，使邪速溃。三药同行，可以直达募原伏邪盘踞之处，逐之外出。然温疫之邪，内郁成热，最善伤阴，故又以知母滋阴，黄芩清热，芍药敛阴。用甘草者，一以制前三药之猛，一以缓后三药之寒也。但方药偏重于里，如初起表证重者，宜酌加治表之药始妥。

又原注曰：槟榔能消能磨，除伏邪，为疏利之药，又除岭南瘴气；厚朴破戾气所结；草果辛烈气雄，除伏邪盘错。三味协力，直达其巢穴，使邪气溃败，速离膜原，是以为达原也。热伤津液，加知母以滋阴，热伤营气，加白芍以和血，黄芩清燥热之余，甘草为和中之用。此四味不过调和之品，如渴与水，非拔病之药也。如胁痛耳聋、寒热、呕而口苦，此邪热溢于少阳经也，本方加柴胡一钱；如腰背项痛，此热邪溢于太阳经也，本方加羌活一钱；如目痛，眉棱骨痛，眼眶痛，鼻干不眠，此邪热溢于阳明经也，本方加干葛一钱。

20. 二陈汤，除痰主方。

兼能理气，去湿，和中。

治一切痰饮为病，咳嗽胀满，呕吐恶心，头眩心悸。

半夏（姜制）三钱、茯苓三钱、陈皮去白二钱、甘草一钱。加姜三片，水煎服（此依《医宗金鉴》分两）。

《医方集解》作半夏二钱，橘红、茯苓各一钱，甘草五钱，加姜煎。

又局方原作半夏、橘红各五两，茯苓三两、炙草两半。每服四钱，用水一盏，生姜七分，乌梅一个，同煎六分，去滓热服。

二陈汤加减变化方有：导痰汤、顺气导痰汤、加味二陈汤、三圣丸、温胆汤、香砂二陈汤、涤痰汤、茯苓丸。

本方加南星、枳实（南星一作胆星），名导痰汤，治顽痰胶固，非二陈所能除者。再加菖蒲，治惊悸健忘，怔忡不寐。

导痰汤加木香、香附，名顺气导痰汤，治痰结胸满，喘咳上气。

本方加枳实、瓜蒌、莱菔子、山楂、神曲，治食积，痰嗽发热。

本方加苍术、枳壳、片子姜黄，名加味二陈汤。治痰攻眼肿，并酒家手臂重痛麻木。

本方除茯苓、甘草，加黄连，曲糊丸，姜汤下，名三圣丸，治痰火嘈杂，心悬如饥。

本方加竹茹、枳实、大枣，名温胆汤，治大病后虚烦不得眠（如呕去枣）。

本方加藿香、砂仁，名香砂二陈汤，治寒湿体虚呕吐。

涤痰汤方：半夏（姜制）、胆星各二钱半，橘红、枳实、茯苓、各二钱，人参、菖蒲各一钱，竹茹七分，甘草五分，加姜枣煎服。主中风痰迷心窍，舌强不能言。

茯苓丸：半夏（姜制）二两，茯苓一两，枳壳（麸炒）五钱，风化朴硝二钱半，为末，姜汁糊丸，梧子大，每服二十丸，食后姜汤送下，治痰饮停伏中脘，以致臂内筋脉挛急而痛者。

又《医方集解》曰：治痰通用二陈，风痰加南星、白附、皂角、竹沥；寒痰加半夏、姜汁；火痰加石膏、青黛；湿痰加二术；燥痰加瓜蒌、杏仁；食痰加山楂、麦芽、神曲。老痰加枳实、海石、芒硝。气痰加香附、枳壳；胁痰在皮里膜外，加白芥子；四肢痰加竹沥。

《中医方剂学》按语曰：半夏燥湿化痰，茯苓健脾利水，亦能化痰；气机不畅则痰凝，橘红利气，气行则痰化；姜草蠲饮和中，乌梅安胃化痰。凡脾阳不足，水饮凝聚成痰者，用之最宜橘红半夏，陈久为佳，故名二陈。

《医方集解》曰：此足太阴、阳明药也。半夏辛温，体滑性燥，行水利痰为君；痰因气滞，气顺是痰降，故以橘红利气；痰由湿生，湿去则痰消，故以茯苓渗湿为臣；中不和则痰涎聚，又以甘草和中补土为佐也。

21. 清气化痰丸，清痰热主方。

用于气火有余，炼液成痰。

功能清热化痰，下气止咳。治痰热内结，咳嗽痰黄，稠厚胶粘，甚则气急呕恶，胸膈痞满，或发热，或惊悸，不得安寐，小便短赤，舌质红，苔黄腻，脉滑数者。

半夏（姜制）、胆星各一两半，橘红、枳实（麸炒）、杏仁（去皮尖），瓜蒌仁（去油），黄芩（酒炒）、茯苓各一两。

姜汁糊丸，淡姜汤下。

《中医方剂学》按语曰：本方即二陈汤去甘草，加黄芩、杏仁、胆星、枳实、瓜蒌而成，凡痰热内结，症见咳嗽，咯痰黄稠，或惊悸失眠等症，皆可应用。

《医方集解》曰：热痰者，痰因火盛也。痰即有形之火，火即无形之痰，痰可随火而升降，火引痰而横行，变生诸症，不可纪数。火借气于五脏，痰借液于五味，气有余则为火，液有余则为痰，故治痰者必降其火，治火者，必顺其气，此方所由设也。又曰：此手足太阴之药，治痰火之通剂也，气能发火，火能役痰，半夏、南星以燥湿气，黄芩、瓜蒌以平热气，陈皮以顺里气，杏仁以降逆气，枳实以破积气，茯苓以行水气，水湿火热，皆生痰之本也。盖气之亢而为火，犹民之反而为贼，贼平则还为良民，而复其业矣，火退则还为正气而安其位矣，故化痰必以清气为先也。

《成方便读》曰：方中半夏、胆星，为治痰之君药，痰由于火，故以黄芩之苦寒降之，瓜蒌之甘寒润之；火因于气，即以陈皮顺之，枳实破之；然脾为生痰之源，肺为贮痰之器，故以杏仁之苦温，疏肺而降气。茯苓之甘淡，渗湿而宣脾，肺脾肃清，则痰不存留矣。以姜汁糊丸者，用为开痰之先导耳。

22. 三子养亲汤，平痰喘主方。

用于气实痰多，喘满胸闷。

功能降逆化痰兼消食，治咳嗽气逆，痰多胸痞，食欲不振，苔粘腻，脉象滑者。

紫苏子（沉水者），白芥子、莱菔子。

等分或看病所主为君，各微炒研，煎服（不宜煎熬太过）。若大便素实者，临服加熟蜜少许。若冬寒，加生姜三片。

《中医方剂学》按语曰：苏子降逆定喘，白芥下气除痰，莱菔子消食化痰，气实痰多，此为捷径。

《医方集解》曰：此手足太阴药也。白芥子除痰，紫苏子行气，莱菔子消食（孰重孰君），然皆行气豁痰之药，气行则火降而痰消矣。

吴鹤皋曰：治痰先理气，此治标耳，终不若二陈能健脾去湿，有治本之功也。李士材曰：治病先攻其甚，若气实而喘，则气反为本，痰反为标矣，是在智者神而明之。若气虚者非所宜也。

《成方便读》曰：痰壅则气滞，气滞则肺失下行之令，于是为咳嗽为喘逆等症矣。病因食积而起，故方中以莱菔子消食行痰。痰壅则气滞，以苏子降气行滞；气滞则膈塞，白芥子畅膈去塞，三者皆治痰之药而又各有所长，食消气顺，喘嗽自宁矣。

23. 保和丸，消食主方。

用于嗳腐吞酸，腹痛泄泻等症。

功能：消积健脾，清热利湿，治食积停滞，胸脘痞满，腹胀时痛，嗳气吞酸，恶食、或呕吐泄泻，脉滑，苔厚腻而黄，及食疟下痢。

山楂三两，神曲炒、茯苓、半夏各一两，陈皮、莱菔子（微炒）、连翘各五钱。

曲糊丸，麦芽汤下，或加麦芽入药亦可。每服三四钱许。

保和丸加减变化方有：小保和丸、大安丸。

本方去半夏、莱菔子、连翘，加白术、白芍，名小保和丸，能助脾进食。

本方加白术二两，名大安丸，或加人参，治饮食不消，气虚邪微。

本方加白术、香附、黄芩、黄连、厚朴、枳实，治积聚痞块。

本方合越鞠丸，扶脾开郁。

《医方集解》曰：伤于饮食，脾不运化，滞于肠胃，故有恶食、泄痢，食疟等症。伤而未甚，不欲攻以厉剂，惟以和平之品消而化之，故曰保和。

又曰：此足太阴、阳明药也。山楂酸温收缩之性，能消油腻腥膻之食；神曲辛温蒸暑之物，能消酒食陈腐之积，菔子辛甘下气而制曲；麦芽咸温消谷而软坚。伤食必兼乎湿，茯苓补脾而渗湿；积久必郁为热，连翘散结而清热，半夏能温能燥，和胃而健脾；陈皮能降能升，调中而理气。此内伤而气未病者，但当消导，不须补益。大安丸加白术，则消补兼施也。

24. 小活络丹，活络主方。

用于痰湿入络，手足麻木等症。

功能搜风逐寒，祛痰行痰，治中风手足不仁，日久不愈，经络中有湿痰死血，腿臂间有一二点作痛者，或风寒湿气，留滞经络，肢体筋骨，酸楚疼痛者。

川乌（炮，去皮尖），草乌（炮，去皮尖），南星（古方八阵作胆星）（炮），地龙（去土洗，焙干），各六两，乳香（研），没药（研），各二两二钱。

为细末，入研药和匀，酒面糊为丸，梧子大，每服二十丸，空心，日午，冷酒送下，荆芥茶下亦得。

上为《和剂局方》分两。

《医方集解》作川乌、草乌、胆星各六两，地龙、乳香（去油）、没药（另研）各三两三钱，酒丸，酒下。

又一方有川芎。

《中医方剂学》按语曰：方中川乌、草乌，散寒湿，通经络；南星辛烈，祛风豁痰；地龙蠕动，善通经络，能引乌头、南星等直达湿痰所结之处；乳香、没药同用，有活血散瘀、消肿止痛之效。用治上述诸病，很为适宜。若证属血不养筋，阴虚火旺，及孕妇俱忌。

《成方便读》曰：川乌、草乌直达病所，通行经络，散风邪，逐寒湿。而胆星即随其所到之处，建祛风豁痰之功。乳、没之芳香通络，活血行瘀；蚯蚓之蠕动善穿，用为引导；用酒丸酒下者，欲其行也。

《医方集解》曰：此足太阴、厥阴药也。吴鹤皋曰：胆星辛烈，所以燥湿痰。二乌辛热，所以散寒湿。蚯蚓湿土所生，欲其引乌、星直达湿痰所结之处，《大易》所谓"同气相求"也。风邪注于肢节，久则血脉凝聚不行，故用乳香、没药以消瘀血（原注：乳香活血，能去风伸筋；没药能散瘀血，生新血，二药并能消肿止痛，故每相须而行）。

25. 天王补心丹，安神主方。

用于健忘、怔忡、失眠、虚火上炎等症。

功能养阴生津，镇心安神，治思虑过度，心血不足，怔忡健忘，心口多汗，大便或秘或溏，口舌生疮等症。

生地（酒洗）四两，人参（去芦），元参（炒），丹参（微炒），茯苓（一用茯神），酸枣仁（炒），柏子仁（炒，研，去油），五味子（炒），天冬（去心，一炒），麦冬（去心，一炒），当归身（酒洗），各一两，远志（去心，炒），桔梗，各五钱。

蜜丸，弹子大，硃砂为衣，临卧灯芯汤下一丸，或噙含化。又硃砂分两为五钱。一方有石菖蒲四钱，无五味子；一方有甘草。

《医方集解》曰：此手少阴药也。生地、元参，北方之药，补水所以制火，为既济之义也。丹参、当归，所以生心血，血生于气，人参、茯苓，所以益心气。人参合麦冬、五味，又为生脉散，盖心主脉，肺为心之华盖，而朝百脉，补肺生脉，所以使天气下降也。天冬苦入心而寒泻火，与麦冬同为滋水润燥之剂。远志、枣仁、柏仁，所以养心神，而枣仁、五味酸以收之，又以敛心气之耗散也。桔梗清肺利膈，取其载药上浮而归于心，故以为使。硃砂色赤入心，寒泻热而重宁神，读书之人，所当常服。

26. 牛黄清心丸，开窍主方。

用于邪陷心包，神识昏迷。

功能，清热解毒，开窍安神，治热入心包，神昏谵语，身热，烦躁不安，以及小儿惊厥，中风窍闭等症（与安宫牛黄丸治同而效弱）。

犀黄二分五厘，川连五钱，黄芩三钱，生栀子三钱，郁金二钱，辰砂一钱分半。

共末，腊雪调面糊丸，如黍米大，每服七八丸，灯芯汤下。

牛黄清心丸加减变化方有：安宫牛黄丸。

安宫牛黄丸方为：牛黄、郁金，犀角、黄芩、黄连、山栀、雄黄、硃砂：各一两，珍珠五钱，梅片、麝香各二钱五分。为极细末，炼老蜜丸，丸重一钱，金箔为衣，蜡护。脉虚者，人参汤下；脉实者，银花薄荷汤下，每服一丸。大人病重体实者，日再服，甚至日三服。小儿服半丸，不知，再服半丸。

《通俗伤寒论》：何廉臣论安宫牛黄丸曰：此方芳香化秽浊而利诸窍，咸寒保肾水而安心体，苦寒通火腑而泻心用，专治热陷包络，神昏谵语，及大人、小儿痉厥之因于热者，多效。

27. 金锁固精丸，固精主方。

用精关不固，滑泄不禁。

沙苑蒺藜（炒），芡实（蒸），莲须各二两，龙骨（酥炙），牡蛎（盐水煮一日夜），煅粉各一两。

共末，莲子粉糊为丸，每服三钱，淡盐汤下。

《中医方剂学》按语曰：沙苑、芡实，补肾摄精。龙骨、牡蛎，固涩下元。莲子清心坚肾，更用其须，尤为涩精之妙品。惟君相火旺，及下焦有湿热之遗精，不可滥用。

《医方集解》曰：此足少阴药也。蒺藜补肾益精，莲子交通心肾，牡蛎清热补水，芡实固肾补脾，合之莲须、龙骨，皆涩精秘气之品，以止滑脱也。

28. 牡蛎散，固表主方。

用于阳虚自汗。

治病后卫虚，体常自汗，夜卧尤甚，心悸易惊，虚羸短气等。

麻黄根（洗净），黄芪，牡蛎（米泔浸，去土，煅赤）各一钱，浮小麦百余粒。

水一盏半，同煎至八分，去渣，热服，日二服，不拘时候。

《中医方剂学》按语曰：本方所治之自汗盗汗，是卫阳不固，心阳不潜所致。黄芪益气固表，牡蛎敛汗潜阳，浮小麦滋养心阴，三药均能止汗液之外泄，更加麻黄根走表固卫，故止汗之力甚佳，于病后体虚之自汗盗汗最宜。但若亡阳证，大汗淋漓，则须大剂回阳，方堪济急，又非本方所能胜任也。

《医方集解》曰：此手太阴、少阴药也。陈来章曰：汗为心之液，心有火则汗不止，牡蛎、浮小麦之咸凉，去烦热而止汗，阳为阴之卫，阳气虚则卫不固，黄芪、麻黄根之甘温，走肌表而固卫也。

29. 诃子散，涩肠主方。

用于泄泻不止，脱肛。

治虚寒泄泻，米谷不化，肠鸣腹痛，脱肛及作脓血，日夜无度。

御米壳（去蒂，蜜炒）五分，诃子（煨，去核）七分，干姜（炮）六分，橘红五分，为末，空腹服。

《医方集解》曰：此手足阳明药也。御米壳酸涩微寒，固肾涩肠；诃子酸涩苦温，收脱住泻；炮姜辛热，能逐冷补阳；陈皮辛温，能升阳调气，以固气脱，亦可收形脱也。

30. 补中益气汤，升提主方。

用于中气下陷或气虚不能摄血。

功能调补脾胃，升阳益气，治：（1）身热有汗，渴喜热饮，头痛恶寒，懒言恶食，脉虽洪大，按之虚软者，（2）食不知味，懒于言语，四肢倦怠，不耐劳动，动则气喘，脉浮大无力者。（3）脱肛，子宫下垂，久疟久痢，及一切清阳下陷诸证。

黄芪（蜜炙）钱半，人参、炙草各一钱，白术（土炒），陈皮（留白），归身，各五分，升麻、柴胡各二分，姜三片，枣二枚，煎服。

如血不足，加当归；精神短少，加人参、五味；肺热咳嗽，去人参；嗌干，加干葛；头痛，加蔓荆子，痛甚加川芎；脑痛，加蒿本、细辛；风湿相搏，一身尽痛，加羌活、防风；有痰加半夏、生姜；胃寒气滞，加青皮、蔻仁、木香、益智；腹胀，加枳实、厚朴、木香、砂仁；腹痛，加白芍、甘草。热痛，加黄连；能食而心下痞，加黄连；咽痛，加桔梗；有寒，加肉桂；湿倦，加苍术；阴火，加黄柏、知母；阴虚，去升柴，加熟地、山萸、山药；大便秘，加酒煨大黄。咳嗽，春加旋覆、款冬，夏加麦冬、五味，秋加麻黄、黄芩，冬加不去根节麻黄，天寒加干姜。泄泻，去当归，加茯苓、苍术、益智。

补中益气汤加减变化方有：调中益气汤二方，调荣养卫汤。

本方除当归、白术，加木香、双术，名调中益气汤，治脾胃不调，胸满肢倦，食少短气，口不知味，及食入反出。

本方加白芍、五味子，亦名调中益气汤，治气虚多汗，余治同前。

《医方集解》曰：此足太阴、阳明药也。肺者气之本，黄芪补肺固表为君。脾者肺之本，人参、甘草，补脾益气，和中泻火为臣。白术燥湿强脾，当归和血养阴为佐。升麻以升阳明清气，柴胡以升少阳清气，阳升则万物生，清升则浊阴降。加陈皮者以通利其气，生姜辛温，大枣甘温，用以和营卫、开腠理、致津液诸虚不足，先建其中。中者何？脾胃是也。

柯颜伯曰：凡脾胃一虚，肺气先绝，故用黄芪护皮毛而闭腠理，不令自汗；元气不足，懒言气喘，人参以补之；炙草之甘，以泻心火而除烦、补脾胃而生气，此三味除烦热之圣药也。佐白术以健脾，当归以和血。气乱于中，清浊相干，用陈皮以理之，且以散诸甘药之滞。胃中清气下陷，用升麻、柴胡气之清而味之薄者，引胃气以上腾，复其本位，便能升浮，以行生长之令矣。补中之剂，得发表之品而中自安；益气之剂，赖清气之品而气益培，此用药有相须之妙。是方也，用以补脾，使地道卑而上行，亦可以补心肺。损其肺者益其气，损其心者调其营卫也。亦可以补肝，木郁则达之也。惟不宜于肾，阴虚于下者，不宜于升；阳虚于下者，更不宜升也。

本方加羌活、防风、细辛、川芎，名调荣养卫汤，治劳力伤寒，身痛，体热恶寒，微渴，汗出，头痛，脉浮无力。

31. 七气汤，行气主方。

用于气分郁滞，胸满喘促。

治七情气郁，痰涎结聚，咯不出，咽不下，胸满喘急，或咳或呕，或攻冲作痛。

半夏（姜汁炒）五钱，茯苓四钱，厚朴（姜汁炒）三钱，紫苏二钱，加姜、枣煎。

七气汤加减变化方有：半夏厚朴汤，三因方七气汤。

本方去枣，即《金匮要略》半夏厚朴汤（半夏一升［三钱］、茯苓四两［二钱］，厚朴三两［制八分］，苏叶二两［一钱］，生姜五两［四片］）。以水七升，煮取四升，分温，日三夜一服。功能行气开郁，降逆化痰，治略同。梅核气之属于阴虚者忌用。

本方加白芍、陈皮、人参、桂心，亦名七气汤（三因方），治七情郁结，阴阳反戾，吐利交作，寒热眩晕，痞满噎塞。

《医方集解》曰：此手足太阴药也。气郁则痰聚，故散郁必以行气化痰为先。半夏辛温，除痰开郁；厚朴苦温，降气散满；紫苏辛温，宽中畅肺，定喘消痰；茯苓甘淡，渗湿益脾，通心交肾。痰去气行，则结散郁解，而诸证平矣。

又《三因方》亦称本方为"四七汤"。而《医方集解》之"四七汤"，则只人参、半夏、官桂各一钱，甘草五分，加姜煎。心腹痛加延胡索，治七情气郁，痰涎结聚，虚冷上气，或心腹绞痛，或膨胀喘急。盖郁久则浊气闭塞，而清气日薄矣，故虽痛虽膨而不用木香、枳壳，只用人参以壮主气之脏（肺），官桂以制谋虑之郁（肝），郁久生痰，半夏为之驱逐，郁故不和，国老为之调停，况桂性辛温，疏气甚捷，郁结者还为和畅矣。汤名"四七"

者，以四味治七情也。

32. 越鞠丸，舒郁主方。

用于胸膈痞闷，吞酸呕吐，饮食不消等症。统治气、血、痰、火、湿、食六郁。六者之中，以气为主，气行则郁散矣。

香附（醋炒）、苍术（米泔浸炒）、川芎、神曲（炒）、栀子（炒黑）。

等分，曲糊为丸，每服一二钱许。

如湿郁加茯苓、白芷，火郁加青黛。痰郁加南星、半夏、瓜蒌、海石；血郁加桃仁、红花；气郁加木香、槟榔；食郁加麦芽、山楂、砂仁；挟寒加吴萸。又或春加防风，夏加苦参、冬加吴萸。经所谓升降浮沉则顺之，寒热温凉则逆之也。又火重者加黄连，以佐青黛；湿重者加泽泻以渗之，气虚者可加人参；痞闷者加枳壳，胀满者可加厚朴，总宜灵活使用也。

《中医方剂学》按语曰：吴鹤皋曰：香附开气郁，苍术燥湿郁，川芎调血郁，神曲消食郁，栀子清火郁，五者既平，痰郁亦解，此治病治本，故不另用化痰之品也。

33. 十灰散，止血主方。
用于劳伤吐血。

大蓟、小蓟、侧柏叶、荷叶、茅根、茜草、大黄、山栀、棕榈皮、丹皮。

等分，各烧存性，为丸。

按：本方出葛可久《十药神书》，为止血之通剂。俱必烧制者，取"血见黑则止"之义。愚意蒲黄、血余二味加入制丸更妙。且血之妄行，亦有寒热之辨，当取适当之味煎汤送服，效果方好，如仅取止涩，非良策也。

34. 桃仁承气汤，祛瘀主方。
用于蓄血及妇人经闭。

功能破血下瘀，治下焦蓄血，少腹胀满，大便色黑，小便自利，谵语烦渴，至夜发热，其人如狂。

桃仁五十枚（去皮尖），大黄四两、芒硝、甘草、桂枝各二两。

以水七升，煮取二升半，去滓，内芒硝，更上火微沸，下火，先食温服五合，日三服，当微利。

桃仁承气汤加减变化方有：桃仁承气饮子。

本方加青皮、枳实（破血必行气也）、当归、芍药（去瘀而生新也）、柴胡（平肝升清而散表热）、苏木（助桃仁、桂心以逐瘀血），名桃仁承气饮子。

《伤寒溯源集》：桃仁主瘀血血闭，治血结血肿，通润大肠，破蓄血；大黄下瘀血积聚，荡涤肠胃，推陈致新；芒硝走血软坚，"热淫于内，治以咸寒"之义也。桂（外感用枝，杂证用心）通血脉，消瘀血，尤其所长。甘草保脾胃，和大黄之寒峻也。

《医方集解》曰：此足太阳药也。大黄、芒硝荡热去实，甘草和胃缓中，此调胃承气汤也。热甚搏血，血聚则肝燥，故加桃仁之苦甘，以润燥而缓肝；加桂枝之辛热，以调营而解外，直达瘀所而行之也。

35. 小柴胡汤，和解主方。

用于寒热往来，胸胁苦满，口苦目眩等症。

柴胡八两、黄芩三两、半夏半升、人参三两、大枣十二枚、甘草（炙）三两、生姜三两（切）。

以水一斗二升，煮取六升，去滓，再煎，取三升，日三服。

呕逆加生姜、陈皮，烦而不呕，去半夏、人参，加瓜蒌；渴者去半夏，加花粉；若不渴，外有微热，去人参，加桂枝，覆取微汗；咳嗽去参、枣、生姜，加五味子、干姜；虚烦加竹叶、粳米；齿燥无津加石膏；痰多加瓜蒌、贝母；腹痛去黄芩，加芍药；胁下痞硬，去大枣，加牡蛎；胁下痛，加青皮、芍药；心下悸，小便不利，去黄芩，加茯苓；本经头痛，加川芎；发黄，加茵陈。

小柴胡汤加减变化方有：黄连汤、半夏泻心汤，生姜泻心汤、甘草泻心汤、柴胡枳桔汤。

黄连汤：治伤寒胸中有热而欲呕，胃中有寒而腹痛，功能分降阴阳，即黄连（炒）、干姜（炒）、桂枝、甘草各三两，人参二两，半夏半升，大枣十二枚。水煎服。

半夏泻心汤：治呕而肠鸣，心下痞者。即半夏半升（洗）、黄连一两，黄芩、干姜、人参、甘草（炙）各三两，大枣十二枚。

生姜泻心汤：治伤寒汗解后，胃中不和，心下痞硬，干噫食臭，胁下有水气，腹中雷鸣下利者，即半夏泻心汤减干姜二两，加生姜四两。

甘草泻心汤：治伤寒一再误下，下利完谷，腹中雷鸣，心下痞硬而满，干呕心烦，痞尤甚者，即半夏泻心汤去人参，加甘草一两（一云本方当有人参）。

柴胡枳桔汤：治往来寒熟，两头角痛，耳聋目眩，胸胁满痛，舌苔白滑，脉右弦滑，左弦而浮大者，出《通俗伤寒论》，即本方去参、草、枣，加枳壳、桔梗、陈皮、雨前茶也。

《中医方剂学》按语曰：柴胡透达少阳半表之邪，黄芩清泄少阳半里之热，半夏和胃降逆，姜枣调和营卫，更以参草益气和中，俾正气旺盛，邪无内向之机，可以直从外解也。

36. 逍遥散，疏肝主方。

用于头痛目眩，抑郁不乐，及妇人月经不调。治血虚肝燥，骨蒸劳热，咳嗽潮热，往来寒热，口干便涩，月经不调。

柴胡、当归（酒拌）、白芍（酒炒）、白术（土炒）、茯苓各一钱、甘草（炙）五分。加煨姜、薄荷煎。

逍遥散加减变化方有：加味逍遥散、黑逍遥散。

本方加丹皮、栀子，名加味逍遥散，治肝脾血虚发热，或潮热腈热，或自汗盗汗，或头痛目涩，或怔忡不宁，或颊赤口干，或月经不调，肚腹作痛，或小腹重坠，水道涩痛等症。

本方加生地或熟地，名黑逍遥散，治肝脾血虚，临经腹痛，脉弦虚者。

附：柴胡疏肝散，治怒火伤肝，左胁作痛，血苑于上，柴胡二，陈皮二（醋炒），川芎钱半（童便炒），白芍、枳壳、香附各钱半，炙草五分，一方有黑山栀一钱，煨姜一片。

《中医方剂学》按语曰：肝为藏血之脏，肝郁则血虚，本方用归芍以补肝，肝病最易传脾，故用苓、术、甘草以补脾；肝郁宜疏，所以更用柴胡舒肝解郁，配以薄荷生姜，协柴胡以调达肝木，肝郁得和，诸病自愈矣。

《医方集解》曰：此足少阳厥阴药也。肝虚则血病，当归、芍药养血而敛阴，木盛则土衰，甘草、白术和中而补土（补土生金，亦以平木），柴胡升阳散热，合芍药以平肝，而使木得条达，茯苓清热利湿，助甘、术以益土，而令心气安宁（茯苓能通心肾），生姜暖胃祛痰，调中解郁，薄荷搜肝泻肺，理血消风，疏逆和中，诸症自已，所以有"逍遥"之名。本方加丹皮、栀子，名八味逍遥散，治怒气伤肝，血少目暗。

37. 瓜蒂散，催吐主方。

用于痰涎壅积上脘，胸中痞硬，气上冲咽喉不得息，宿食填塞上脘亦同。

瓜蒂（炒黄）、赤小豆，各等分。

上二味各别捣筛，为散已，合治之。取一钱七，以香豉一合，用热汤七合，煮作稀糜，去滓，取汁和散，温顿服之。不吐者，少少加，得快吐乃止。

《医方集解》曰：吐时须令闭目，紧束肚皮。吐不止者，葱白汤解之。良久不出者，含砂糖一块即吐。诸亡血虚家、老人、产妇、血虚脉微者，具不可服。

胸中有痰涎宿食，越以瓜蒂之苦，涌以赤小豆之酸，即《内经》"酸苦涌泄"义也。配香豉者，亦宣陈开郁也。

38. 大承气汤，泻下主方。

用于实热便闭，腹痛拒按，痞满燥实全具，能峻下热结（潮热谵语，脉滑数有力）。

大黄四两（酒洗）（三钱），厚朴八两（去皮，炙）（二钱）、枳实五枚（炙）（三钱）、芒硝三合（三钱）。

先煎枳、朴，后下大黄，临沸入芒硝，更上微火两沸，分温再服。

大承气汤加减变化方有：小承气汤、调胃承气汤、大陷胸汤。

本方去芒硝即小承气汤。大黄四两酒洗（三钱），厚朴二两去皮，炙（一钱半），枳实三枚［大者炙（一钱半）］，同煎去滓，分温二服，主轻下热结。

本方去厚朴、枳实，加甘草，即调胃承气汤。大黄四两酒洗（三钱），芒硝半斤（三钱），甘草二两蜜炙（一钱半）。先煮大黄、甘草，至水减三分之二，去滓，内芒硝，更上微火一、二沸，温顿服之。功能清热泻结，主阳明病，不恶寒，反恶热，口渴便秘，腹满拒按，中下二焦燥实，舌苔正黄，脉象滑数者。

本方去厚朴、枳实，加甘遂，即大陷胸汤。［大黄二两（二钱）］，芒硝一升（二钱），甘遂一钱七（三分），以水六升，先煮大黄，取二升，去滓，内芒硝，煮一二沸，内甘遂末，温服一升，得快利，止后服）主泻热逐水。治不大便五六日，舌口燥而渴，日晡所小有潮热，从心下至少腹硬满而痛不可近，脉沉而紧者。

《中医方剂学》按语曰：大黄攻结散热为君，枳实消痞为臣，厚朴除满为佐，芒硝软坚润燥为使。四药同用，能通结泄热，消痞软坚而存阴液。

柯韵伯曰：秽物不去，气不顺也，故攻积必用气分之药，因以承气名汤也。煎法有妙义，盖生者气锐而先行，熟者气纯而和缓，仲景欲使芒硝先化燥屎，大黄继通地道，而后枳朴除其痞满，故有久煮、微煮等之不同也。

《医宗金鉴》曰：诸积热结于里而成满、痞、燥、实者，均以大承气汤下之也。满者腹胁满急膜胀，故用厚朴以消气壅；痞者心下痞塞硬坚，故用枳实以破气结；燥者肠中燥屎干结，故用芒硝润燥软坚；实者，腹痛，大便不通，故用大黄攻积泻热。然必审四证之轻重而适宜加减四药之分两，方能恰到好处也。

39. 木香槟榔丸，导滞主方。

用于胸痞腹胀，便闭或下痢，里急后重等症。

功能行气化滞，泄热通便，治积滞内停，脘腹痞满胀痛，大便秘结，赤白痢疾等。

木香、槟榔、青皮（醋炒）、陈皮（去白）、枳壳（炒）、黄柏（酒炒）、黄连（吴萸汤炒）、三棱（醋煮），莪术（醋煮），各五钱；大黄（酒浸）一两、香附、黑丑各二两。

芒硝水丸，量人虚实服。一方加当归（酒洗），张子和《儒门事亲》，无三棱、枳壳、枳实诸味。

《医方集解》曰：此手足阳明药也。湿热在三焦气分，木香、香附行气之药，能通三焦，解六郁，陈皮理上焦肺气，青皮平下焦肝气，枳壳宽肠而利气，而黑丑、槟榔又下气之最速者也。气行则无痞满后重之患矣。疟痢由于湿热郁积，气血不和，黄柏、黄连燥湿清热之药，三棱能破血中气滞，莪术能破气中血滞，大黄、芒硝血分之药，能除血中伏热，通行积滞，并为摧坚化痞之峻品，湿热积滞去，则二便调而三焦通泰矣。盖宿垢不净，清阳终不得升，故必假此以推荡之，亦通因、通用之意，然非实积，不可轻投。加当归者，润燥和其血也。

40. 化虫丸，杀虫主方。

用于肠寄生虫所引起之腹痛阵作。

鹤虱、胡粉（炒）、苦楝根皮（东向未出土者）、槟榔各一两，芜荑、使君子肉各五钱，枯矾二钱五分。

为末，酒煮曲糊丸，量人大小服之，一岁儿可五分。

此类萃杀虫之药而成，故杀虫之力甚大。上意芜荑、君肉可增至一两，枯矾增至五钱。如阳气不足者，加附子、干姜；内有湿热，加苦参、黄连。欲虫软者，加乌梅、柯子；欲使虫泻下者，加莞花、黑丑、大黄、枳实。体虚者，加党参、白术，以意消息可也。

41. 洗肝散，目病主方。

用于风毒上攻，暴作赤肿，疼痛，隐涩眵泪，或生翳膜。

当归、川芎、羌活、防风、薄荷、大黄、栀子、甘草等分为末，每服二钱。

《医方集解》曰：此足厥阴、阳明药也。肝属木而主目，木喜条达。风热郁于内，故用薄荷、羌活、防风以升之散之。肝藏血，故用当归、川芎以和之养之。大黄泻胃火而通燥结，栀子降心火而利小便，甘草缓肝气而和中州。

洗肝散加减变化方有：消风养血汤、定志丸、地芩丸。

消风养血汤，治目赤肿痛。

荆芥、蔓荆、菊花、白芷、麻黄、防风、桃仁（去皮尖）、红花（酒炒）、川芎各五分，当归（酒洗），白芍（酒炒），草决明、石决明、甘草各一钱。

《医方集解》曰：此足太阳、厥阴药也。荆、防、麻、芷、菊、蔓轻浮上升，并能消风散热。桃仁、红花、川芎、归、芍辛散酸收，并能养血去瘀。二决除肝经风热，专治目疾。瘀去血活则肿消，风散热除则痛止。又目为肝窍，搜风养血，皆以和肝。加甘草者，亦以缓肝而止痛也。

定志丸，治目不能远视能近视者（王海藏曰：能近视，责其有水；不能远视，责其无火，法宜补心），常服益心强志，能疗健忘。

远志、菖蒲各二两，人参、茯苓各一两。

蜜丸，砝砂为衣。张子和方无菖蒲，加茯神、柏子仁、酸枣仁，亦名定志丸，酒湖丸，姜汤下，定魂定惊。

《医方集解》曰：此手少阴药也。人参补心气，菖蒲开心窍，茯苓能交心气于肾，远志能通肾气于心，朱砂色赤，清肝镇心，心属离火，火旺则光能及远也。

地芝丸，治目能远视，不能近视（王海藏曰：能远视，责其有火；不能近视，责其无水，法当补肾）。

生地黄（焙）、天冬各四两，枳壳（炒）、甘菊（去蒂）各二两。

蜜丸。欲火热之下降者，用茶清下；欲药力之上行者，用酒下。

《医方集解》曰：此足少阴药也。生地凉血生血，天冬润肺滋肾，枳壳宽肠去滞，甘菊降火除风。

42. 芍药汤，痢疾主方。

用于腹痛脓血，里急后重，日夜无度。

芍药一两，归尾、黄芩、黄连各五钱，大黄三钱，木香、槟榔、甘草（炙）各二钱，桂钱半。

每服五钱，痢不减，加大黄。

芍药汤加减变化方有：导滞汤。

本方除桂、甘草，加枳壳，名导滞汤，一作导气汤，治上症兼渴者。

《医方集解》曰：此足太阴、手足阳明药也。芍药酸寒，泻肝火、敛阴气，和营卫，故以为君。大黄、归尾破积而行血，木香、槟榔通滞而行气，黄芩、黄连燥湿而清热。盖下痢由湿热郁积于肠胃，不得宣通，故大便重急，小便赤涩也。辛以散之，苦以燥之，寒以清之，甘以调之。加肉桂者，假其辛热以为反佐也。

43. 截疟七宝饮，截疟主方。

用于实疟久发不已，寸口脉弦滑浮大者，功能燥湿劫痰。

常山（酒炒），草果（煨）、槟榔、厚朴、青皮、陈皮、甘草等分（一作常山倍加）。

酒水各半煎（寒多加酒，热多加水），系绵盖之，露一宿，于当发之早，面东温服（一作空心冷服）。

截疟七宝饮加减变化方有：常山饮。

本方去厚朴、二皮、甘草，加知母、贝母、乌梅、姜、枣，名常山饮（常山酒炒二钱，草果煨、槟榔、知母、贝母各一钱，乌梅二个、姜三片、枣一枚。半酒半水煎，露一宿，日未出时，面东空腹温服，渣用酒浸煎，待疟将发时先服。一方有良姜、甘草，无槟榔；一方加穿山甲、甘草）。治疟久不已，用此截之。

余常用常山、草果、神曲、麦芽、大黄、芒硝，六味截疟每效。

《医方集解》曰：此足少阴、太阴药也。常山能吐老痰积饮，槟榔能下食积痰结，草果能消太阴膏粱之痰，厚朴平胃，陈皮利气，青皮伐肝，皆为温散行痰之品。加甘草入胃，佐常山，以吐疟痰也。

44. 香薷饮，暑湿主方。

用于夏日乘凉饮冷，感受寒湿，阳气为阴所遏，皮肤蒸热，凛凛畏寒，头重头痛，无汗，腹痛吐泻等，功能祛暑解表，除湿和中。

香薷一钱，白扁豆三钱，厚朴八分。水煎服。

香薷饮加减变化方有：四味香薷饮、五物香薷饮、六味香薷饮、十味香薷饮、香薷葛根汤。藿薷汤、二香散、新加香薷饮。

本方加黄连，名四味香薷饮，治本病热盛者。

本方加茯苓、甘草，名五物香薷饮，驱暑和中。再加木瓜，名六味香薷饮，治中暑湿盛。再加人参、黄芪、白术、陈皮，名十味香薷饮，治暑湿内伤，头重吐利，体倦神昏。

本方加羌活、防风，治中暑兼中风，僵仆搐搦，或再加黄芪、芍药。

本方加干葛，名香薷葛根汤，治暑月伤风咳嗽。

本方加茯神，治瘅疟。

本方合藿香正气散，名藿薷汤，治伏暑吐泻。

本方加木瓜、甘草、香附、陈皮、苍术、紫苏，名"二香散"，治外感内伤，身热头痛腹胀。

本方去扁豆，加银花、连翘、鲜扁豆花，水五杯，煮取二杯，先服一杯，得汗止后服，不汗再服，名新加香薷饮，治手太阴暑温，形似伤寒，右脉洪大，左脉反小，面赤口渴，但汗不出者。

薛生白曰：此由避暑而感受寒湿之邪，故因香薷之辛温，以表散阴邪而发越阳气，厚朴之苦温，除湿邪而通行滞气，扁豆甘淡，行水和中。倘无恶寒头痛之表证，即无取香薷之辛温走窜矣。无腹痛吐利之里证，亦无取厚朴、扁豆之疏滞和中矣。如热渴甚者，加黄连以清暑；湿热于里，腹膨泄泻者，去黄连，加茯苓、甘草；若中气虚怯汗出多者，加人参、黄芪、白术、橘皮、木瓜。然香薷之用，总为寒湿外袭而设，不可用以治不挟寒湿之暑热也。

45. 小青龙汤，寒咳主方。

用于咳嗽，气急鼻扇，肺胀胸满，鼻塞流涕，或咳逆倚息，不得卧者。

功能解表化饮、治咳平喘。治风寒塞表，水饮内停，恶寒发热，无汗，咳嗽喘息，痰多而稀，苔润滑，不渴饮，脉浮紧等症，及慢性痰饮，咳喘无表证，或身体疼重，肌肤悉肿者。

《医方集解》曰：治伤寒表不解，心下有水气，干呕发热而咳、或噎、或喘、或渴、或利、或小便不利，小腹满，短气不得卧。

麻黄（去节）、桂枝、芍药（酒炒）、细辛、甘草（炙）、干姜各三两，半夏、五味子各半升。

渴去半夏，加花粉；喘去麻黄，加杏仁；形肿亦去麻黄；噎去麻黄，加附子（水寒相搏则噎，附子温经散寒）；小便秘去麻黄，加茯苓（便秘忌发汗，宜渗利）。

《中医方剂学》新订分两：麻黄一钱，桂枝一钱，芍药钱半炒，细辛三分，甘草三分（炙），干姜五分，半夏（钱半制），五味子五分。

小青龙汤加减变化方有：小青龙加石膏汤。

本方加石膏二两，名小青龙加石膏汤，治肺胀，咳而上气，烦躁而喘，脉浮，心下有水者。

《中医方剂学》按语曰：本方桂、麻发汗解表，宣肺平喘。干姜、半夏，温中蠲饮，散寒降逆；五味防肺气之耗散；芍药协桂以和营卫；甘草调和诸药。药虽八味，配伍极其精密。

柯韵伯云：寒热不解而咳，知内有水气射肺；干呕，知水饮未入胃而在心下也。水气之变幻不可拘，如下而不上，则或渴或利；上而不下，则或噎或喘；留于肠胃，则小便不利而少腹满耳。惟发热而咳为定症，故于桂枝汤去大枣之泥，加麻黄以开腠理，细辛逐水气，半夏除呕，五味、干姜以除咳。

46. 清金百合汤，劳咳主方。

用于虚劳初起，咳嗽痰血。

百合、桔梗、川贝、杏仁、寸冬、花粉、云苓、广橘红、甘草、桑白皮。

春加佛耳草，夏加苎麻根；秋加金沸草，冬加款冬花。发热加二胡，咽痛加元参、马勃、射干。久劳加生地、丹皮。

按：虚损之治，一宗慎柔，阳虚以八味为主，阴虚以六味为主；另一派则出绮石；阳虚以建中为主，阴虚以清金为法。本方各药，皆清金润肺之品，而以广皮一味调剂其间，及兼顾其母也。他如玉竹、淮山、阿胶、女贞、天冬、泽泻等，皆可酌情加减。

47. 逐瘀至神丹，逐瘀主方。

用于跌扑损伤。

当归五钱，生地五钱，赤芍三钱，大黄、榔片各二钱，枳壳五钱，桃仁、红花、丹皮、败龟板各一钱。

水酒各半煎服。煎成对入童便一杯更妙。若瘀肿甚者，可加泽兰五钱，川芎、苏木各三钱。又头伤加藁本，手伤加桂枝，腰伤加杜仲，足伤加牛膝，胁伤加白芥子。

方出《石室秘录》，加减例准当归汤增补，他如羌活、防风、天麻、白芷、二乌、马前、生半夏、生南星、麻黄、北辛等，皆可酌加也。

48. 胶艾汤，调经胎产主方。

用于经水不调，妊娠下血腹痛。

功能补血调经，止漏安胎，治妇人冲任虚损，崩中漏下，月水过多，淋漓不止，或妊娠下血，或半产下血不绝，腹中疼痛。

阿胶、川芎、甘草（炙）各二两，艾叶、当归各三两，芍药四两，干地黄四两。

上七味，以水五升，清酒三升，合煮取三升，去滓，内胶令消尽，温服一升，日三服，不差更作。

一方加干姜三两。

治胎动经漏，腰痛腹满，抢心短气，加黄芪。

《千金翼方》治从高坠下，损伤五脏吐血，及金疮、经肉绝者加干姜。

胶艾汤加减变化方有：妇宝丹。

本方加香附四两，童便、盐水、酒、醋各浸三日炒，名妇金丹，专主经水不调。

《中医方剂学》对本方新定分两：阿胶二钱，川芎一钱，炙草钱半，艾叶三钱，当归三钱，芍药（炒）四钱，干地黄四钱。

《医方集解》曰：此足太阴、厥阴药也。四物以养其血，阿胶以益其阴，艾叶以补其阳，和以甘草，行以酒势，使血能循经养胎，则无漏下之患矣。

《金匮方歌括》曰：川归芍地，补血之药也，然血不自生，生于阳明水谷，故以甘草补之。阿胶滋血海，为胎产百病之要药。艾叶暖子宫，为调经安胎之专品。

《中医方剂学》按语曰：本方为治妇女崩漏、止血、安胎之要方，方中地、芍、归、芎、即四物汤，有补血调经功能；甘草合芍药，即甘草芍药汤，有缓急止痛之效力；甘草合阿胶，善于止血（如白头翁加甘草阿胶汤治血痢；黄土汤，甘草阿胶同用，治便血），艾叶能温暖子宫，为调经安胎之要药。对妇人冲任不足，月水过多，以及妊娠下血，胎动不安，腹中挛痛，并有虚寒症状者，用本方治疗，颇有卓效。后世四物汤，即从本方化裁而来。

49．一贯煎，滋肝主方。

用于肝肾阴虚，兼有疏肝作用。治肝肾阴虚，气滞不运，胁肋攻痛，胸腹膜胀，脉反细弱，或虚弦，舌无津液，喉嗌干燥。

北沙参、麦冬、归身各三钱，生地黄六钱至一两五钱，甘杞子三至六钱，川楝子一钱半。

水煎去滓温服。口苦燥者，加酒炒川连三至五分。

一贯煎加减变化方有：加味一贯煎。本方加白芍、女贞，名加味一贯煎，主治略同，而更精密。

小生地、生白芍、全当归、大麦冬、空沙参、甘枸杞、女贞子各三钱，川楝子钱半。

口渴加川连六分，肝阳上亢加牡蛎五钱，脘胀加枳壳钱半，生郁金（打）七分。

凡左胁作痛，脘腹作胀，如属痰涎湿浊，宜用辛香行气，化痰利湿，如木香、砂仁、白蔻、香附、二皮、枳壳、郁金、吴萸、台乌、苍术、川朴、滑石等。若肝肾阴虚而致气滞不运，现症虽同，以舌无津液，咽嗌干燥，脉细数或虚弱为辨，则以此为第一良方。凡阴液不充，肝阳太旺，气逆气痛诸症，皆可用之。苟无停痰积饮，此方最有奇效也。

《中医方剂学》按语曰：一贯煎出《柳洲医话》，主治胁肋攻痛。一般治胁肋疼痛，多以理气为主。但理气药大多辛温香燥，如用于肝肾阴亏，木失所养，肝邪横逆之胁肋疼痛，非但无效，将反使病情增剧。魏氏此方，用沙参、麦冬、归、地、杞子等滋养肝肾，妙在配以川楝，疏调肝气，以遂其条达之性。肝气一畅，则胁肋作痛自除，诚治疗阴虚胁痛之良方。但方中滋腻之品较多，对于兼有痰饮者即不相宜。《沈氏女科辑要笺正》曰：柳洲此方，原为肝肾阴虚，津液枯涸，血燥气滞，变生诸证者设法。凡胁肋胀痛，脘腹撑撑，纯是肝气不疏，刚木恣肆为疟，治标之剂，恒用香燥破气，轻病得之，往往有效。但气之所以滞，本由液之不能充，芳香气药，可以助运行，而不能滋血液，且香者必燥，燥更伤阴，频频投之，液益耗而气益滞，无不频频发作，日以益甚，而香药气药不足恃矣。驯至脉反细弱，舌红光燥，则行气诸物，且同鸩毒。柳洲此方，虽从固本丸、集灵膏二方脱化而来，独加一味川楝子，以调肝木之横逆，能顺其条达之性，是为涵养肝阴无上良药，其余皆柔润以驯其刚悍之气，苟无停痰积饮，此方最有奇功。口苦而燥，是上焦之郁火，故以川连泻火。连本苦燥，而入于大剂养阴队中，仅为润燥之用，非神而明之，何能辨此。又如萸肉、白芍、黄精、沙苑、二至等肝肾阴分之药，均可酌加。

《柳洲医话》云：心痛、胃痛、胁痛，无非肝气为患，此有虚实之分，大率实者十之二，虚者十之八，实者宜疏之。虚者初起，即宜以滋水清肝饮（即六味地黄汤加归身、白芍、柴胡、山栀、大枣，煎服。主阴虚肝郁，胃脘胁痛，脉虚弦或细软，舌苔光滑鲜红者）。一贯煎之类，稍加疏肝之药，如鳖甲、炒柴胡，四制香附之类，俾肾水涵濡肝木（补肝血莫如滋肾水，此之谓也）。肝气得舒，肝火渐熄，而痛自平。若专用疏泄，则肝阴愈耗，病安得痊？曾治某室人肝痛脉虚，得食稍缓，用比沙参、石斛、归须、白芍、木瓜、云苓、鳖血炒柴胡、橘红、甘草。

二剂痛止，后用逍遥散加参、归、石斛、木瓜调理而愈。

又妇女带浊之病，多由肝火炽盛，上蒸胃而乘肺，肺主气，气弱不能散布为津液，反因火性迫速而下输，故当斟酌病情，益胃清肺，平肝舒郁，而带浊自止。

尚按：亦有对一贯煎持反调，而主以逍遥散治肝者，方已见前，兹再录下，当与（36 则）合参。

当归、白芍、白术、茯苓、柴胡、各一钱，炙草、薄荷各五分，煨姜一片。

若脾虚发热者，加丹皮一钱。泻血分郁热，山栀炒黑一钱，清气分郁火。

肝之所以郁者，一为土虚不能升木，一为血少不能养肝也。苓术助土德以升木，归芍益营血以养肝，薄荷解热，甘草和中，而柴胡一味，一以为厥阴之报使，一以升发诸阳也。

《柳洲医话》云：逍遥一方，柴薄温散肝木以达其郁，归芍滋阴，甘术助阳，茯苓利湿，煨姜和中，兼脾肾心肺而治之，实肝病第一良方。有他症者，以意消息，无不效。一贯煎非笃论也。肝病内伤发热，用逍遥散主之，外感寒热，用小柴胡去参主之。随症加减，无不立愈。

《内经》治肝有三法，辛以散之，酸以敛之，甘以缓之，逍遥合三法为一，柴胡之辛散，芍之酸敛，草之甘缓是也。因肝气必有肝火，故加丹栀。今医一见肝气，即操逍遥，不应，即操加味逍遥，再不应，即束手无策矣。殊不知再有七法。心为肝子，急则泻其子，一法也；肾为肝母，虚则补其母，二法也；肺为气之主，肝气上逆，清金降肺以平之，三法也；肝气上逆，每挟胆火，温胆以平之，所谓平甲木以和乙木，四法也；肝阳太旺，养阴以潜之；不应，则用牡蛎、龟板等介以潜阳，五法也；肝病实脾，六法也；肝经实火用左金丸、龙胆泻肝汤直抑之，七法也。若夫专用破气，纵一时较快，而旋即胀痛，且愈发愈重，此粗工之所为，不足以言法也。

50. 潜镇摄纳汤，中风主方。

用于肝火不戢，气血挟痰上冲，至全身掣痛，抽搐语塞者。

主四肢全身掣痛，不可触近，脉弦大有力，浑浊模糊，舌苔白腻，颊车牵强，甚则语塞。

羚羊角尖，水磨冲服五分，生石决明、生牡蛎、紫贝齿各一两，生玳瑁、青龙齿、生磁石各六钱，上皆先煎。陈胆星、天竺黄、仙半夏、生白芍、莱菔子各三钱，石菖蒲根、盐水橘红各一钱，礞石滚痰丸五钱，布包煎。另用淡竹沥三两，加生姜汁三五滴，分三四次温服。

此症因肝火不藏，气血挟痰上冲激脑震动神经所致，故用上法。此张山雷氏《中风斠诠》中已熟验之方也。

第二编
中医经验琐谈

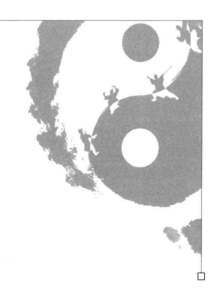

写在篇首

我是一个受到中医的好处，因而研究中医，以至执行中医业务的人。我小时身体甚弱，偶一不慎，就哮喘发作，长辈们对我的成长怀着很大的忧虑。我得过重感冒，患过严重的急痧、痢疾，但不管病情怎样恶劣，经过本地的老中医姚礼堂先生治疗，一般少则一剂，多则二至三剂，也就恢复健康了。后来在上海就学，曾有一次生热痱，二次患疟疾，经西医疗治，效果甚好，遂以为中不如西；但后又秋燥咳嗽，西医屡治无效，由我当时的语文教授吴剑岚先生（也就是我后来的中医老师）介绍我到他的中医老师梁少甫先生处治疗，梁当时为上海三大名医之一，一般中医诊费二角、四角至一元二角，可算高了，而他的诊费竟高达三元，但我亲身的两次经历证明，都是在外间长时不能治愈的病，经他着手诊疗，确是药到病除。我从此才确信中医有高度的科学价值，而不是像当时西医所说的"中医无有是处"。

我为了身体的需要，在十一二岁的时候，就已开始阅读中医的药性、方剂，但对中医的基本理论进行重点地系统研究，则全赖吴师的指导，才使我在中医充栋的典籍中找到了一条宽坦途径。吴师治医，特别着重理论研究，我受到他的正确指导，所以在1949年前的高等考试，川康两省中医师考试，三百六十余人取十六名的场合中，列第八名。

1949 年以后，我曾经受上级委托两度带徒弟，都是过了不久，又叫不要带了。当时我的心理上自然感到惶惑；但后来我渐渐明白，一个出身剥削阶级的旧知识分子，是根本不能参加社会主义革命的，在一些人看来是"狗嘴里不长象牙"。我自己一贯的想法是：人民群众是可爱的，尽管我没有多大贡献，然而他们是实事求是，你为他们做了好事，他们一定不会忘记你。

接触过我的不少人，希望我能把我的一技之长贡献出来，我自身衡量起来，我这一点艺能知识实在是太渺小、太浅薄了，尤其同现在的高能物理，原子化学等先进科技比，简直是魂也比落了；不过就另一方面说，我的技能虽小不足道，然确是一得之愚，而不是抄袭剽窃、人云亦云之谈。为了报答人民对于我的希望，又鉴于粉碎"四人帮"后党的英明正确，已不再"以人废言"，所以我抱着异常愉快的心情，把自己对于中医学的观点认识暴露出来，抛砖引玉，我相信同道们会有更多更精彩的著作接踵问世，把中国医学的发展大大推进一步。由于个人的水平有限，在观点认识方面，难免不有错误的地方，希望本编的读者，惠予指正，欢迎！欢迎！

张义尚

1978 年 7 月 27 日

怎样学习中医

中医的整个范围，不外理、法、方、药。理要严格地说，就是阴阳，就是矛盾。在生理上有矛盾，在病理、诊断、治疗、药物上，也无不是有矛盾。在极端复杂的矛盾中，根据分析归纳，由普遍一般到主要特殊，找出解决矛盾的办法，在中医就是治疗法则。方是方剂，药是药性。

学习中医的方法，自来有两个途径，一是从上到下的学，也就是从《内经》、《难经》、《伤寒论》以至后世；一是从下到上逆溯的学。我是遵循后一条道路的。中医学药性比较枯燥，而且全凭记忆，我的经验是先分类，了解它的大概，然后逐步的深入；更简捷的办法，是把它同方剂结合起来学，在方剂中分析它的作用，就能更好地掌握它的变化。

方剂的内容很多，但最重要的也不过百数，甚至还可再精简。学方剂主要需学习方论，知道它的组成原理和治疗重点，以及在临床上的灵活变化等规律。真能这样把方剂学学通学透彻，有了五十个方剂也就可观了。当然，随着经验的积累，事实上是在不断地向掌握着更多的方剂方向发展的。

药与方有了一定基础，进一步学习理论方法，那就是学习诊断和临床，包括中医的生理、病理，如脏腑、经络、病因、病机、四诊、八纲、八法运用等，其中最重要的书，当然是《内经》、《难经》、《伤寒论》、《金匮要略》，金元四大家，以及叶、吴、王、雷等的温病，时令病学说。此中《内经》比较难学，好在今天已有白话注解。《伤寒论》、《金匮要略》，主要当多熟习原文，其次方参考注解。《伤寒论》的注解最多，日人丹波元简的《伤寒论辑义》，可资借鉴。

学中医到了这一步，基本上可以算是初步卒业，也就是说有了一定的基本功了。至此应知道中医的历史，以便进一步的系统研究。

其次，有了基本功后去临床，是不是就百发百中，一帆风顺呢？不是的。须知人身这具机器比什么机器都复杂，要诊断得一点不错已不容易；就是诊断正确了，而在立法处方与用药上又是千变万化的。究竟需要如何才能恰到好处，谈何容易?! 所以医生看病，初出茅庐的没有把握不消说，就是有了几十年临床经验的老医生，也不过是把握多一些，要想达到百分之百的把握，那只有在那些吹牛皮的江湖医生的嘴巴上去找了。

学术的精深程度，总是跟着不断实践而增加的，所以说"吃一堑，长一智"，真正有学识的人，总是虚怀若谷，从多年积累的正反经验中渐渐形成。但实践经验，永远没有止境，故医生也永远没有可以骄傲的。何况大医院治不好，而小医院却治好，正式开业医生治不好，却被无名草医治疗好的事例，常有出现，有什么理由去说大话吹牛皮呢?!!

此篇前面讲了学习的途径，这里又讲到了学习的方法，须有实事求是的科学态度，虚怀若谷的学习作风，老当益壮的上进精神。

中医简史

　　医学是一种技术，一门科学，任何一种技术、科学的存在，都有它的发生发展的过程，这就是历史。学中医而不知道它的历史，就不知道它在过去有哪些成果，中医那样浩瀚的典籍，漫无目的地乱学，应当研究的没有研究，没有价值的糟粕也不知道舍弃，结果只能是一知半解，毫无系统和条理，那也就不算科学。所以学习中医学史对中医的学习，非常重要。不能像"四人帮"那样的蠢人割断历史，把自己的聪明闭塞起来。

　　中医是中国人民与疾病作斗争的产物，其真正的起源时间，已无从考查，但我们可以这样说，从有人类的出生活动，也就有了医学的发生和发展。

　　中国医学的夏商时代，还有浓厚的迷信色彩，故古代的医字从巫，其正写是"毉"。相传伊尹制《汤液经》，而伊尹本身就是巫的首领。什么叫巫？巫就是人与神相交通的媒介。古代对灾害疾病的发生不能理解，以为是神灵的降罚，所以有了疾病，须请能够与神灵交通的巫代为祈祷。后来发明了酉上造酒浆，对医疗产生巨大的影响，故后代医字才改从酉（酉是酒字的半边），正写作"醫"。

　　周代产生了八卦学说，以天（乾）、地（坤）、山（艮）、泽

（兑）、水（坎）、火（离）、风（巽）、雷（震）八种物质为世间一切事物的起源。此八种物质，互相对待，归纳统一为阴阳两面，这实际是朴素的辩证唯物论，一直贯穿在与巫分离后的整个中医学术中，并且形成了中医的整体观、气化论、扶正祛邪等一大套特殊的理论体系。周朝在中国历史上年代最长，文物鼎盛，晚期春秋战国，百家争鸣，各放异彩，中医最早的经典著作《素问》和《灵枢》，大概就在这一时期渐渐孕育和形成。《难经》（相传为秦越人扁鹊著）也相继产生，此二书把古代相传的医学理论汇集起来。至于药物的经验，则有《神农本草经》。一说《素问》为战国到西汉间的产物，《灵枢》还要晚一些，《神农本草经》则是东汉末到宋齐之间的作品。

汉代的医学，华佗最负盛名，惜无著作（现传《中藏经》是伪书）；张机作《伤寒杂病论》，是中医理论与实际相结合的一部最有价值的治疗学。中医治病所运用的八纲、六经与古传方剂（经方），都已尽载在这一书中。

汉末三国，战争频繁，《伤寒论》已散佚不全，幸赖晋代王叔和编次整理，有功后世，若无叔和，《伤寒论》恐不传于今了。王又作《脉经》十卷，为脉学系统整理的最早著作。又抱朴子葛洪著《肘后方》，对传染病已有认识，并且实践烧炼，为世界化学史上的有名人物。

南北朝时，梁陶弘景整理原有《神农本草经》药物三百六十五味，又并入《名医别录》三百六十五味，共七百三十种，大大丰富了《本草》内容。北齐徐之才系统归纳方剂为宣、通、补、泻、轻、重、滑、涩、燥、湿十剂，对方剂有了进一步整理。

隋巢元方撰《诸病源候论》五十卷，专论病源，也讲到养生导引与急灸。隋唐间，孙思邈著《千金要方》三十卷、《千金翼方》三十卷，《千金翼方》中的《伤寒论》与王叔和编著的不同，值得注意。孙卒后七十年，王焘准巢氏《病源》补列方剂为《外台秘要》，分一千一百四门。此《千金》、《外台》之书，可说是汇集唐代以前的医学大成，在国际上都有盛名。

两宋无出类拔萃医家，但由官方校刊古医书，编《经史证汇备急本草》，收药一千五百五十八种；《太平圣惠方》一百卷，分一千六百七十门，方一万六千八百三十四首，还有《圣济总录》二百卷，都是巨著。

金河间刘完素，字守真，笃信古方，喜用凉药，撰《运气要旨》、《精要宣明论》，又著《素问玄机原病式》，主张降心火，益肾水，是为寒凉派。金张从正，字子和，精汗、吐、下三法，于下法尤注重，著有《儒门事亲》，认为治病重在驱邪，邪去则正安，不可畏攻而养病，故为攻下派。元李杲，字明之，号东垣，师张洁古元素，著《脾胃论》、《兰室秘藏》等书，极论寒凉峻利的弊病，谓土为万物之母，创用补中益气，升阳益胃的方法，是为补土派。元朱震亨，字彦修，学者尊称丹溪翁，著《格致余论》、《局方发挥》，创"阳常有余，阴常不足"之说，主重滋阴，是为养阴派。此即金、元四大家，于丰富中国医学内容，不无贡献。又金·成无已首注《伤寒论》，又著《伤寒明理论》，颇有功于仲景。

明代医家，首推王肯堂（字宇泰）著《证治准绳》一百二十卷，长兼各派，议论持平，集明以前医学的大成。李时珍，字东璧，号濒湖，费三十年精力，著《本草纲目》五十二卷，内分一十六部，载药一千八百九十二种，附方一万一千零九十六则，为空前巨著，不特有功药学，对生物、植物、矿物与化学，俱有相当贡献。此外，吴又可著《瘟疫论》、江瓘著《名医类案》、傅仁宇著《眼科大全》（审视瑶函）、李士材著《医宗必读》、《内经知要》等，后世皆甚通行。

世界上一切学术的发展，俱后后胜于前前，中医一到清代，学者与著作均比前代繁盛，其中专治《内经》的，张志聪（字隐庵）著有《素问集注》、《灵枢集注》各九卷，高世栻（字士宗）著有《素问直解》。以治《伤寒论》、《金匮要略》著名的，有喻嘉言的《尚论篇》、《医门法律》；柯琴（字韵伯）的《伤寒来苏集》；尤怡（字在泾）的《伤寒贯珠集》、《金匮心典》；徐彬（字宗可）的《伤寒一百三十方发明》、《金匮要略论注》；吴谦的《订正伤寒论注》、《订正金匮要略注》；王丙、仆庄的《伤寒论注》。徐大椿（字灵胎）著《伤寒论类方》、《医学源流论》、《兰台轨范》、《难经经释》、《本草经百种录》等，卓然大家，鲜有其匹。又张璐（字石顽）著《张氏医通》，赵学敏著《本草纲目拾遗》，邹润安著《本经疏证》，都是要书。

清代最突出的成就，当推温病学说的完成。本来温热治法，始于河间，到了清代，叶桂（字天士），薛雪（字生白、号一瓢），吴塘（字配珩，号鞠通），王士雄（字孟英），最负盛名。其代表著作为《临床指南》、《温病条辨》、《温热经纬》。另有章虚谷的《医门棒喝》、戴麟郊的《广温热论》、雷丰的《时病论》，余师愚的《疫疹一得》、刘松峰《说疫》等，也很重要。

清代以纂集著称的，有官方编纂的《医宗金鉴》，汪昂的《本草备要》、《汤头歌诀》、《医方集解》、《素灵类纂》；陈修园的《医学实在易》、《医学从众录》、《医学三字经》、《时方歌括》、《伤寒论浅注》、《金匮要略浅注》及《长沙方歌括》等，流行甚广。

他如《世补斋医书》、《中西汇通五种》、《医学心悟》、《医学真传》、《笔花医境》、《寒温条辨》、《傅青主男科》、《傅青主女科》、《济阴纲目》、《外科大成》、《外科证治全生集》等，也都有他的价值。又俞根初氏作《通俗伤寒论》，网络众说，不拘一家，亦有参考意义。

辛亥以后至解放，中医风雨飘摇，此时恽铁樵著《伤寒论辑义按》、陆渊雷著《伤寒金匮今释》，张锡纯著《医学衷中参西录》，中华书局译印日人汤本求真的《皇汉医学》，皆可一读。

中华人民共和国成立，重视中医学术，号召西医学中医，并且开办各种中医学校，培养大批的中医人才，将来中西合流，迟早必成为一种世界上先进的医学。

孙思邈论大医习业略疏

你要做怎样的医生呢？号称药王的孙思邈在他的《备急千金要方》卷一《序例篇》里，首先就谈《大医习业第一》。原文如下：

> 凡欲为大医，必须谙《素问》、《甲乙》、《黄帝针经》、《明堂流注》，十二经脉、三部九候、五脏六腑、表里孔穴，《本草》、《药对》，张仲景、王叔和、阮河南、范东阳、张苗、靳邵等诸部经方。

此一段讲的是学医须先知中医的生理、病理、本草、方剂，这是基本理论及方药经验的积累，也是中医的必修课，故首先说到。

> 又须妙解阴阳禄命，诸家相法及灼龟五兆，《周易》、六壬，并须精熟，如此乃得为大医。若不尔者，如无目夜游，动致颠殒。

此一段的阴阳禄命等，与中医的整体观、气化论、扶正祛邪

中医薪传

等基本理论有关。相法与望诊关系很密切。至禄命六壬，其实质乃是一种数学游戏。数学乃是推理最为紧严的学术，若粗心大意，或者心思不灵，绝不可能学会学精。学中医而缺乏辩证观点、数学头脑，不能算是一个高明医生，而且还会如盲人夜行，有跌仆死亡的危险。今天我们学中医，还是应接受"不知《易》不可以为大医"的古训。其他如形式逻辑、辩证唯物论、历史唯物论、生物学、物理、化学、数学等，俱有钻研的必要。

次须熟读此方，寻思妙理，留意钻研，始可与言于医道者矣。

当时的《千金方》，是荟萃了唐以前的中医理论和方药的著作，故勉励大家要对它熟读深思，才谈得上懂医道。

又须涉猎群书，何者？若不读五经，不知有仁义之道；不读三史，不知有古今之事；不读诸子，睹事则不能默而识之；不读佛经，不知有慈悲喜舍之德；不读庄老，不能认真体运，则吉凶拘忌，触涂而生；至于五行休旺、七曜天文，并须探赜。若能具而学之，则于医道无所滞碍，尽善尽美矣。

这是接着上面讲，仅是懂了那些学识还不够，还要进一步广学一切知识。为什么呢？不读五经，就不懂当时的政治倾向；不读《史记》、《汉书》、《三国志》，就不懂过去历史；不研究各派学说、科学技术，就不能对什么都了解认识；不读佛经，不知慈悲喜舍的功德；不读道家书的《庄子》、《老子》，就不能胸怀坦荡、自然，不免患得患失，到处都是滞碍。还有五行生旺、天文星象等，都要研究。真正能够这样，那对医道就能有很多的启发帮助，达到尽善尽美的境地了。

　　总之，《千金方》论是一个高明的医生必须学习的知识，这和陆游论诗所讲："汝果欲学诗，工夫在诗外"，是一个道理。从这里我们可晓得，你就是对医学技术有相当的研究，也没有什么了不起，根据孙思邈所说的大医标准，你还差得远呢！！

气功养生与中医

我这里准备分看法和体会来谈。

我对气功养生的看法

1. 中医基本理论之基本

气功养生，有动静两种作法。动功如五禽图、易筋经、八段锦、太极拳等；静功如六字气、小周天、胎息功、禅定功等。中医的脏腑经络、奇经八脉，各种孔穴等生理，皆讲气化，不是形质，是整体，不是局部，是不断变化，不是静止僵死。凡此大部皆古人在静功锻炼中反观内照而得，与西医解剖尸体，专从形质局部静止状态着眼大不相同，故欲对中医生理有比较亲切的认识，非自己亲身实践气功养生的锻炼不可。所以中医的基本理论，是中医的生理、病理、诊断、治疗等一系列知识，而此气功养生则是基本的基本。

2. 上工治未病

中医是最重防病于未然的，所以《内经》有"上工治未病"的说法，也就是应当平时锻炼身体，讲究卫生，增强身体的抵抗力，使不生疾病或少生疾病。《内经·素问》的《上古天真论》、《四气调神论》、《阴阳应象论》等都讲气功养生之道。我们应当批判"四人帮"那种一谈气功养生就是活命哲学的错误见解。难道我们一定要像弱不禁风样，三天没两天好，中药西药不间断才是标准身体吗？身体不讲锻炼，不讲卫生，专门去追逐声色，恣情纵欲，还能不生疾病吗？一个人多活岁数，多为人民服务，多为社会主义搞建设不对，难道应该早早夭亡，少为人民服务，尽量少为国家作贡献才是正确的吗？我们的卫生政策讲预防为主，治疗为辅，不也就是"上工治未病"的意思吗？因此我认为气功养生正是预防为主的落实，医务人员应当以身作则，大力提倡，使之成为一种风气才对。

3. 医疗价值

首先就医务人员说，中医有推拿按摩疗法，要把这种疗法用好，非有气功素养，能够气贯指掌不可；又中医正骨，全赖医者动作灵敏，矫健多力，才能使病者减少痛苦，术高者可以在不知不觉之中达到治疗目的，这也是全靠有气功锻炼才做得到。并且由于气功的操作锻炼，对人身的气血动荡流行，有较深的体会，对五脏六腑的组织联系，生克制化，有亲切的觉查，临床的时候，以此例彼，往往能得到更深的启示与认识。其次就病家说，有些慢性顽固疾病，中西束手无策，或者效果都不够满意的时候，只要病家有信心与疾病做坚决斗争。如慢性肠胃病、纳呆、食欲不振、神经衰弱、失眠、关节风湿劳损、慢性肝炎等病，往往指导他一些练功办法，能够收到药物所不能起的作用和效果。

综上三点，我认为一个中医研究实践气功养生的学问是分内的，不是分外的，是比较重要的，不是不足轻重的。

我对气功养生的体会

气功养生这个学问，虽有它的良好价值，但同时也有它不好的一面。主要是这个知识过去就知道的少，又碍于封建保守的习俗，不愿告人，结果都是一知半解，支离残缺，能够有系统正确的很少，大家以盲引盲，盲修瞎炼，往往不得其益，反受其害，一般的人不必说，即就医务界说，张锡纯那样一个有名的中医，他虽然在他的《医学衷中参西录》中多次赞美气功养生的价值，但他所说的功法，却并不高明；又如1949年以来，自唐山以气功疗病后，在社会上曾风行一时，就披露了的资料看，也大都是肤浅庸陋、剽窃割裂，不少错误害人的东西，甚至像庄子吐纳法、子路太极拳那样的荒唐话也说出来，而且还公然让它出版流通，这不是太笑话了吗？不过这也难怪，因为主管出版发行的人不一定是内行啊！

我因幼年体质屡弱，为了与疾病作斗争，留心此道四十余年，寻师遍于海隅，访求不遗贤愚，区区见解，得来不易，披肝沥胆，敢供同好。

什么是气功

要知什么是气功，首先就要对气的含义有明确的概念。气是一种流动的细小物质。古人讲《易经》，说"主宰者理，流行者气"。上句是说正确的规律或轨范，能作认识一切事物的指导并作一切行动的标准的是理；下句是说小的目不能见的，但在宇宙中流行不息，而能为一切物质的基本的东西是气。举凡宇宙间一切动物、植物和矿物，以至有形无形，皆是一气之所变化，故有"三才一气，万物一源"的说法。

具体讲到人身的气，当首推《内经》。《内经》对人身之气的含义有二，一指细小流动的营养物质，一指人体一切器官的活动能力。如《灵枢·决气篇》说:"上焦开发,宣五谷味,熏肤充身泽毛,若雾露之溉,是谓气。"又《脉度篇》说:"气之不得无行也,如水之流,如日月之行不休,故阴脉营其藏,阳脉营其府,如环之无端,莫知其记,终而复始。其流溢之气,内溉藏府,外濡腠理。"此皆指气为细小的营养物质,其运行无处不到,无时或息,随阴脉营于五脏,随阳脉营于六腑,内养脏腑,外润肌腠而言。又如言五脏之气、六腑之气、经脉之气等,则指人体一切器官的活动能力而言。

至于人身之气的来源,《内经》分三种:一种是营气,乃饮食物中精气之清者,源于脾胃,出于中焦,流行于十四经脉,营养五脏六腑,润泽筋骨皮毛;另一种是卫气,亦生于水谷,源于脾胃,上传于肺,惟其性慓悍,其质较浊,故不受脉道约束,而或顺或逆,散行于十四经脉之外(包括内外一切脏器组织),温分肉,充皮肤,滋腠理,并司汗孔之启闭,保卫肌表,抗拒外邪,故《营卫生会篇》说:"人受气于谷,谷入于胃,以传与肺,五脏六腑,皆以受气,其清者为营,浊者为卫,营在脉中,卫在脉外。"又《卫气篇》说:"六府者,所以受水谷而行化物者也,其气内于五脏,而外络肢节,其浮气之不循经者为卫气,其精气之行于经者为营气,阴阳相随,外内相贯,如环之无端。"其三为宗气,乃饮食水谷所化营卫之气,与由外吸入的大自然之气相合而积于胸中之气海者,上出喉咙而行呼吸(主言语、声音、呼吸),下贯心脉以行血气(主气血运行,及肢体寒温之调节与活动能力之保持),故《五味篇》说:"谷始入于胃,其精微者,先出于胃之两焦,以溉五脏,别出而行营卫之道,其大气之搏而不行者,积于胸中,命曰气海,出于肺,循喉咽,故呼则出,吸则入。"又《邪客篇》说:"故宗气积于胸中,出于喉咙,以贯心脉,而行呼吸焉。"

又《内经》言气，乃与精神为不可分割之物，如曰"积精全神"，"生之来谓之精，两精相搏谓之神"，"呼吸精气，独立守神"，"是故五脏藏精者也，不可伤，伤则失守而阴虚，阴虚则无气，无气则死矣"等，是以精为气之母，神之舍，积精可以全神，全神可以养气，此古人以精、气、神为三宝，视作人体生命存亡的主要根据。

精有先后之分，且与血及精液有密切关系。先天之精，与生俱来，故《灵枢·决气篇》说："两神相搏，合而成形，常先身生，是谓精"，此指构成人体一切组织器官的基本物质。后天之精，藏于五脏六腑之中，此又汇归于肾，便为生殖之精，亦即由血与津液的精华所构成，故曰："五藏盛乃能泻"，此指来源于饮食营养的水谷精华。津与液，皆由水谷化生，清而稀者为津，随三焦之气出入于分肉腠理之间，主表而温润肌肤，发为汗尿；浊而稠者为液，仅能流行于筋骨关节之间，利关节，濡空窍，补脑髓。此两者渗入孙络而还归经脉之中，则仍为血的组成物。故血乃饮食水谷之精华，通过人身一定气化作用而变为赤色之液体物质者，故《邪客篇》说："营气者，泌其津液，注之于脉，化以为血，以荣四末，内注五藏六府。"血遍行经络脏腑，归入肾中，则化为精，故《上古天真论》说："肾者主水，受五脏六腑之精而藏之。"

神乃是人身生命活动现象的总标帜，其本源虽由两精相搏而成，但必赖后天之调养以维持，故《内经》有"神者水谷之精气也"，"血气者人之神"的说法。

总上各说，可知人体之一切活动，莫非气化作用，扩而论之，与体外之整个自然界亦皆息息相通，互为影响，什么是气，于此可识其梗概。

气的含义既明，什么叫气功，此后当明。

气功，亦名内功，是以人体生理现象的营气、卫气、宗气并统一精（内包津液与血）神等在内的客观物质为依据而建立的锻炼身体的特殊方法。换句话说，就是用一定的姿式，配合大脑的宁静为基础，由此基础之上，再练习合法的呼吸而运用掌握体内体外两种微细气体以使身体健康的法门。因为此种法门，能增加人们身体的壮实，延长寿命，故可名之为气功保健法。因又有治疗疾病的功能，故若专用之于治疗疾病的部分气功方法，则为气功疗法。

一说到气功，人们以为就是讲究呼吸吐纳，诚然不错。但所谓呼吸吐纳，皆只是身体上一定器官的协同动作，气出为呼与吐，气入为吸与纳，呼吸吐纳不能无气，而气乃是其中的内容，可以离开呼吸吐纳而独存，而只含混的谈呼吸吐纳而不能如上了解气的种种内涵，是不够的。气的本身，是极微细多变的，古人名为真气、元气、先天气等，与一般粗气，显有分别，所以要运用它，非了解它的本质和客观规律如法锻炼不可。若运用粗气，呼吸有形有声，则只能算是一般粗浅的深呼吸法，距真正上乘的气功还遥远得很！

但此气虽细，终是物质。物质原有三种形态，即固体、液体、气体。故气为具体的物质的表现，没有疑问。练气功的人，以身体的各种内脏器官尤其丹田为工具，神经为主宰，呼吸为运用，将体外微细气体的内在潜伏力完完全全地发挥出来，用以调整和补益机体的各种组织，在道理上说得过去，在效果上也是历经证实了的。

于此可知一般所谓气功疗法，是基于中医"人体是整一体"的理论而建立的整体疗法，并不是如西医的以病灶为主而导致的特效疗法。西医对传染病学，研究最精，当然细菌流行时，体强者仍可不受传染，因知细菌并不是患病的唯一决定因素，人们究竟能不能感染细菌而生病，还是以个人的健康程度为转移。

我本来还想讲一讲气功的发展派别、理论根据，因本编不是气功专著，为免喧宾夺主，故予从略。尤其气功的具体做法，须由具有丰富气功经验的人指导，根据每一个人身体的种种差异，量体裁衣，灵活立法，才能得到实益，不出偏差，不是三言两语的口头文字所能解决的，故本章就说到这里为止。

四诊八纲之我见

四诊八纲，学中医的谁都会，但究竟怎样看待和运用，则各人不尽相同。我常见有的中医给人看病，切脉之后，自言自语，如数家珍，向人宣说一大套，也有说对的，也有说不对的，但总要说对一些嘛，以此自夸高明。我是不搞这一套的。我认为看病就是靠对一个人的疾病的调查研究，有经验的医生，与病家接触，由望、闻二诊，已可测知疾病之大概，继以切脉，得其表里虚实寒热的仿佛，据此用药，虽也不会有大的差错，但是病有万千，要是单靠切脉就确定他害的是什么病，我看完全是不负责的自欺欺人。所以问诊一事，一般虽放在最后，但是最为重要。一定要用它与望、闻、切对勘，有无出入？如有出入，更要反复细问，求其所以。我从临床以来，从不轻易放过问诊，而且关键地方，常常是问了又问，不怕麻烦，也不怕别人笑我的脉法不好，这也正是病家们说我能够治一些病，尤善治怪病的来由。其实，问诊也不那么容易，若不对《伤寒论》、《金匮要略》、《温病条辨》的内容有相当概念，你将不知问些什么，就是问了，你也会麻木不仁，抓不着重点的。

八纲来自四诊，其中阴阳二者，是纲中之纲，其他寒、热、表、里、虚、实，皆从阴阳推出，故又叫六变。这是中医临床对任何一个病人都要探讨的问题。我个人在六变以外，常常对病变部位的上下、病情疑似的真假、病因的简单或复杂、施治的先后与急缓一并考虑，如此能够得出比较具体完整的印象来。

272

谈谈伤寒、温病、经方、时方

　　中医临床辨证的依据，主要是《伤寒论》、《温病条辨》；经方专指仲景《伤寒论》、《金匮要略》的方，时方则指经方以外的所有后世方。专尊仲景的医家，认为治病非经方不可，并且以用经方自夸高明，鄙视时方为不足用。其实经方、时方，只不过出处不同，同为古人遗留的经验，也同样可以治愈疾病，何况时有古今，地有南北，病机内容，万变不齐，有一方，必定有一方的道理，一定的用途，主要在医家细心审证，选择取用。那么，就完全收罗过去所有的方剂，还恐不够用。若一定执著说经方好，时方不好，那和自己限制自己有什么不同呢？同样，伤寒和温病，也仅仅是病理上的说法不同。一派主张《伤寒论》内已有温病治法，如王仆庄、陆九芝；一派主温病必须与伤寒对峙，如叶天士、吴鞠通。其实千千万万的病，道理只有一个，根据我们平时的经验，伤寒法可以治好温病，温病法也可以治愈伤寒，因伤寒、温病用药虽不尽同，但它能违反治疗上的"寒者热之，热者寒之"的一定规律吗？并且有部分温病方剂对热性病的治疗效果确比经方为优，这是中医学说的向前发展，岂可忽视?!

　　此外，还有用药繁简的问题，有人用药精简，只有七八味，最多十一二味，有的人则动辄一二十味，究竟怎样好呢？我觉得这要依病理客观形势而定，病简当然药简，病繁也须药繁，如防风通圣散与五积散所治的病，简单的麻黄汤、桂支汤是不可能胜任的。还有治病方法也是变化无常的，有的病看起来尽管复杂，但只要找出主要矛盾，大可以单刀直入，以少胜众，出奇制胜，主要矛盾消除了，其余的次要矛盾就跟着消除；有的病确是头绪纷繁，矛盾重重，需要全面解决，就应该用多味的药全面照顾，此犹兵家以大兵团外线包围作战，彻底全歼敌人，也未尝不好。更有一说，用药的配伍适当，最是要紧，如配伍不当，哪怕就用三五味药，也可能是互相牵制，减低疗效；若配伍得法，如《千金要方》中用四五十味药，甚至六七十味药组成一方，但是阵容整齐，步调一致，也仍不失为好方。

总之，医家读书须博，体验要深，要做一个杰出的医家，我前面已举了《千金要方》的《大医业例》，且加以疏释，过去著名医家如张机、华佗、王叔和、葛洪、陶弘景、孙思邈、李时珍、傅青主、徐灵胎、葛可久、薛生白等，能够对中医有突出的贡献，都是因为他们能博收广采，以扩充其医学知能的缘故。

中药向何处去

一般都说："中药治病疗效好，就是药太麻烦。"为了解决这个问题，曾有人想把中药西药化，也就是用丸、散、膏、丹的成品代替汤煎。但成品是固定的，而人的疾病则是千变万化的，以固定的方药去应付变化无常的病变，难免不削足就履，凿枘不投，当然要影响疗效。有人想把中药分别提取精华或制成水剂，临用时适当取配。但提制后的单品，一方面是增加了成本，且保存不易；一方面在提制过程中，也就失掉了某些性能，与中药汤剂的各药合煎并煮而发生复杂的化学作用，显然是有巨大差别的。

然则中药将何去何从呢？我以为世间什么事情，都是有利有弊，瑕瑜杂出，往往弊之所在，也就是利之所出，既有瑕的出现，瑜也是一定具有的，这正是辩证唯物的道理，对立面的统一，任何求全责备的想法和做法，都是唯心的错误的。所以中药粗看起来，好像多么原始，多么陈旧，多么不方便，然而它的高度配伍灵活性，控制症状的全面性，疗效的高度持久性等，正是从原始、陈旧、不方便中来。我认为中药的出路，首先应当恢复固有的优良炮制传统，将每一种药物都制成一定的标准品，尽量做到洁净新鲜，去掉灰渣糜烂，防止虫蛀鼠耗。为要做到这一点，中药房要酌情配备充足力量，如像现在公社一级的卫生所，中药房十之八九仅有一个药剂员，有时甚至一个也不固定，这对中药的管理、炮制与配方都是不利的，所以结果大都是以烂为烂，敷衍塞责，能够马马虎虎的应付过去就算是不错的了，怎么能谈得上发扬进步呢?!

又中药以汤液为主，故方剂学古人叫"汤液经"。关于中药的煎煮法，古人有很多经验，如哪些药应久煎，哪些药应少煮；哪些药要先熬，哪些药应后入；哪些药应随病情的不同加以专制，哪些药要单品别煮临用合入。其服法如饭前饭后，日二、日三、及一日多次频饮等，亦俱各有至理。现在大半都不讲求了，我认为这也是不容忽视的。

此上所说，都就继承古人优点上着眼。当然，事物都是不断演变发展的，随着科研的进步，适当改变剂型、服法以方便病人并提高疗效，更是值得注意的。当然发展进步，不能脱离历史条件与物质基础，若古人已有的现成优点都不继承利用，空谈改进，如沙上筑楼，前途是不可想象的。尤其中药这个东西，自古以复合药味取效占了大部，我个人觉得今后的科研，也应就复方中求效果，若仅像过去的单位分析，与中医的基本理论是有距离的。

肝炎治疗的点滴体会

中医治病，自来不是从局部着眼，对肝炎治疗，也不例外。尤其农村有病，非到万不得已不吃药，所以我们接触到的肝炎病人，大部分都是兼见母病及子（肝移热于心与小肠而见精神倦怠，疲软乏力，头晕心悸、溲黄等），明显的侮所不胜（肝病传脾而致食欲不振，甚至脘腹胀闷等），又有目黄、面黄、溲黄、口苦、苔黄，脉象弦数或弦虚，肝区隐痛等，此时用药，当然是只有疏肝、理脾、活血、消瘀、解毒清热，如柴胡、白芍、白术、枳壳、桃仁、红花、丹皮、郁金、川楝、玄胡、佛手、板蓝根、连翘、银花、茵陈、栀子等，根据具体情况而选择轻重取用，用得得当，常常是三两剂药就可收到明显的效果。

又此病初起，每每伴有感冒症状，如寒热头痛、口苦咽干目眩、脉浮弦或紧，此时当以解除感冒为急，则应分辨他究竟是风寒还是风热，用适当的解表清里药等，表症全罢，则专用清热解毒、平肝理脾的药物以治其本。

病久黄疸不退，肝痛不已，食欲不振的，要重用清热消瘀、利小便的药，如茵陈、黄柏、黄芩、栀子、赤芍、郁金、桃仁、丹皮、木香、佛手、木通、泽泻、生地、黄连、滑石、金钱草，淡竹叶等。

久病肝痛不已，食欲不振，兼有肝硬趋势的，应重用活血解毒，消瘀软坚兼健脾的药物，如当归、赤芍、丹皮、桃仁、红花、泽兰、牡蛎、鳖甲、三棱、莪术、土鳖、山甲、枳壳、健曲、山楂、白术、谷麦芽、鸡内金等。

病久心阴虚耗，失眠多梦，心悸怔忡，神经衰弱的，应用珍珠母、何首乌、龙齿、远志、茯神、米建卜、枣仁、柏子仁、琥珀等药。

肝硬化已成，腹水严重，疼痛剧烈，又兼消化不好的，当用党参、白术、当归、白芍、琥珀、沉香、丑牛、大黄、桃仁、红花、田七、甘遂、大戟、芫花、槟榔、滑石、木通、山甲等峻药攻补兼施。

五脏之损，终必及肾，尤其肾为肝母，肝为肾子，如有肾阴亏虚，致阳失养者，则于治肝之同时，当酌用二地、淮山、续断、女贞子、菟丝子、枸杞子、沙苑子等品，这也叫柔肝法。

如肝肾兼见阴虚，而致胁肋攻痛，胸腹膜胀，脉反细弱或虚弦，舌无津液，喉嗌干燥，且毫无停痰积饮象征的，当用北沙参、麦冬、生地、当归、枸杞、川楝或更加白芍、女贞，口苦燥加川连，肝阳上亢加牡蛎，脘胀加枳壳、郁金。这是柔肝兼平木的意思。

肝喜调达收敛而缓其急，逍遥一方，合辛酸甘缓之法，火旺的加丹皮，山栀仁，固用之多效。除此之外，古人治肝，一般尚有七法：一泻心，取急则泻其子意；二补肾，即虚则补其母意；三清金降肺，取金可制木意；四清胆火，乃以甲木和乙木意；五介以潜阳，是阴以济阳意；六肝病实脾，即培土宁风，煖土御寒意；七直泻肝经实火，如龙胆泻肝汤之类是。又《西溪书屋夜话录》分肝气八法、肝风八法、肝火十七法，可为治肝的参考，然不免琐碎支离，故不多及。

一例肾脏病的治疗

　　1977 年 12 月 6 日，本县绍溪公社学校杨共洲老师来诊，自谓已经县院确诊为慢性肾病，但治疗效果不佳，转就专区医院诊治，也是一样，我知你技术可以，特来找你专治，希望就完全寄托在你身上了。我说："治病是我的职责，尽我的力吧。"但同时心想已经县院和专区医院治疗，尚无办法，我也不见得有办法，姑且试试看。我查其面色，白中带青，神志疲惫，周身浮肿，心悸气喘，乃先后天俱败的征候；切其脉，沉细弱，舌苔淡白，问之，食欲不振，小便不畅。我说："县院诊断是对的，但据中医的看法，你不仅有肾病，心、脾、肾也有问题。"因浮肿较重，姑先予实脾利水兼宁心益肾治之。处方：淮山一两，白术八，续断八，毛犬一两，加皮八，当归六，茯苓八，鹿角霜五，益智四，泽泻八，瞿麦八，前仁八，远志四，柏子仁四，丹皮四。二剂。

　　12 月 10 日，二次就诊，诸病俱有转机，仍就上方基础，兼调肝脏。

　　白术八，白芍八，淮山一两，茯苓六，黄芪一两，党参八，远志四，牡蛎八，续断八，柴胡四，丹参六，泽泻八，当归六，柏子仁四，寸冬六，毛犬一两，甘草三。二剂。

　　12 月 14 日，三诊。浮肿虽减，阴亏转剧，心肾尤为突出。我

因问："你们公费开药受限制怎么办?"他说："我是重病,众所周知,放心用药吧。"处方:

淮山八,苡仁八,北沙参八,茯苓五,商陆八,枸杞八,枣仁三,柏仁三,远志四,银柴胡四,寸冬五,花粉五,续断八,五味三,伏毛六,白术六,甘草二,龙骨六,珍珠母八。二剂。

12月19日,四诊,心、肺、肝、肾俱阴虚,仍有浮肿。处方:

淮山八,百合八,玉竹四,续断八,菟丝六,枸杞一两,北沙参八,茯苓六,泽泻六,首乌一两,柏仁三,黄芪一两,当归四,商陆八,寸冬五。

五味五,丹皮四,远志三,龙骨八,甘草三,苡仁一两。二剂。

12月23日,五诊,病情稳定,病家自感欣慰。处方:

淮山八,枸杞一两,玉竹八,续断八,菟丝六,百合八,北沙八,茯苓六,泽泻六,首乌一两,柏仁三,黄芪一两,当归四,商陆六,寸冬五,丹皮四,栀子四,远志三,苡仁八,通草二,白芍六,甘草三。二付(剂)。

12月28日,六诊,病势已基本控制,仍依前方为损益。处方:

淮山八,白术八,茯苓六,商陆一两,首乌一两,远志四,苡仁一两,泽泻六,柏仁四,木通四,加皮八,山楂八,当归五,枸杞一两,沙苑子六,通草二,古文二,广巴戟五。二剂。

1978年1月14日,七诊,巩固疗效。

处方:淮山八,白术八,毛犬八,续断八,商陆一,加皮八,柏仁四,远志四,茯苓六,伏毛六,泽泻八,木通四,丹皮四,古文六,苡仁八,甘草三,寸冬五,龙骨六。二剂。

此后尚有三次处方,都是在上面的方剂基础上增减的,因他已回校工作，未在本所取药，这里没有底子，我想也用不着再一一列出了。刻间我曾亲眼看到他，已恢复到基本上与健康人无有分别。

结论：这个病根据西医的看法，完全是肾的病变，但是根据中医的整体观念，则也牵涉到心、脾、肝、肺，我依照中医的辩证方法施治，很快地就见到了效果，又一度地证明了中医理论的正确性。其次，我对这个病的治疗，虽是五脏并进，但并不是平衡照顾，其中仍要分主要次要，孰重孰轻，在用药的配伍上、分量上亦各不同，病变药变，病不变则药亦不变，尽是掌握发挥了中药处方的辨证性与灵活性，故能有比较满意的收获。

一例胆囊结石的治疗

　　1974 年本所李青兰医生的爱人秦德发同志在沈阳读军大时，发现胆囊结石，校医劝他开刀，他不愿意，藉探亲之便，就我诊疗。我想胆为清净之府，为肝之表，又为相火，胆而结石，必是火亢之故，因以金钱草、胆草、柴胡、白芍、当归、川楝、玄胡、丹皮、滑石、木通、栀子、黄连、前仁、小月、茵陈、茅根、台乌、枳实等药出入为治，大概吃了将近三十付药，自感疼痛不作。反校透视，阴影竟已不存。这证明胆道结石早期还是可以和中药转化的。

　　　　　农历：一九九六年五月十七日（中午）
　　　　　公历：1996 年 7 月 2 日　　　　　　抄终

第三编
师资回忆录

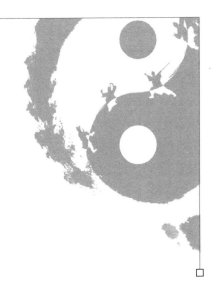

前　言

　　我这次整理李（雅轩）师日记随笔，弄清了练功秘诀后，想到诸师不可无传，因先写金家二三事，略述金家功夫之名人轶事。又想到太极拳杨式诸祖师，过去陈微明有笔述，诸师亦有所论列，但自顾留馨氏扬陈、武而抑杨、吴，颠倒史实，乱写一气，实有重写之必要，否则时代推移，古人之真实事迹将湮没无闻，因再写杨式太极拳史略。又思个人一生之所学，皆不出诸师之所成就，因续写字门王师、吴式太极、形意八卦诸传略，附武术轶闻二则。又增写道功诸师、内学诸师、医药术数诸师友传略。凡此皆根据个人之所亲历或得于诸师之口述，与道听途说者不同。至于个人在语文方面之诸师，如傅永举、文光斗为开业师，乃仅教识字讲解而已。9岁、10岁时，罗文芹（字泮甫）师教我写书读诵，一年工夫，可抵两三年成绩，此于我后来之研究一切学识皆有影响，斯后则梁用于（月艇）与邓少甫先生皆对我之文章写作有所促进者，此间未能一一矣。

1978 年 1 月 4 日

鲁璠王师略传

师忠县南岸之王场人，小康之家。幼年从岳云三师习南派字门拳并药功。身材五短，赋性聪颖。所学仅正桩一式，然学而能用，曾以之多次御侮自卫，皆能圆满收效。其功多半手、头、肩、肘并用，特别重视身法、步法之相配合，但不主张动腿，认为易被人乘。尤善闸捶，上闸下闸、左闸右闸、反闸顺闸、横闸直闸，或攻或守，无不随心所欲，乃是少林功夫之绝招。师健谈，善诲人。余幼时孱弱，得入其门，身体因以健，技击趣味增。斯后由浅入深，钻研甚力者，皆由师之启迪得法所致也。师与家严曾同学，年龄略长，余故于书信之中，常以伯父称之云。

金家功夫二三事

金一望先师传

金家功夫是怎样一个来历？师曰：金家原是姬家。少林功夫原有两种传授：一为少林寺，乃用以接待四方来学的一般俗人，传授普通的技术；二为福荫寺，乃专门教授十方出家僧侣和已有相当功夫的人，所指示的都是高深秘密功夫，还有神功。金一望先师身为道者，原籍内蒙古，与马龙、马虎弟兄同学于福荫寺。寺僧有游方至山东者，因争购蔬菜，与一姬姓者相角而败，因知姬家有至高之拳法，乃世代相承，不传外人。金道人与马氏弟兄闻之，特往学习，拒不接纳。夜间秘密往探，则只闻高垣密室之中，有"嗵！—嗵嗵！嗵！—嗵嗵！"之声而已。幸三人俱有轻功，因跃上屋顶，于瓦隙潜窥。深恐室内发觉，于是三人结为弟兄，轮流而往，约潜窥所得，互相交流，经三年余而得其秘。因金师悟性好，艺能特高，马氏弟兄疑金交流不真，转生嫉妒，进谗言于福荫寺老僧，僧因传五雷神火于马氏弟兄，欲伤金师。二人且昼夜监视，恐师遁逃。金因与马氏言和，于神前香灯盟誓，乘马氏跪盟之际，飞身上屋，雷火倏来，空行得脱，而大殿已烬一角矣。师既脱身，佯向北行，而暗中南下，转至武汉，沿江上行入川，至万县登陆，欲取道东大路上成都。万县赴梁平，途逾东山，过葫芦坝后，应沿银河桥上蟠龙洞，师错前行至袁家沟。时已夕阳西下，阴影渐浓，忽见一叟，面容慈祥而有忧色，携稚子散步田间。其子年约八九，印堂晦暗。金因叹曰："奇哉怪哉！此子年龄不大而祸隐杀身何也？"叟曰："道长何以知之？"金曰："贫道由气色上知之。"叟曰："有解救法否？"金曰："有。"叟曰："甚善！"遂请金道人至其家，待以上宾之礼，一住八年。此叟即袁二老爷，已年近七旬，为袁家沟之巨富，嫡出二子，曰一培、一发，俱年已成人，庶出一子曰一才，年最幼。培、发恶其分产，屡欲除之，故其父常携身边不离。后一才功夫练成，得金道人之感化，培、发亦俱师事之，此姬家功夫在梁平之来历也。金在梁传徒，除袁家三弟兄外，有张占宽父子、李少侯、李丹翼、丘六老爷共八人。其中以李丹翼为得大成者。但除李少侯外，余俱未有传人。

金先师之功夫，入城不由门；八十里地往返，壶水未沸；临终之时，八徒家中各死一道人。师后来常住张占宽家，张为梁邑巨富，有"张百万"之称，当时制、抚、藩、臬之到任去任者，往来多住其家。其人性粗暴，倚势欺良，目中无人，道人曾屡戒之而不能改。道人临终之后，张亲视入殓，道人随身携带之拂尘、锡杖、岩瓢（一传三者共二百四十斤）附于棺中。年后有梁邑某素识道人者于宜昌遇之，寒暄之后，道人托彼转语张占宽，为谢过去招待照扶之劳，并语曰："令彼速改习性，诸事谨慎，否则将有灭门之祸，千万！千万！"其人曰："张性粗暴，我不敢说。"道人因交一钥匙曰："他如不信，可将此钥开我住室之门自知。"后其人语张，果不信，以钥予之，方信，往发道人坟，只见拂尘等物，只一空棺耳。然性终不改，卒遭灭门之祸。

李少侯与麻贵廷传

梁平原有余门拳法，由开县余有福传熊学能。余本石工，首

中医薪传

创余门拳，有十路架式，各种软硬功夫练法，兼有五禽气功，乃外家功夫中之铮铮者。熊学能为余之高足，身高不满三尺，诨号"熊崽崽"，然功夫超群，授徒甚多。李少侯，梁平城人，乃熊最小的关门徒弟，故功夫很不寻常。李年与一才相若，但其妻姓袁，乃袁一才之近房，论班辈为一才之侄女。新婚之后到一才家做客，谈到功夫，目中无人，一才亦不相下，因曰："你练的算什么功夫？我要叫你一下跌出，手足无有用处！"李不服动手，被一才一个"熊出洞"，打翻在地。爬起汹汹问曰："你这功夫向谁学来？"一才指道人。李遂气冲冲问道人曰："你是什么功夫？"道人曰："我姓金，功夫跟我姓走。"此姬家改金家之来由。李要求与道人角，道人曰："我徒你尚不如，还找我么？"李一再强之，道人曰："你年轻骨嫩，哪里经得着打！你真要打么，仔细着！我将仍用我徒之打汝者以打汝，好好防备吧！"一动手果又被道人一个"熊出洞"打翻，并且昏迷不醒。经道人用药，一昼夜始苏，于是口服心服，要求入道人门墙。道人谓李目有红筋，初不允许，经一才等一再说合，始允之。当时李立誓且曰："我李某入门得艺之后，若胡作非为、轻师慢道，癫狂而死。"后李功渐深，惟于悬空（即轻身飞腾）与挑担棍法（即以软物作器械）未得，因见金道人平常功夫入神，私忖且暗算之，看能应付否？于是暗藏利刃，请道人入浴，乘其不意之际，自后以利刃劈之。道人将浴巾一挥，刀飞陷顶楼木板上。当指责之曰："你要疯咧！你要疯咧！"李后作静功于菩萨顶（山名）之南华堂，果然入魔疯狂，从此不识羞恶，不避亲疏，墙壁屋柱，逢之则摧，屡修屡毁，人皆以"李疯子"目之，以至于死。

麻贵廷，梁邑之兴隆场人，身材魁伟，诨号"麻大堆"，为熊学能早年门徒，人皆以大师兄称之。艺成之后，走镖川陕间。后归来晤李，李曰："师兄去后，梁平来了好功夫呢。"麻曰："我不相信。我艺成之后，十载无敌呢。"李曰："确实不虚，比余门功夫还强得多。"麻曰："谁有好功夫？敢和我较量么？"李曰："李少侯有。"麻曰："师弟开甚玩笑？同出一门，我不清楚吗？"李曰："非是玩笑，事实如此。"麻不服，二人较量，麻应手倒楼上，以体重跌猛，楼几为塌。李母于楼下调之曰："麻大汉可能挨了打呢！"此时道人已不在，故麻以大师兄而拜小师弟之门。此李、麻先是兄弟，后成师生经过。麻与刘子连、杜伯长为师兄弟，三人各有专长，杜精膀子，刘长拿法，而麻则以头风气功称胜，故有"杜膀子"、"刘拿法"、"麻头风"之外号。师一日为理发者所恶，遂以意使发根缩入头皮内，使理发者半天不能将发刮净，后来赔礼道歉，说了多少好话才算。

万师祖玉成略传

万师祖玉成，梁平观音岩人，出身寒微，与麻贵廷先师为饲马僮。然性敏慧，甚辛勤，常随麻往来于刘、杜二家，皆能得其欢心，故得三人之传授。师至 36 岁，方离麻师自立，到梁邑巨富王家教拳。三年之后，王家谢师，师辞其金，而愿领其家素养之梨园队作班头，到外地唱演，两年之后，再予归还，以此当谢礼。王家从之。师手有残疾，一手指爪屈缩不舒，人故以"万抓爪"名之，"抓"即屈缩意，乃地方方言也。师虽带残疾，然技艺超群，顶发一绺，人若握之紧，能随意带之翻滚空中。师在大街上行走，人若从后戏弄其发辫者，任你身手怎样快速，皆不能逃其惩处。族人械斗，知其能，先诱之以酒，至醉如泥，于墙壁凿孔，牵其发于别室拴牢，然后攻之，师惊悟，一合劲躬身，墙壁毁矣。一日，有弄猴戏者至观音岩，扬言其猴最灵捷，能搏高明之教师而败之。师慢言曰："真的吗？"其人曰："有人能与我猴斗者，猴死不索值。"观众恶其大言，亦愿为担保。时值冬日，师脚踏烂

　　　　　　　　　　　　　　　中医薪传

鞋，手提烘炉，兼有阿芙蓉癖，行路弱不禁风。师放炉出场，动手一"铲臁脚"，鞋随脱落飞至猴顶，猴一往接间，师已参前乘势用拿法擒住猴之前脚，两手一分，撕裂立毙。弄猴者至此方丧悔无及，无资返里，苦苦哀求。师悯之，为敛川资而去。师在同心场，与一教师谈武艺，时左手捧水烟袋，右手持纸捻子，因曰："你能经吾纸捻一击否？"其人不服，师动手一"鹞子入林"，其人翻出丈外。万邑富绅谭某者，慕师之名，特聘至家中教其子，并以壮仆四人供驱使。仆见师走路打偏，风吹不禁，一付大鸦片烟瘾，心思如此之人，主人请之教拳，真是活见鬼！四人私下商量，想弄教师丢面子。一日早起，师闲立阶廊，一仆送洗脸水请洗脸。师蹲下净面，另一仆乘师无备，以双手自后猛扳其肩，欲使仰卧。孰知刚一着力，飘飘而起，翻过一个坝子，跌于师之面前三丈许，几至毙命。早餐之后，师不辞而行，以为主人之指使也。谭家后来一再解释误会，并请人说项，师终不返。师之事迹甚多，此不过就我之所知者略书一二而已。

周师之德略传

周师之德，梁平东路石安场人。石安原有高宪隆者，学余门功夫于孙建廷，乃熊学能之再传弟子，功夫为一方之雄。高与师为比邻，故早从高学，技艺成后，亦开门授徒，已不下百数十人。一日，高谓周师曰："余门功夫虽好，然不如金家功夫之妙，可惜该功夫不易传，我曾师事麻贵廷，两年有余，毫无所得。只有大师兄万玉成一人得其秘要，斯时万已离开麻师，故我欲亲近之而不得。现闻万已返里，我们何不设法请来，共同受教？"师大喜，与高师计议，又虑资力不足，募得另外有志者四人，共是六人，合力成就其事。后万师到来，开支耗费甚巨，而功夫又非常难得，不到一年，其他四人者皆退出，只余师与高师爷二人。

以高亦周之师，当然不能过分计较，故实际供养万师祖者，只周师一人而已。万鸦烟瘾极大，食必鸡鱼精肥，且须烹调如法，稍不称意，不特冷嘲热讽，甚至怒骂严斥，周师始终恭谨顺受，倍加殷勤，无稍怨言。例一日，师爷见师之母猪所产小猪甚好，遂谓师曰："你的小猪才受看呢！"师立即令一小徒，送两只小猪至师爷家去。旧历年关将届，师爷说："我家今年还缺菜油呢！"师立即令两个徒弟与师爷送一百斤菜油去。如此之事甚多，而师与师爷家相距不下五六十里也。如是者三年，始为师说真实口诀。

万师祖传功，都是闭门指授，不令第二人知闻。师之小徒凿壁孔以相窥，不料母犬护子，咬了一口，被万发觉，停止不教者多日。经师一再道歉，并把小徒严责一顿，保证不再无礼，才算了事。但自此传功更密，根本无外人得悉了。师初二年之后，欲学开合气功，婉言示意，万怒曰："是你教我吗？还是我教你呢？到了应学的时候，我不知道教吗？"从此不敢再请。后来得传，练至六十日，丹田火发，腹中暖气如沸水，贯尾闾，沿脊上行入脑，复返丹田。自是以后，精神大增，黑夜不辨五指，而师能于百步以外认物，用于轻身步，能履稀泥田坎而不陷。场上有斗殴者，师往劝止，一带一放，其人滚过三间铺门。万复为周师说：拳脚功夫，金家已到顶点，至于器械，据彼所知，当以子午棍为最，万县朱国材尤擅胜场。适朱于川陕镖行告老归来，周师迎之至家，习其艺，因朱无后，并愿供养终身。我到师家来往时，朱尚健在，我辈皆以师爷呼之。

师学艺时间，正是清朝末年，艺成，已入民国。师原有田产数十亩，因供师之故，又不善治生，已成破产之家。但性慷慨，广交游，兼事医业，开药铺，又营作坊，做火炮，熬硝，甚至贩卖鸦片烟。家中徒弟来往甚多，经常数席不断，虽多所经营，而

　　　　　　　　　　　　　　　　　中医薪传

结果大都被人诈骗，不过尚能糊口而已。因科学昌明，火器日新，我于1928年遇师时，师早已辍功不练，且染阿芙蓉癖。然斯时功力尚未全退，其膀子着人，异常沉重，能令人脏腑震动，气喷口鼻；其手指着人，犹如铁钳，痛彻骨髓。对于金家功夫的真实秘密，也能无误指授，但因他得来不易，故对之仍深自秘惜，不轻语人。经我一再竭诚请益，并于困厄之时以银元三百相助，前后五载，方倾怀相吐。尤其开合一功的观修诀，到了1956年冬月方说明白，我在1957年腊月，才辨之分明。1949年之后，师完全以医为业，内外并行，伤科尤卓绝。

师系1897年丁酉腊月三十日生人，到了1976年腊月则整满80岁，不料在1976年农历十月十日因病去世。他要是练功不辍，善自调摄，我相信他是有更高的寿命的，惜哉！

尾 跋

上面《金家功夫二三事》，比较简单而扼要地叙述了金家功夫的来源、传播及重要人物的略传。这些事例，都是我亲身听到周师的讲述而写，一点也没有加以夸张或改变。内里有些地方，要用科学的眼光去衡量是说不通的，但是这家功夫的高妙精深是个事实。我这里也只是姑妄听之、姑妄言之而已，见仁见智，各随其便吧。

我1910年降生，1岁丧母，并且一下地即赖姨祖母抚育，长养成人。我稚年体质屡弱，到了13岁那一年，病五心潮热，盗汗骨蒸，几乎丧失了生命。业师邓少甫先生看到了我的身体太坏，讲了许多武侠奇士锻炼身体的故事，我因此知道身体可以转变，人定可以胜天，立志要努力与病魔作斗争。14岁入高小，认识了王万森兄，知道他父亲是个拳师，所以翌年就拜在他父亲王鲁璠师门下学字门拳。经过两年的苦练，又结合作少林拳术的深呼吸法，身体得到了很大的益处；但从技术上面和内功方面说，我渐渐认识到斯功的不足，所以在我 18 岁那年（1928）的秋天，由我岳叔谈有恒的介绍，列入周师之德门墙学金家功夫。我当时兴致很浓，虽然正读中学，又是新婚之后，但逢寒暑两假及短暂节日，家里可以不回，而师家是一定要去的。如是两年过后，周师见我之求学，心诚且切，方逐渐为我说深层功法，总计前后五载，才见到金家的全盘底细，至于内功、观想、悬空诸诀，则是到了 1956～1957 年，才彻底明白。

当我在初中时候，已经看到了《太极拳谱》，赏识了它的高深；后来在上海读复旦大学高中部，1933 年下期，学校请上海武术界到校表演，见到了武汇川先生与吴云倬先生推手，无限神往。1934 年春，学校开始请吴云倬先生教太极拳，我立即加入学习，一年学完架式，又学推手、剑法、对剑、枪法，当时进步甚速，自感日新月异；不幸至 1937 年 7 月，中日战争爆发，遂与师隔，无人指点，歧路彷徨，又旁及易筋、形意，几至不欲再练太极，后遇郑曼青师，才扭转了我的认识。1942 年至成都遇李师雅轩，未得大益；1946 年春复至成都，正式入李师门墙，并与师同住了将近两年，才将架子定型。可惜当时于松软一点有所误会，1949年后又荒疏了十一二年，至 1963 年，又才重新用功。由于对松软含义未透彻，虽然下了五年功夫，都是走了岔路。1968 年被逼停练，1970 年恢复，已不如过去之精勤。1974 年重到成都，弄清了一些关键问题，归来反复研究，又整理李师杂记与随笔，到现在才可以说是大彻大悟。想到师资的重要，因此写了上面的《金家功夫二三事》，至于今后成就如何，则是以自己的主观努力如何为断了。

1977 年 11 月 10 日

附友人赠诗一首

赠虚一子

赵小田

我爱虚一子，沉静寡言笑；身为富家郎，而无纨绔貌；
朴素任天真，超然淡怀抱。佛心与侠骨，贯以金丹道，
旁及医卜书，胥能中肯窍。问年未四十，努力犹深造，
会当臻玄奥，洞彻乾坤妙。

杨式太极拳史略

杨禄禅祖师与班侯、健侯史略

广平永年杨禄禅，初习梅花拳，闻河南陈家沟陈长兴之名，特往从之，经十余年，尽得其秘，归任北京神武营教师，完全以软柔化劲沾粘胜人，人无敌者，故称"杨无敌"。有子班侯、健侯，俱早年享盛名。北京当时有刘某者，武术威望最高，经人挑拨，与班侯较，刘被击败，班侯亦袖口抓裂。班侯归，洋洋得意，禄禅责之曰："你还得意吗？哪有太极功夫打人衣袖还被抓破的呢?!"班侯不服，禄禅曰："你来!"两手方交，班侯被父轻轻一粘，进退不得，上下左右无地，顷刻之间，浑身汗出，丝毫不能得力，而其父固神色自若也，方始信服。据班侯弟子富二爷者云，一日大雨倾盆，禄禅祖师倏到其家，足着粉底白鞋如新，无一点污染痕迹，门外亦未见有车马，不知其从何而来也。祖师临终前数日，遍发通知，云某日将有远行。届期众到，祖师一一亲自接待，然后正坐中堂，弟子分立两旁，嘱大家好好用功，把太极拳流传下去。嘱毕闭目，久无动静，班侯趋前往探，已逝世矣。

一日，有一南人来访，谓班侯曰："听说你们有粘劲，着人如胶黏不脱，信然欤?"班侯曰："岂敢!"南人曰："能试验否?"班侯曰："愿受教。"于是南人令于八卦亭周围铺砖，一步一砖，约班侯以手扶彼背上，彼前行，班侯后跟，不准两脚落地、两手离开，否则即算负输。遂依行。南人愈走愈快，直似风驰电掣，但班侯始终相粘不离；南人着慌，最后陡然一个旱地拔葱，飞立于八卦亭之巅顶，以为必将班侯甩掉矣。方欲回顾，不意班侯已在后轻拍其背云："老兄太累乏了吗？请下去休息休息吧！"南人惊服，订交而去。班侯无子，只有一女，年已十八，一日班侯不在家，暴病而亡，已入殓矣；班侯归，抚棺恸哭，手一落一起者三，棺亦随之而上下，最后捶胸顿足，身随上涌数尺，虚悬空际，数分钟后方落下，则又两脚陷没土中。

健侯先生，班侯之弟也，赋性温厚和平，不似乃兄之刚暴，曾以手掌承麻雀，雀不能飞。盖雀飞必藉足之弹力，两翼方能张开，以听劲之灵，使雀足欲蹬无据，以此两翼无法张开，故如有绳系于掌心，欲飞不得也。先生虽声名不及其兄之大，但众信先生之功夫并不亚于其兄。杨家先辈之事迹尚多，他书已多有记载，此不过就我之所闻于亲承诸师之所述之比较显著者而已。

杨澄甫太老师略传

澄甫太老师，健侯先生之次子也。赋性聪慧，敦厚酷似其父。其拳法雄浑开展，松软沉实，与其祖及伯父有"三代无敌"之称。我于前民1930～1937年在上海，武术界一致公认，论太极功夫，当以澄甫先生为巨擘。先生早年在北京教拳，清廷倾覆后，其弟子陈微明首先南下，于上海办"致柔拳社"，学者风起云涌。随后先生与其高足武汇川、李雅轩等，亦相继南下，教拳于广州、杭州、南京及上海，至今凡是学杨式太极者，皆系先生之直接或间接传播也。武汇川先生之徒孙李天骥根据汇川先生所传之架式，编"简化太极拳"，1949年之后推行甚广，于发展体育事业、增强人民体质，作出了有力的贡献。先生之徒郑曼青者，至今在美国纽约教授太极拳，纽约大学之太极拳讲座，须具有教授资格方能听讲，是先生之拳，不特风行海内，亦且远播异域矣。

关于澄甫先生之功夫：有杭州全国国术比赛第一名之某君，留杭州国术馆任教职，时澄甫先生任该馆教务长，专教太极拳，某君不信太极拳有技击作用，屡欲与先生较，先生皆谢绝之。一日早起，某君忍耐不住，乘先生浴面之际，即骤出手袭击，先生顺势一掤，将其粘起离地，随手一放，跌入办公桌下，内脏震伤，吐血数口。家师李公雅轩于《太极拳体会随笔》中云："我与杨老师推手时，有一种很特殊的感觉。只要一搭上手，便感觉没有办法，身上各部都不得劲了。杨师虽是很松软地轻轻往我臂上一沾，我不知怎的，便觉着身上各部，都被其管着了，犹如撒下天罗地网一般，我无论如何动，总是跑不脱，都是与我不利。杨师之手虽是稳稳地轻轻地往我身上一放，而我便感觉着这一手来得非常严重，动也不行，不动也不行，用大力不行，用小力也不行，快动不行，慢动也不行，用刚劲不行，用柔劲也不行，无论如何总是不行。就如同与妙手弈棋一般，人家一动子，我就没办法了。杨师虽是稳稳静静的样子，但我不知怎的，就感觉着提心吊胆，惊心动魄，有如万丈悬崖将要失脚之感；又如笨汉下水，有气隔填胸之感；又觉自己如草扎人一样，有随时被其打穿打透之感；有自己的性命自己不能保障之感。然杨师却是并未紧张，并未用力，并未动什么严厉的声色，只是稳稳静静地一起一落，一虚一实地缓缓跟随而已。但我就如捕风捉影，东倒西歪不已，如不善滑冰者着溜冰鞋立于冰上，倒与不倒操于人家之手，自己丝毫不能自主。如以上澄甫老师这种功夫，我一生在太极拳界中还未见过第二人有。我自己虽是追随杨师有十余年之久，但以天分不够，未能学好，多说着也不过有杨师功夫的十分之二三而已。"以李师功夫之高，犹有如上对杨师之感觉，其他就可想而知了。《随笔》又说："澄甫先生谓古人练拳分四步功夫：一是练体以固精，即是练架子，在筋肉方面使其增加弹力，在关节方面使其增强活动，在骨骼方面使其坚实并精髓充满也。二是炼精以化气，即行养气功夫，使饱满之精髓化成充实之中气也。三是炼气以化神，即是养气藏神功夫，在气足精满之后，仍朝夕锻炼下去，它就会发现神明的灵智，无论用于任何事务，都可达恰到好处之境，不独是打拳推手神妙也。四是炼神以还虚，即是静极默笃以养虚灵之功夫。炼出神明灵智后，又将它藏于内心骨骼之中，含而不露，表面看来似乎什么亦没有，然在实际上它是包罗万象，无所不有，无所不为，无所不然的，如以绢裹明珠，光泽内藏，能普一切也。"于此可知太极之妙，与道相通，无怪乎在养生技击上有出神入化之境也。

澄甫先生有兄曰少侯，性情刚暴，恰如其伯父班侯，人皆畏之，不敢从学，故不如澄甫先生之知名。

李公雅轩老师略传

李师雅轩，原籍河北交河人，早年从澄甫太老师学太极拳，追随十余年。澄甫先生南下到杭州、广州、南京教拳时，师亦伴之做助教，四方之来访问太老师者，大都即由李师应付之，毋庸太老师亲自出手也。师后任职南京军校，抗日战争发生，随校迁至成都，即定居焉。当时成都有外家巨子陈某者，平素不相信太极有技击作用，且谓是骗人、哄人。有人谓之曰："李某是真有功夫，不要轻视。"陈不信，一日至李师前而言曰："闻你会太极拳，且有技击功夫？"李师见彼来意不善，因直告之曰："你是来较量功夫的，明说就是，何必吞吞吐吐！"陈曰："善。"遂交手，被师连败三阵，口服心服，要求向师学习。师曰："你的身体已经练成僵硬麻木不灵了，我的功夫你是无法学的，倒不是我不教。"彼遂将其子拜入师门。师身体魁梧，气魄雄伟，练拳架式特别开展大方，另具一种飘逸之姿态。生平较技，不计其数，从未败北。晚年得膀胱癌（70岁以后），动过两次手术之后，其技益精。师诲人谆谆不倦，即在川中所成就之人才，如周子能、黄星桥、栗子宜、何其松、赵清溪、陈龙骧、付如海、贺洪明等，皆足传其技艺、为人师资，陈龙骧功夫尤深，栗子宜次之。另有林墨根者，虽非正式弟子，然其人肯钻研，勤学苦练，故功夫与以上诸人不相上下（注一），其子文涛，尤深得太极之精髓，惟稍次于陈、栗耳。师有一子，曰同俊，二女曰惠弟、敏弟，敏弟生于1960年以后，然性喜拳术，能世其家，后与龙骧结褵。我于1942年从师学习，至1946年正式列入门墙，但以自身条件太差，与师会少离多，熏陶不够，成就不大，虽亦追随诸同学之后，不过滥竽充数耳。师与我感情最好，故其精心著作《太极拳练法详解》一书，交由我全权整编成册，其他日记、随笔等，亦交我代为整理。师七旬大庆之时，我特邮呈俚句，用表愚忱（注二）。我1974年最后一次晤师时，师喟然叹曰："相识满天下，知心能几人！你我师徒见面不易，当共摄一影，以留纪念。"斯时师之膀胱恶瘤适病情转重，然犹抱病为我改架子，密传练功秘键，并示太极枪法。离别之时（1974年7月9日晨，我是6月20日晨到师家的），又嘱我再次去蓉。不意于1976年3月动癌症第三次手术，以年龄过大，于4月11日晚上九点零八分与世长辞。师系甲午（1894）古六月十四诞生，至丙辰1976年，享年82足岁。论师之体质，若非癌症相缠，期颐不难也。伤哉！

注一：见我问成都诸人，师回信，今附之于下：

关于你问成都练拳的人谁的功夫大小好坏的问题，今答之如下：老一班的人，如子能，功夫也有些，惜脚步不灵不随；黄星桥身势不大通，但他动作颇灵机，一般的人推手赢不了他；

　　　　　　　　　　　　　　　　　中医薪传

何其松功夫，身体太硬，但是身大有力；赵凯是后学，可是有聪明，有勇敢；赵清溪，大身体，也柔，也聪明，有弹性，发劲不错；栗子宜功夫大，但个子矮，我以前在他身上下工夫，教他推手，也有几下子，如再有散手动作就好了，我因他是个自私自利资产阶级的脑袋，故未教他散手。以上这些人论推手比能力，都不相上下。还有个林墨根，以前练过些乱七八糟其他不规则的东西，后跟子能学，子能说他不诚实，所以我也未十分地教他。但他十分用功，身体壮，因功夫大，脚下稳，力量大，好胜，论推手比能力，不在以上些人之下。还有一个付如海，是老班的人，聪明，和林推起手来，比林手法好，可是林弄起勇力来，付胜他不了。

至于青年人：一、贺洪明，廿多岁，现分到陕西蔡家坡工作，他和这班老的人，差点有限，此人有智慧，有勇敢，能活学活用。二、陈龙骧，廿三岁，在一三二厂当工人，因其品性好，我教得多，他学了些散手，与推手结合着用。他是八岁从学，练出东西来规矩，论能力，要真的斗起来，很少有人比得上他。与林拼斗过几次，林用蛮力冲击，陈以散手打他，有过几次把林打伤，林偷偷地倒没了趣去。然陈龙骧散手是会得多点，也有缺点，他腰板子硬，胆量小，在勇敢方面不够，如无这两个缺点，那是很不错的。练拳要天天在松软上、灵感上、稳静上、舒适上、沉着上，及利用呼吸上仔细思悟研究用功，久而久之，才能长进。

注二：师诞邮祝三首，癸卯（1963）七秩呈

其一

太极技艺与道通，其中奥妙窈难穷。

形气神虚浅深别，松匀稳静外内融。

须知有着皆属病，岂若无为合天功。

最要惟是观师诀，一心密契造化同。

其二

道德崇高技入神，天矫行云游龙身。

有法非法吐肺腑，无象之象见天真。

妙悟能入大空定，高洁自守不忧贫。

数奇只缘卓识少，朝菌安知八千春。

其三

昔日锦城傍高门，化雨春风共晨昏。

亲眷聚居逾骨肉，道艺与析欣至言。

堪恨会少多别离，安能长时接清温。

惟愿吾师期颐寿，他日面谒究根源。

尚按：此三首有详注，已记入拙作《太极拳会心录》中，此不多及。

武汇川先生并其高足张玉、吴云倬、武贵卿略传

武汇川先生，身材伟岸，为澄甫太老师之首徒，人皆谓其功夫之深纯，仅次于太老师。我曾亲见先生与吴云倬先生于复旦大学体育馆作推手表演，吴师亦身材魁梧，体重二百余磅，但武先生较吴犹高一头。以如是臃肿之身材，动作论理应不会灵便，谁知一经接触，两人四足如蝴蝶穿花、风驰电掣，又似水流云行，脚落于木板之上，毫无声息，一若微风不动者；但武一发劲，吴则张皇失措，每被击出寻丈之外，地下木板枕子，轰然有声，若将倾圮毁折然。当时上海诸武术家如陈微明，犹谓大师兄之功夫，

直似金刚之体，与之推手，全身如有电流，一着即触，无不跌仆于寻丈之外。家师李公雅轩，于其同门少所许可，常谓郑曼青先生颇聪明，深懂真正的太极拳味，可惜侍师不久，对于正式的散手比斗不行（我在重庆跟郑先生学过，真正不错，只是时间不长，得益不多），惟有武汇川不错，功夫也很全面（指刀、枪、剑法全盘皆精），可惜鸦片烟把他害了。盖先生曾为张宗昌之部下，以致沾染了鸦片毒害。先生在上海授徒，榜其门曰"杨氏首徒武汇川太极拳社"。据家师李公云：太老师之技击，无人能敌，确实惟汇川先生尚敢与其拼斗数合，虽然也一样要被打伤打倒。其弟子之技术，以张玉为最，李师犹称其能。

吴云倬先生之功夫，仅次于张玉，曾在复旦大学任太极拳教授三年有余，乃余初学太极之师也。我初练外家字门拳二年，后又改练金家功夫三年，仍两脚无根，气血不畅，从先生习太极后，仅半载而根力自生。盘架子时，虽冬日严寒如割，练到第一个十字手，即自觉热气蒸腾，直贯指梢，如沸水上潮，寒意全消。并且式毕之后，自感两脚轻灵有根，气沉丹田，腹实胸宽，飘飘如仙，欲为凌风之游，其进功之境界，直今日与昨日不同，甚至晚练较早练又别。不幸道高魔高，发生演式则背椎剧痛，又不听师话，贪多务得，兼练太极剑、对剑、奇门剑、六乘枪等杂技，反致障碍了太极拳基本功夫的正常发展。随后日本侵华，抗战发生，遂与师别，明知不对，无处问津，幸遇银剑尘师兄指示介绍，正式列入李公雅轩之门墙，又才逐渐地找到了内中的真味。

汇川先生之侄武贵卿，其功夫稍次于云倬先生。汇川先生早卒，时年仅47岁。吴云倬先生亦于1949年之后去世。故吴剑岚先生谓目前上海真正之杨式太极拳，仅有张玉与武贵卿二人而已，因剑岚先生亦私淑于武汇川先生者，虽功夫未达成熟，然犹知其孰为正门、孰是邪径耳。

吴式太极诸名人传略

清廷倾覆，政治中心南移，诸武术名家亦随之先后南下，当时在太极拳方面，除了杨式而外，以吴式为盛。吴式的传承，是由旗人吴全佑先从禄禅先生学习，后又列班侯之门得来。全佑之子吴鉴泉，早年任教于北京各大学，后来又在上海长时教拳，就当时之声誉说，除澄甫先生外，则是吴鉴泉先生了。吴先生之拳，特别长于柔化，在致柔社周年纪念会上我曾亲眼见过先生表演，时年已60开外，然举止轻灵，动作圆活，完全看不出有一点棱角滞涩的地方，真是令人佩服。不过就其架式之外形看，有点紧短前倾，不如杨式之中正安舒、大方开展，因之在自然松沉与气魄雄浑方面不够，此亦不可讳言者。先生之弟子，以徐致一为最著名，能以生理、心理与物理力学解释太极拳之内涵，其所著《太极拳浅说》与《吴式太极拳》，比所有的太极拳著作都好，乃能知道太极拳之真正味道者，不特陈、武、孙诸式著作不能望其项背，就是陈微明、郑曼青编著之杨式的《太极拳术》、《太极拳体用全书》也要稍逊一筹。杨式太极没有一本像样的书籍，李师的书很好，但又未能出版，确是憾事。此外，吴先生的后学，还有先生之二子，其婿马岳梁与赵寿邨、陈振民等，但究竟功力如何，我未见过，也就不敢乱说。不过我可以这样讲，吴式的真传正授，

304 　　　　　　　　　　　　　　　　　　　　　　　中医薪传

是不错的，学者如无机会学杨式，遇着吴式，千万不要轻易放过，它和那些杜撰的或修正的太极拳，是不可同日而语的。目前在上海的太极拳，无识者流，把陈式吹捧得相当高，实际上陈式的第二路炮捶，是百分之百的外家拳，第一路讲缠丝劲，也只是在形质上的矫揉造作，不过比一般外家拳稍微柔和一点。还有武式、孙式，比陈式又更柔一些，但武式松而不净，真正软沉松重的味道还未有，孙式是形意、八卦的底子，讲主动的快，松软程度尤差，更不要说轻灵虚无的境界了。

形意八卦略历

　　余于上海读书期间，除练太极外，亦兼事形意八卦之参研，据闻形意本岳武穆之遗，辗转传至姬隆丰，姬传李洛能、马学礼、戴龙邦，李传郭云深、刘奇兰，郭性好斗，外号"金眼雕"，有"半个崩拳打遍天下"之称。形意五行十二形，方法简单，应用方便，故在北五省中，流行最广。因形意拳与金家功夫俱源出姬家，同有五行、六合、十二形、四把捶及头、肩、肘、手、臀、膝、足之着法名目，其身法步法亦完全相同，时代亦同，故二者实为同源而异流，不过在内容上不尽相同耳。

　　至于游身八卦掌，则系董海川先师访道于皖之百花山，得异人传授，其功以转行为主，螺丝劲，层出不穷，圈中圈，处处有变。由两仪单换，四象双换，以至乾坤坎离震艮巽兑八卦，再参伍错综之，则成八八六十四卦。董有凌空八步、提气腾空之能，曾与郭云深氏作友谊比赛，连斗三日，初尚亦步亦趋，后则愈变愈奇，最后一个穿掌，几伤郭喉，自动不发，斗亦结束，当时互道佩服，实则技高于郭。董授徒甚多，以程延华为最，能夜行四百里，空中搏飞鸟。程传弟子中，以孙禄堂为最知名。据云董海川先生临终之时叹曰："吾诚有负尔曹，我之功夫，汝曹未得十分之二三也，我有师弟应文天，异日若有机缘，可以事之。"孙既得程氏之学，不自满足，遍历名山大川，探访应师之踪迹，卒于川楚交界烟云飘渺之某高山中，相遇应师，得竟八卦掌之全功。其转掌之时，能身影连成一线，更或四围皆见其身。其生平轶事甚多，野史不少记载，早已脍炙人口。

我在上海致柔拳社周年纪念会上，曾见其子孙存周表演转掌，真是如龙游、如鹰翻，别具一种风味，四座掌声雷动，连呼"再来一个！"，无不惊奇赞赏，叹为稀有！当时剑岚先生亦在座，归语吴云倬师，师云："好是好，乃二十余载之功力，其父犹谓其这也不行，那也不济云。"盖吴师曾从禄堂先生学，故知其始末如是。吴师又云："相传董师弥留之际，一弟子为更衣，师不欲，一举手将之抛掷于户外，距约一丈有余之遥。若是外家功夫，临终痛苦不堪，无此能力矣。"又武术界有点血拿穴、分筋错骨之说，但此必须有特殊之功力，若同是内行，胜负仍决于技巧。郭云深与专擅点穴之刘某比试，刘某三次跌出，郭虽被点而不伤，即是显例。故吴师尝云，功夫成就后，着人如利刃枪弹，何必拘拘于一穴，既同是内行，各有技巧，对方非死人，又安能必中其某一穴。善哉言乎！

附录　武术轶闻二则

（一）

余族伯张鸣告者，与吾祖年龄相若之人也。余在小学读书时，犹屡见之，已年逾八旬矣，体量不递中人，而矫健特甚。壮汉十余人，团团围抱之至极紧，彼一抖身，则十余人齐声倒地，俨若中心爆炸然。善踢毽子，不拘左右足，能在独凳之上一次踢两千以上。两手投石特远，比一般最善以石抛远者倍之。凡遇恶犬猛袭，彼能骤然蹲身，抓住恶犬之后腿，掷于寻丈之外，从无能逃其惩处。能空手入白刃，任持何等器械、相距远近，一动之间，彼已立于面前，而器械亦脱手坠地矣。彼初学拳于邻乡之周善元，已尽其妙，后复参拜鄂籍老武师施某者，其技益精。周为洪门，施亦是外家拳，然其技竟能出类拔萃一至于斯，可见功夫虽一，随学习者之会心如何掌握如何耳。

（二）

余学易筋经于涪陵黄克刚师，据云传功夫之某师，枯瘦如柴，全身薄皮包骨，简直不见有肌肉，但能胜重击，虽以铜鞭铁杵重刺其胁肋，如着花岗石上，不留痕迹。其年龄若何，籍贯何许，不以语人，临去之时，一弟子送之，至一楠竹林休憩，弟子请曰："师远行矣，能将其秘密功夫显示一二否？"师曰："我何能，不过练功精勤耳。"随以手拊一楠竹之根干，只听咋然有声，由根部直趋梢巅，视之，竹裂直贯梢巅矣。又前行，至一冶铁铸铧之厂，其弟子复请之，师以手指足趾着铁铧上作饿虎扑食式，既起，视其指趾着处，如齑粉矣。遂去，不知所之。

黄师传易筋经，共有卅二式，其中如犀牛望月、翻铁门坎等，非有相当膂力并关节柔韧力强者不易作。与五禽功较，多玉关锁以固两腰、降魔杵以练阴踡，其拍打推揉须别行，炼气功夫分九转，最后方是洗髓经，比五禽功更精深，惟导引姿势多而繁杂，不免有瑕瑜杂出之感。其入门礼神，用 12 根香，12 支烛，12 付杯筷，以示 12 年而功大成。黄师亦能身受重击，曾多次表演腹承汽车之重压。晚年境遇甚差，然犹寿至 89 岁。

道功诸师传略

　　银公正合宗道源老师，铜梁首富也。自幼好道，广参宿学，得异人授《三车秘旨》。至后复得上海丹道刻经会之《道窍谈》，因合印成编。又刻自著《合宗明道集》三册，编纂《明道语录》二册，其他扬善之书十余种，无偿流通，广结道缘。抗战期间，复旦迁北碚对岸之黄桷镇，校中经济系主任兼教授之卫挺生先生，雅好中国气功强身之术，聘请涪陵黄克刚先生教易筋经真传，1937年腊月寒假期间，卫请黄先生住其北碚附近之天生桥寄寓中，余每日往从，费了二十余日，将易筋经卅二式全部学完，并整理成册。适黄师有事不能续教，因请银剑尘先生前来代理，银即道源老师晚年之独子也。相处既熟，言及其父之道德，剑岚先生遂先往受教，回校之后，极赞其学识渊博，功力湛深。我在13岁时，已见到《参同契》、《悟真篇》、《金丹真传》、《试金石》（合称《四注悟真篇》），苦不能解。14岁见《性命圭旨》，大喜过望，又后见《天仙正理》、《丹道九篇》、《仙佛合宗》、《金仙证论》、《慧命经》，心益豁然，但于层次转换、周天度数与象言比喻之间仍有未彻者。因吴师之激发，遂纂《丹经质疑录》一册，于1938年春往谒银师，列入门墙，反复请益，质疑诸问，涣然冰释，归来作《丹诀归一论》与《九层炼心一贯编》（现俱已不存）。理法既已明彻，惟待入室之印证矣。余之于身内阴阳清静丹法之事得贯通无惑者，实银师之赐也。

我虽然受银师之教，明白了本身阴阳之道，但对于《四注悟真篇》，仍觉凿枘不投。1941年冬，于重庆石桥铺张家花园重遇丁六阳先生，因为我在上海期间已曾在跑马厅世界环球旅舍访印权时会过一次，他这回透露了南宗身外阴阳的路子。我写信问银师，银师坚决反对，但《参同契》，尤其《金丹真传》之学又如何解释呢？因此在我心中留下一个疑团。后又遇阎仲儒师，也暗示了有身外之学，其时已入佛密，闻其中也有双身之道，心中于是得到决定。1945年到成都，闻有讲丹房器皿、法财两用之学者，即周师一三也，因即师事之。周师道号明阳，壮年精武术，曾随赵尔丰平定西藏，于道宗之学，无所不究。为了访道求师，曾裹干粮入开县之仙女洞探奇达半月之久，连身体肌肤因受硫磺熏染，也变黄色，过了半年才慢慢恢复。又在青城山里还作过两年多的静功，见到了一些光影，认为不究竟。后来遇陈祖莲溪，发明内外二事。清末，夔州鲍超奉旨炼丹，师追随陈祖也到那里，住了一段时间。后见鲍不知人元之重要，妄希天元之神丹，遂离去，至成都近邻之天彭，侍候祖师入室，亲眼看到祖师作了筑基、得药、结丹三步功夫（注）。陈祖之师为扬州李春芳（李是状元），李则三丰祖师之亲授也。祖师做完三段功法后，当时四川制台丁公保坐成都，其外侄某依势欺良，强调民妇，陈祖之子通武，时任武官，忿而杀之。祖恐祸及，遂远行隐去，于时师适往嘉定，故未能与之同去。师得法之后，浮沉尘海近五十年，无法入室，仅服后天气以延年，兼作动功锻炼，故我遇师之时，虽已年近百龄，然犹两颊红润，耳目聪明，食量过人。师不信鬼神，专讲人体化学、药物神效，常云"金丹便是药中王"。人元之学，乃是三家相见，添油接命，不比讲静功者之仅似扭紧灯芯，减少消耗，延长灯明之时间也。此种功夫，只要条件具备，不啻乘飞机以赴北京，安享其成，需时亦不多，然福德智慧难齐，此三丰祖有"需福德过三辈天子，智慧胜七辈状元方可为之"之语。

因真正人元功法，究不易行，后来重读丹书，于闵真人《古书隐楼藏书》中，得知有虚空阴阳之事。此一功法，专在尽己以待人，曹真人所谓"形神虽曰两难全，了命未能先了性"。我辈福薄缘悭，周师之学既不能行，则此虚空阴阳之法，其唯一可践履之途径乎！总之道功之研究与实行，皆非易事，故明阳老师曰："知道易，信道难；信道易，明道难；明道易，行道难；行道易，成道难；小成易，大成难。若使不难，则天下皆至人矣。"

吾友张觉人君，陈撄宁先生之弟子也，亦曾师事银道源老师，与我为同门，生平于丹书无所不读，然学而不行，至87岁时，下肢浮肿，神识渐昏，方悔过去之非，然已晚矣，戒之哉！慎之哉！

注：金丹人元之学，百日筑基，可增加60岁之寿命，再行得药、结丹，则有300岁之寿年，其以后之炼己、还丹、温养等事，则往往不是马上可以续行，须待机缘成熟，方能从事，时间长短，或数年，或数十年，俱不一定也。

内学诸师传略

　　当我阅读丹经的同时，也见到了《心经》，但不明白其含义；又屡闻人言，佛法无边，教海汪洋，难穷其底，故初无心深入。1940 年冬，报载重庆道门口钱业公会请王恩洋居士讲《心经》，我当时在李子坝蜀华公司做会计，姑往听之。不料一听就吸引了我，虽然是每天晚上听讲，两地相距在八里左右，不分晴雨，我一直坚持听至圆满。当讲到观心不住的住心法时，我顿然悟到了在修定修性的功法上，道家的不彻底，也可说没有佛法的高明。随后又在同一地方，听了龚云伯居士讲《普贤行愿品》、梅光羲居士讲《金刚经》，对佛法修心有更进一步的认识。代为银师发送道书时，又认识了农民银行顾徕山君，由他介绍我皈依贝马布达上师学佛法密宗。师为诸佛传承之传法弟子，已具证德（附注），从之得到了观音、莲祖、五度母、五文殊、弥陀大法、金刚无量寿法、恒河大手印、入大圆胜慧密修法等。1942 年春调职成都，又遇到了根桑上师，从之学忿怒莲师头鬘勇、颇瓦法、观音大灌顶、大圆满前行次第法及大圆胜慧本觉心要修证次第法、白哈拉护法。1945 年冬，又从贡嘎上师领喜金刚大法灌顶、杜槎马护法，并与满空法师合作，译出《喜金刚常修略轨》。1949 年春，于重庆再次遇贡师，从他领受胜乐金刚大法，嘛哈嘎拉、吉祥天母合修大法，金

　　　　　　　　　　　　　　　　　　　　　　　　　　　中医薪传

刚亥母法，大圆满综合传承，恒河大手印，上师秘密瑜伽法，阿苏马、善金刚、热呼拉三尊护法，并得到事业大手印亥母甚深引导大法。但我虽然承蒙诸上师的慈悲传授，对于大手印、大圆满与事业手印，还有未能豁然之处，幸赖韦见凡居士与秦仲皋居士惠我心地法门，陈新孜居士传我诸佛传承大圆胜慧不共前行，尤其陈健民居士传胜乐金刚下方口诀，韩大载居士赐《恩海遥波集》，韩大载与陈性白二居士为我印证大手印、大圆满之究竟义谛以及整个密宗之轮廓，使我得到了了义无惑决定正见，铭感五内。

很明显，道宗之修持，是着重气、脉、明点的，密宗之第二灌顶与第三灌顶修法，也是一样；大手印、大圆满与显教之禅宗，则是以修心为主的，本心具万种法，毋庸外求，故称内道，乃对向外驰求者而言也。然若以科学观点看，修心实即修脑修神经，而神经又无不包含气、脉、明点，不过渐修顿修之有别耳。

不问道功或佛法，其中有些学识都不是一下子便可学到的。道家南宗不必说，即佛密中之双身、大手印、大圆满，有终身得不到传承，即或得到传承，又弄不清楚具体内容，无从着手实践者，比比皆是。

还有，道家南宗与佛密双身之身外阴阳，虽同是修气脉，在道宗是修固色身，并且一层有一层之做法，由浅入深，从粗至精，最后形神俱妙，次第井然，一步不能逾越。在密宗则是滋润菩提心，乐上空，空上乐，乐空不二，打开心中脉结，证光明大手印，成就虹霓光蕴之身。其前列次第，亦是一步一步认证，前行未能如法如量成就，则正行无从说起。而正行之条件虽较道宗为简，欲完全合法，亦不易也。

又道宗金鼎火符、龙虎并用，乃是三家相见，敬如神明，爱如父母，用气不用质的；密法双身，降持提散，则是猛火里栽莲花，刀尖上翻筋斗，以空乐不二断俱生我执的，所以又称贪道。与专修心地法门的解脱道有所不同：一是欲乐之道，一是清静之事。其成就虽一，但度生降魔之力，则以修贪道者为胜，此贝马布达上师之口授也。

附注：中国密宗，有两大支流。一是唐朝时由印度传来的，未终唐世，即已转流东瀛，现在所谓之东密是也；一是唐末时由印度传至西藏的，一直保存流传在解放以前，一般所谓藏密是也。藏密又分红、白、黄、萨四派。红教以莲华生为开山祖师；白教以马尔巴向印度之那诺巴学来，那师帝洛巴，帝师即金刚持也；萨迦亦称花教，乃综合红、白两教之精髓而自创体系者；黄教最晚出，乃宗喀巴大师针对三派只重行持不重戒律之流弊，而特另创一注重显教教理戒律之密宗也。准红白判教，分佛法为九乘，即显教三乘（声闻、圆觉、菩萨），密法下三部（作部、行部、瑜伽部），密法上三部（马哈、阿鲁、阿的，萨迦称父续、母续、无二续）。东密之法止于下三部，而上三部之无上密宗乃是藏密所独有的。诺那活佛是红、白两教昌都的活佛，其师贝雅达赖，住世150岁，临终之后，身缩至一尺许长，且变成晶体。诺佛早事清修，前后闭关十三载有余，因政见上倾向祖国，与达赖之甘附英国者不合，发生战争，战败被俘，为达赖囚于旱牢之中（山上掘土洞，直深三四丈，将人以绳放入其中）。师牢中勤修，功德日进，五年之后，绝食幻死，达赖使人验视无讹，并以宗教之礼火葬之。不料年余之后，却于内地北京出现，因此即在内地弘法。师之神通事迹最多，据贝马布达上师云，师在广东之时，一日有二人扶一患风瘫者前来礼叩求治，师起趋前，将其人一脚踢出五六尺远，其人顿觉如释重负，自起向师敬礼数拜，千万感谢而去。秦仲皋居士云，师在杭州之时，有章某居士者，夫妻平日感情最好，其妻暴死，哀思不已，致失神志，奔至上师之前，礼叩不起，必欲师生死人而后已，法众亦代为请求。师云，死者已腐，无能为力，若必团圆，只能易形，章亦同意，师令于距约数十里外之某家有新死之闺女，急往求之，言能使之复活，但活后须从我，并须订好条约。如法行之，女尸骤起，见章即相抱痛哭，而不识其本来之父母，于是斯家只得以女妻之而归。郑子壬居士云，彼患落头疽，医谓死无治，往礼上师，师见之，注目移时曰："恶魔！杀人不眨眼，该死！去！"一再礼拜请求，愿从此洗心革面，皈依座下，忏悔前愆。师取一竹筒，筒口尽是红丝线，令彼任拣一丝于耳门听之，所闻为何？以告。得一真言，师令记清回家，连夜不停诵之，并云停则必死。果依行，至翌晓，欲净面后再谒上师，正净面际，忽觉项痒，于无意中以手搔之，不意疽连痂脱，骇一大跳，以手抹项，平复无痕矣，遂往敬谢上师活命之恩，后知其真言乃时轮金刚心咒也。余与居士同在根桑上师门下学大圆满时，只见其行住坐卧，除食饮对话外，从未辍止咒诵，盖彼原任军法官多年，至此已放下屠刀而成为一虔诚礼佛之优婆夷矣。诺师住世缘尽，大载居士在侧，据云：师身后诵开路经时，晴空隐隐有雷声，且现虹霓二道；师原体重一百五十余磅，圆寂后缩小如十一二岁童；晷赴火葬时，体重不过三十斤左右；火发之时，异香四溢，空中又现虹霓数道，且有雷鸣地震之应；火后收取五色舍利，心脏不化，现忿怒金刚状。附近喇嘛及居民皆曰："大喇嘛大成就矣。"众生福薄，未能继续住世度生，惜哉！

诺佛临寂，自荐贡嘎打尔马省哈前来内地，继彼未竟度生之业，广传红白两教无上密宗大法，说不能尽。

贝马布达上师仰承二师尤其诺佛之法教，亦能于定中知人因果业报，修法之时，诸佛、菩萨、金刚、护法降临，弟子之眼业净者皆能见之。西藏密宗于唐后千有余年而得继元代之后在内地弘扬者，此上三师之力为多也。

附录　圆光目击记

我1942年在成都从根桑上师学密法时，连续收重庆民生路月宫饭店王敬宇君来信，要求到成都见我，我想我毫无功德，因回信止之，言本人学浅行疏，劝之勿过信人言，万一若不择弃，待我腊底返家过渝时，决趋前拜望。后来我过重庆，住旧友沈君处，言及王事，沈自告奋勇，于午后三点钟伴我前去。得悉王为山东人，原任某军之团长，于抗日南口战争中，固赫赫有名者，但斯后则一蹶不振，故弃军职而转营商业。相见之后，畅谈一切，自叙宦场不竞，且家中一连发生不幸事故，非常灰心，故转生向道之志。彼全家系天主教信徒，但对于因果鬼神之事，感到渺渺无凭，因问有法可以现见否？沈曰不难。余当暗思彼大言不惭，究竟如何兑现？适已安排晚餐，沈曰："餐后再说吧。"

餐毕，王之夫人复请之。沈因问："你家有几个孩子？"遂出来四个孩子，还有一个曾姓合川籍之青年女仆（年约廿岁左右）。沈坐藤几，一面与我和王谈话，一面竖其右手以肘搁扶手之上，令彼五人观其指尖，如有所见，即以实告。一刻，五人皆曰："沈先生指端有白气。"沈问高若干，或曰一两寸，或曰三四寸，惟女仆曰有一尺以上。沈曰："你的眼力不错。"因令彼一人改观其掌中，仍见甚说甚。移时，她说掌中有白雾，沈曰再观。又移时曰，雾散光朗，犹如明镜。沈于是问王之夫人曰："你想看什么？"曰："我想看我三女儿。"问其名，以告。沈正色曰："请护法神把某人的灵魂与我提来！"移时，曾身向后退，连说"我不看了"，连说连退。王夫妇正色叱之曰："怕什么？有我们呢！"沈亦曰："不要怕，有我在，你但说就是。"曾一面作畏缩状一面说："我看见三小姐了，三小姐好苦啊！仍着平时衣服，全身染血，正哀哀啼哭。"王夫妇亦黯然泪下，顿使全家沉入一片悲哀气氛中。沈曰：

中医薪传

"你我相见，亦是有缘，我为你们超度吧！"遂郑重其词曰，"请师尊！"移时曾曰："有一老叟出现。"沈于怀中出照片问之曰："如何？"曾曰："正是此人。"沈遂郑重其词曰："请师尊慈悲，将某人拔出苦海！"曾曰："老人与三小姐讲话了。"又曰，"三小姐向老人跪下"。又曰，"老人扶三小姐起立，拿出一件新衣披小姐身上"。又曰，"三小姐笑了，转身去了"。盖王之三女于其前不久产难而死也。

至此王说，我欲见某某人。沈亦如前提人，移时曾曰："有老头出现，衣八团花马褂，铜扣子，扣上有龙纹。"问其地址，曾一一说其房屋山势，老头正立于走廊之上。王曰："此家父也，其衣着亦符合，地址则山东老家之房屋也。"王又说一人名欲见，移时曾曰："有一女子出现，好漂亮啊！"王问其形状衣着，女一一告述。王曰："不错。"王又问："此人我能再见否？"曾曰："现字了——'不能'。"王曰："她与我是何因缘呢？"曾边看边慢慢地说："前一生一欠一她一三一百一几一十一几一元一钱。"王默想一刻，将大腿一拍曰："一点不错。"此事彼家人亦不知，盖彼曾在天津眷恋一个妓女，为她所用的钱，算来恰好是这数。于是曾曰："我想看我爸爸。"沈问了名字，嘱护法提人，移时，曾突然下跪，放声大哭不起。经王夫妇及沈劝说，她在地下跪着连哭连说，说她爸爸穿着一如过去，两手抚腰屈背，非常痛苦。原来她也读过书，后来母亲死了，留下她父女二人，后来她爸爸又腰部生疽，无钱治疗而死，她在家中不能生活，才跑到重庆找工作的。她跪在地下不断地哭，沈说："不必哭，你遇着了我，总算有缘，我一并替你超度了吧。"于是请师尊一如超度三小姐，她亲眼看见她爸爸着上新衣，容光焕发，面转笑容而去，于是她才拭泪起来了。

次夜，王友段伯阳医师亦来相见，段亦天主教徒，抗战前在汉口行医，此时则在月宫饭店之对面开业，且曾于报上征求与彼辩论关于天主教之教理者。段提出欲看曹某某，沈如法令现，曾见现出一老头，且曰其人与段先生很相像。段曰："不错，我固曹姓而过继段家者。"曾曰，老太爷背后立一女子，年约十八，手提铜制之灯，其形状如何。段曰："此我之姊，十八而夭，未死之前，固曾随时侍候家父者。"第三夜，王、段俱赴法坛皈依，曾见神佛不断出现，多有不辨其名者，又曰，"观音到"。我思我与观音有缘，因默求加持。曾曰："观音手中放光。"随向我头上看望曰，"其光直射至张先生之头上"。其他所问所见之事尚多，未能一一。我在1949年后学辩证法，深信其为世间之真理，但由此等事例观之，则又不能不承认物质世界之外尚有心灵世界之存在矣。

　　按：圆光乃假于人，如自己修定能见，即是天眼通。如诺佛之治病活人，是为神境通。此外贡嘎上师有他心通，如一日，一女师兄见师之四臂观音像，心甚爱之，想上师若将此像赐我才好呢，上师随曰，某居士，你喜欢四臂观音像，我过两天送你吧。过了数日，其人又想上师事多，说赐我佛像，恐怕忘记了。二日见上师，师即曰，给佛像的事我没有忘记，等我临走时给你吧。

中医薪传

医药术数诸师友传略

我稚年身体极坏，经常服药，家中旧有《寿世保元》，到了10岁以后，为了却病，经常翻阅，但始终找不着治病的规律。而幼年时的疾病虽多，总是由本地的老医姚礼堂先生治疗，少则一剂，最多也不过二至三剂就可以恢复健康。后来攻读科学，一般都有点鄙薄固有文化，尤其到了上海，有病都找西医治疗，因为学校校医，根本也就是西医，没有中医的。但是我有一次阴症伤寒，西药无效，经刘民叔中医师用了一个桂附重剂，真是药到病除。后来又一次伤风咳嗽，由西医治疗，咳剧治咳，咳已而痰涎涌盛，痰重祛痰，痰减而咳嗽转增，如此反反复复，久治不愈，改就江湾之中医与刘民叔医师治病，亦效果不佳，致胸胁痞闷，气郁干咳，昼夜不止，缠绵了两个多月。时语文教授吴剑岚先生见我长咳不已，因介绍我去找他的中医老师梁少甫先生求治。梁潘州人，当时为上海三大名医之一，一般中医治病，诊费不过二角，最多一元二，如陆士谔、陆渊雷等当时名医，而梁之诊费则是三元。但我经治之后，真是如饮醍醐，一剂大效。后来也有一次，都是外面久治不痊，求他着手成春。因此我才对中医有了正确认识，并且不时购买中医书籍阅读。

我的语文程度较好，因与剑岚先生感情日深，无所不谈。先生原籍安徽之滁州人，天才甚高，诗词歌赋，出口成章，擅七弦琴，花卉翎毛尤精，别具一种清淡幽远之致（注），又深通武术，于太极为汇川先生之高足，且研几性命之理，实践定慧之学，我在复旦近卒业时之两年亦自学中国山水画，且喜探幽访奇，于催眠术、心灵学等无不涉猎，与先生之性格多同，遂与先生成莫逆。谈到中医，先生曰："你如学医，并不困难，须知中医书籍，虽浩如烟海，然《伤寒》《温病》，是两大眼目。治之有二途，一是从《内经》《难经》《本草经》《伤寒》《金匮》以至《温病》，从古到今，依时次之早晚而学；另一则是从《温病》入门，再由之上究金元以至仲景、《内》《难》，逆时序而回溯，近人体质薄弱，一般多是温病及其变病，故此法更为捷径实用。至于药性，以《本草三家注》为好。切脉贵在实践，初学只能由病验脉，渐久则能因脉测病，不可能一蹴即会。处方为画龙点睛之事，更关重要，处方与作文无异，善作文者，起承转合，条理井然；善处方者，君臣佐使，亦秩然有序，配置恰当。尤要博学多闻，增加一切有条理之知识，以为医用；若就医学医，能力有限也。"我于是用先生之法以治之，由浅入深，由近及远，果能得心应手，事半功倍，至今以医为业，且于此间有相当医誉者，实先生之教导也。

我于治病，不拘一家之言，外感以《伤寒论》（《来苏集》《辑义按》《金鉴》《类方》等为最要）、《通俗伤寒论》《温病条辨》《湿热经纬》《时病论》《广温热论》《寒疫合编》《世补斋医书》等为宗，亦参日本之皇汉医学，与近人恽铁樵、陆渊雷之著作。杂病则以《金匮要略》、金元四家、葛可久、徐灵胎、傅青主、费伯雄、唐宗海（容川）、张寿甫（锡纯）等为据。在眼科上，因家父精眼科，余秉其"寒热勿过、解表勿忘"之法，以《审视瑶函》为主。妇科以傅青主、沈尧封、陈修园等为主。外科

　　　　　　　　　　　　　　　中医薪传

以《大成》、《正宗》、《金鉴》、《全生集》等为主。又本地名医经验，如姚礼堂先生之于内伤杂感、外祖父谭仙舫之于脾胃肝病，亦多取之。其他伤科、儿科、针灸，与自然科学、哲学、逻辑、辩证论等，皆多所涉猎，尤其丹经佛典、武术、气功之研究，能予医事以启发之处不少，此亦我之于杂病有不同于其他同道之治疗之缘由也。

我在 10 岁左右，见有为占时之术者，心即奇之。家中素有《卜筮正宗》三部，因祖父深信之故。13 岁时，又自购《武侯遁甲》、《梅花易数》诸书。占时术无准，易数用之有验。《正宗》初不尽解，又不敢问祖父（因非正业），至 14 岁方通。《遁甲》较难，后来买了《大全》、《五种龟》、《元灵经》、《烟波钓叟歌注》等，到了大学时间，才把它的起例弄懂，但随即置之，未作实验；要说比较懂得彻底，还是 1974 年遇到了霍斐然君，重新研究的结果。霍君通易象易数甚深，于来瞿塘、杭辛斋俱有微词。对奇门饶有兴趣，以《阴符经》释奇门，丝丝入扣，《阴符经》在过去即有人疑为唐李筌之所作，李曾作《太白阴经》，合《遁甲》究之，确不无蛛丝马迹之可寻。霍君又以易卦上坎下乾需变夬正卦互卦之象释刘伯温《烧饼歌》，亦若合符契。

总之，术数虽不见重于当世，然究是古代文化之遗，霍君现年不过四十而能有如斯前无古人之见解学识，确属难得。中国术数，奇门主地，大六壬主人事，与太乙占天，合称"三式"。太乙我未研究过，六壬之学，我亦涉猎，其中地盘天盘、四课三传，以发三传为最难。欲深入学习，须有《六壬大全》、《六壬寻源》、《六壬粹言》、《六壬际斯》、《六壬钥》等书，方有所依据。

此外地理风水，阴阳二宅之相法，我早年最不相信。结婚之后，岳叔以《地理小补》、《辨正直解》示之，感觉别有园地，怀着好奇心理，初学鲁璠王师之法，次学樵仙陈师之法，又学肇修张氏、元极王师之法，至元极而臻其顶。师作《挨星金口诀》，确能贯通《辨正》一书而无惑，故师之门徒遍天下。其《伪法丛谈》、《地理辨正疏》、《三元阳宅粹编》等，亦流通甚广。元极师相貌奇古，于地学三元派玄空大卦挨星五行之法，探研 40 余载，发明之后，以之遍验 24 名坟之兴衰成败时节因缘，皆一一符合。与人论学，辨析是非，坚持原则，丝毫不相假借。然性仍谦虚，余与师仅相晤一面，晤时反询我对于形势之看法，余即以所知者告，师极然之。据冯藻光师兄云，有人来天昌馆（师开设之书局）谈地者，师时清理书籍，一面工作，一面高谈，直至来人惶恐佩服而去。师在地理这一术数中，殆亦可谓之权威者矣。

注：吴师精花卉翎毛，绘成所题之诗词尤超绝，我过去保有师之作品不少，可惜于 1968 年间全部化为乌有。至 1977 年底（即前此数日），师自动寄我条幅一帧，山石两丛，间以菊卉，其清淡超逸之姿，直是不食人间烟火之绝响，自题诗曰："萧萧落木石斓斑，云自悠悠水自宽；开到霜华谁识得，任他风看倚清寒。"诗画相辉，洵是佳构，当永宝之。

1978 年元月 3 日深夜

后 序

忠州张义尚先生，当世之真人也。古有学人问本净和尚云："师还修行也无？"本净和尚对云："我修行与汝别。汝先修而后悟，我先悟而后修。""是以若先修而后悟，斯则有功之功，功归生灭。若先悟而后修，此乃无功之功，功不虚弃。"先师张义尚先生，即所谓"先悟而后修"者也。其学涉及金家拳、太极拳，丹道三元丹法，佛教密宗大圆满、大手印、那洛六法、中医学、药学、针灸学，周易占卜星相、地理、奇门遁甲、太乙、六壬诸术数，旁及绘画、花卉翎毛、古典诗词，无不该通。

先师1910年5月6日生于重庆市忠县，1940年毕业于上海复旦大学经济系，生前为忠县政协委员，忠州镇中医院中医师。尚师14岁习武，1928年师从周之德学金家功夫，且从黄克刚学真传易筋经三十二式，并得李雅轩亲授杨式太极拳，此皆武林之绝技。张义尚先生还师从吴剑岚、梁少甫学习中医，广览医籍，民国年间以张虚一的名字参加全国中医资格考试，在蜀中名列第七，竟成当地名医，后终生行医为业。1940年，尚师又皈依贝马布达上师学佛法密宗，继之由贡嘎活佛灌顶授法，俱有成就。其间同陈健民大师多有交往，曾为陈氏《中黄督脊辨》作序，收入中国社会科学出版社《曲肱斋全集》第五册。1939年，张义尚先生又拜大江西派宗师李涵虚嫡传弟子银道源为师，得丹道西派之别传。精研自身阴阳丹道十年悟透闵小艮虚空阴阳丹法之后，又寻觅同类阴阳丹法以破解《参同契》、《悟真篇》之秘，1945年在成都幸遇周一三先生，得龙虎丹法之传，至此人元大丹之学已大备。张义尚先生多才多艺，于丹道、佛密、中医、武功四门绝学，皆有过人之处。吾自1980年起在海内外潜心寻访三家四派丹法传人，阅人多矣，近世丹师自李涵虚而后，其精研丰博无人能出张义尚先生之右者。张义尚先生的遗著《丹道薪传》、《武功薪传》、《中医薪传》、《禅密薪传》皆具有国宝级的学术价值。

20世纪70年代末，我在广州中山大学读书期间结识内丹学家无忧子师，得南宗同类阴阳丹道法诀之传。其中有龙虎丹法修持法诀，对男子性保健有关者记忆深刻。然此道耗资巨大，条件难备，有如庄子所云"屠龙术"，虽学得妙术，龙却难寻，实无所施其技矣。直到1982年，我关于内丹学的研究得到钱学森院士的关注，他建议我展开对丹道法诀和佛教密宗的调研，为他倡导的人体科学作出贡献。我为调研丹道法诀和密宗承传，亲赴康藏，出入禅密、行走江湖、跋涉山林，历时30年，耗资13万元，于2009年9月将调研的最终成果《丹道法诀十二讲》交到钱学森院士手上。但是，人体科学研究所遭遇的长达30多年的政治游戏是发人深省的。使人稍感庆幸的是，我以自己艰苦卓绝的劳动完成了钱学森老师交代的人体科学调研任务，也为中华民族保存下一份珍贵的非物质文化遗产，这项调研活动因老丹师的去世别人无法重复了。

我于1981年春访道崂山太清宫曾师事匡常修道长，他建议我到中国道教协会跟王沐先生学习丹道。1985年初我来到北京，和王沐老师朝夕相处，并给他整理出版了《内丹养生功法指要》。当时他正校注《悟真篇》，将其一律解为自身阴阳的清净丹法，和我在广州所得无忧子丹法传授大相径庭。因之，我将自己所知同类阴阳丹法大略讲给王沐先生听，被王沐老师斥为"学了邪术"，并说他曾在济南从一郝姓道长受龙门律师戒，是"宗"字辈，要我也皈依龙门派，诚心学道。王沐老师十分推崇陈撄宁先生的丹道观点。他在"文化大革命"前和陈氏有交往，佩服陈氏的学问和为人，早在1987年就将台湾出版的《中华仙学》拿给我看。陈撄宁的《中华仙学》是汇集了民国年间一大批与陈氏交往的学道菁英的文献，其学术观点影响国内外学人达半个多世纪之久。《中华仙学》是我一生研读着力最多的一部书，盖因陈撄宁之人格气节跃然纸上，和我心灵有相通处。而后我在个人著作、报章杂志、《中华道教大辞典》中向学术界多方介绍陈撄宁先生，对其推崇不遗余力焉。我的丹道调研工作的重点也以陈撄宁为中心全面铺开。1992年开始与陈氏某一传人交往，几近三个年头。对方要求我整理陈氏生前未完成的书稿《参同契讲义》，待完工后，给我陈氏手稿《学仙必成》。陈撄宁一生丹道著述最重要者有两种，一为《学仙必成》传清净丹法，一为《参同契讲义》，传彼家丹法，惜未定稿。我为了完成钱学森老师交代的丹道调研任务，在一无空调二无暖气的陋室中熬过两度严冬和酷暑，以极为虔诚的心情修补完成陈氏《参同契讲义》，了其生前遗愿，并按彼丹师的要求请了两位海内外知名的哲学家为此书写了序言。陈氏《参同契讲义》整理稿交给他后，该丹师突然爽约，拒不按承诺交出陈氏《学仙必成》手稿由我复印，又要擅自删去原经他同意邀请两位哲学家为陈撄宁《参同契讲义》写的序言。我当时暗暗立下誓愿，一定要参访到从学理到修持都高于陈撄宁的丹师，使丹道的研究超越陈撄宁时代的水平，并打破江湖丹师的垄断，将丹道推向学术研究的殿堂，并把法诀公之于世，使之不再充当江湖门派争名夺利的工具。此后我走访了多名当年接触过陈撄宁的丹师，查清了陈撄

后 序

325

宁和该江湖丹师的真正底细，陈撄宁《学仙必成》及其他手稿也不期而至，完成了对陈撄宁的调研任务。

1995 年我主编的《中华道教大辞典》在海内外发行，来信来访日益增多。安庆的余兆祖先生"文化大革命"前毕业于清华大学，夫妻俩曾师事陈撄宁之侄陈可望先生，来京时带来台湾真善美出版社张义尚先生的《仙道漫谈》。由于陈撄宁不谙龙虎丹法，王沐先生又斥为"邪术"，因之我将广州所得无忧子师所传丹法在箱子里压了 14 年，见张义尚先生之书，方知龙虎丹法才是吕洞宾、张伯端、三丰真人一脉正传。张义尚老师委托我和余兆祖道友整理他的书稿，才发现尚师一生拼力于佛、道、医、武之研究，用功颇巨，其著述系独立精思修持经验而成，皆有传世的价值，生前名声未能大彰者，因受历史条件的限制，著述无法面世故也。我和余兆祖道友花了几年工夫将尚师手稿搜集齐全录入电脑，又经我反复校改编成《丹道薪传》一书，送尚师审定，没想到时日迁延，张义尚师于 2000 年 12 月 5 日以颇瓦法辞世，终年 91 岁，《丹道薪传》整理稿亦在丧葬期间流失矣！彼时余兆祖道友已皈依藏密宁玛派，去甘孜白玉县亚青寺闭关修持大圆满，临行前把尚师的所有资料托付给我。幸好我当时为了尽快完成丹道的调研任务，收了上海的杨靖超、姚劲松、林锋、张懿明四个学生随我学习丹道，他们文化水平较高，曾追随多名老丹师学道有年，可以协助我完成上海一带的丹师参访。其中张懿明曾追随张义尚、胡美成等，于是我委托他继续整理尚师的《丹道薪传》和《武功薪传》，为此他付出了艰苦的劳动。《中医薪传》也由学生录入电脑，由中医古籍出版社的名医樊正伦先生帮忙校改。

按原定计划，张义尚师等人的著述排在我的《丹道法诀十二讲》之后，由社会科学文献出版社统一出版。谁知几经波折，我的《丹道法诀十二讲》至 2009 年 9 月才问世，当调集尚师著述的电脑光盘时又发现由于电脑的更新换代发生残缺。唐山盛克琦君是我门下弟子，雅好丹道修持，曾四处拜师求道，和我交往多年，对丹道研习日久，其学术水平竟在我招收的博士研究生之上。我将继续整理《丹道薪传》、《武功薪传》和《中医薪传》的任务委托给他。盛君为此披肝沥胆，付出了巨大的心血和劳动，为此次尚师遗著面世出力最多功德最大者。此书即将面世之际，我非常怀念张义尚老师的哲嗣张力先生，他自幼随父习武，在太极拳、金家拳、医药学诸方面皆有极高造诣，2001年10月我曾去忠州为尚师扫墓探望师母及他全家，2002年4月又在武当山参拜张三丰真人时相见，相处甚洽。张力师弟年刚过六十，竟英年早逝，遗下盛年之妻和幼女幼子，颇感伤情。《武功薪传》后来的电子稿，是云南的张宏先生提供的，书中的武功操演图片亦取之他的功照。张宏先生乃张义敬先生之子，张义尚老师之侄，幼承家教，不仅继承乃父小提琴、太极拳之绝技，又得先师张义尚金家拳之真传。吾观张宏先生资质甚佳，是修道之上根利器，能绍继此数般绝学，乃师门之幸也。《禅密薪传》的手稿，亦为张宏先生提供。然这些书稿大都是先师20世纪50年代的手迹，录入和校对工程令人望而生畏。吾年近古稀，已不堪如此沉重的劳作，因此，除张懿明、盛克琦君曾为代劳外，将最繁难的《禅密薪传》委托给了西安终南书院的朱文革先生，《中医薪传》的校对则委托给北京广安门医院的中医师李游女士。朱文革又名朱沐尘，本为军校年轻的教官，和台湾僧人释一吉以及蒋俊女士皆为尚师生前得意的学生，尤以朱文革得先师传授最多，与我交往亦有年。我四处拜师求道，实为完成钱学森老师的丹道调研任务，并未拘于一派之传，将来张义尚老师所创丹派之掌门人，亦非朱文革君莫属矣。李游女士在中国中医科学院研究生院听过我的讲课，她竟将网上所有关于我的资料搜索齐全写出一篇研究论文，吾知其为有心人，故将《丹道法诀十二讲》送她研读，并将尚师《中医薪传》委托她校对，亦可谓得人。这样我只要最后将这四本书审读定稿，就可以完成先师之遗愿矣。

尚师生于蜀东巨富之家，幼年失怙，锐力求学，拜师访道，多在 1949 年前。1949 年后，尚师在乡间行医为生，在当地颇有声望，虽不乏政治运动干扰，但尚师和光同俗，潜心著述，故其手稿大都完成于 20 世纪五六十年代，多为一些读书札记，著书喜摘取前贤成说，重要著作则经多次改写、反复锤炼而成。"文化大革命"期间尚师受残酷迫害，当地群众谣传他受捆绑跪打，一夜之间能飞身去北京上访，革命派畏其武功，未敢过甚，是以得保有用之躯。改革开放之后，尚师遂周游天下，传道授徒，精研医术，悬壶济世，间或给某《气功》杂志写些文章，这些文章亦被录入《丹道薪传》之中。《中医薪传》是 20 世纪 60 年代尚师为响应政府号召培训当地中医师编写的教材，曾刻蜡纸油印，当时国家尚无此类教材出版，至今过去近 50 年尚珠光灿然。《武功薪传》除收入尚师绝学金家功夫、真传易筋经，尚有太极拳、气功修炼等，故名之曰武功。《禅密薪传》乃尚师摘取释典精要而成，一册在手，佛密心法一览无余矣！尚师之著述，60 年来，多有散失，今面世者，不过十分之六而已！

《道德经》云："图难于其易，为大于其细；天下难事，必作于易，天下大事，必作于细。是以圣人终不为大，故能成其大"（六十三章）。吾之未敢早务修持归隐山林者，因平生有五件大事尚未及完成。其一为全国老子道学文化研究会已从中国社会科学院转到教育部，挂靠南京大学。需筹集资金将其重新启动起来，并创建老子文化基金会，把老子学院推向全世界。现全国道学文化爱好者不下 7000 万人，欧美等国家亦甚风行，此文化战略关系着中华民族的命运，也关系着人类的和平大业。其二是我以 30 年心血调研丹道和佛密著成《丹道法诀十二讲》，有两种版本，一为80万字版的三卷本，价630元；一为120万字版的八卷珍藏本，价6300元。需有胆略善于发行书籍的企业家投资300万元和出版社合作重新启动起来，可获数亿元商机，我则仅为保存中华民族的一项非物质文化遗产而已。其三是整理出版先师陈国符先生的《道藏源流考》（新增订版）和尚师的《丹道薪传》、《武功薪传》、《禅密薪传》、《中医薪传》，以为中华民族道学的研究开拓进展，我则仅为兑现承诺报答师恩而已。其四是重新修订《中华道教大辞典》，使其成为道学领域一部经典的工具书，留传后世，在此基础上选编一部小型的《中华道教辞典》，以备普及和实用。其五为倾我毕生学力，取古今中外文化之精华，创立有时代精神的新道学，著成《新道学引论》一书。目前新儒学已传了四代，新道学还没创立起来，这一学术工程终归是要人做的。近两年来，我不开会、不赴宴、不会客，以诚信、宽容、忏悔、感恩的心法清理自己的心灵，等待有缘人助我完成此心愿。尚师之遗著付梓，是我当年拜师时对他的承诺，亦是五大心愿之一部。尚师在那个年代精心著述，曾多方投递，甚至给郭沫若上书，仍不能出版，今日在全国最高学术殿堂中国社会科学院的社会科学文献出版社赫然付梓，先师有灵，或可稍伸己志哉！记得2000年3月吾有一诗贺尚师九秩寿诞，诗云：

> 曾许百代游人间，
> 仙骨嶙峋气森严。
> 执象不害天下往，
> 悬壶能济世事艰。
> 已经蠹鱼三食字，
> 肯将尺素一脉传。

四海莺燕歌眉寿，
身居阆苑自长年。

　　先师之遗著能顺利出版，特别要感谢社会科学文献出版社的谢寿光社长、人文分社社长宋月华女士，以及责任编辑诸先生，他们和我多年合作结下了深厚友谊。值尚师之遗著即将面世之机，特邀尚师之弟、重庆太极拳名家张义敬先生为之作序，吾亦向读者略述其始末，以志缘起云尔。

胡孚琛

识于中国社会科学院

2011 年重阳节

图书在版编目（CIP）数据

中医薪传 / 张义尚著. -- 修订本. -- 北京：社会
科学文献出版社，2017.10（2023.7 重印）
（述而作）
ISBN 978 - 7 - 5201 - 1444 - 8

Ⅰ.①中⋯　Ⅱ.①张⋯　Ⅲ.①中国医药学 - 研究
Ⅳ.①R2
中国版本图书馆 CIP 数据核字（2017）第 237437 号

·述而作·

中医薪传（修订版）

著　　者 / 张义尚

出 版 人 / 王利民
项目统筹 / 宋月华　孙美子
责任编辑 / 袁清湘　孙美子
责任印制 / 王京美

出　　版 / 社会科学文献出版社·人文分社（010）59367215
　　　　　地址：北京市北三环中路甲 29 号院华龙大厦　邮编：100029
　　　　　网址：www.ssap.com.cn
发　　行 / 社会科学文献出版社（010）59367028
印　　装 / 三河市东方印刷有限公司

规　　格 / 开　本：889mm × 1194mm　1/32
　　　　　印　张：10.625　字　数：266 千字
版　　次 / 2017 年 10 月第 1 版　2023 年 7 月第 2 次印刷
书　　号 / ISBN 978 - 7 - 5201 - 1444 - 8
定　　价 / 69.00 元

读者服务电话：4008918866